牙周非手术治疗
Nonsurgical Periodontal Therapy

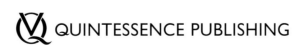

QUINTESSENCE PUBLISHING

Berlin | Chicago | Tokyo
Barcelona | London | Milan | Mexico City | Moscow | Paris | Prague | Seoul | Warsaw
Beijing | Istanbul | Sao Paulo | Zagreb

牙周非手术治疗

Nonsurgical Periodontal Therapy

适应证、禁忌证以及半导体激光辅助的临床治疗决策

Indications, Limits, and Clinical Protocols
with the Adjunctive Use of a Diode Laser

（意）玛丽莎·龙卡蒂　编著
（Marisa Roncati）

闫福华　张杨珩　陈畅行　主译

北方联合出版传媒（集团）股份有限公司

辽宁科学技术出版社

沈 阳

图文编辑

肖 艳 刘 娜 刘 菲 曹 勇 康 鹤 赵 森 李 雪 刘玉卿 张 浩

This is translation of Nonsurgical Peridontal Therapy
By Marisa Roncati
Copyright © 2017 by Quintessenza Edizioni S.r.l.
All rights reserved.

©2021，辽宁科学技术出版社。
著作权合同登记号：06-2018第367号。

图书在版编目（CIP）数据

牙周非手术治疗 / （意）玛丽莎·龙卡蒂（Marisa Roncati）编著；闫福华，张杨珩，陈畅行主译. —沈阳：辽宁科学技术出版社，2021.3

ISBN 978-7-5591-1945-2

Ⅰ.①牙… Ⅱ.①玛… ②闫… ③张… ④陈… Ⅲ.①牙周病—治疗 Ⅳ.①R781.405

中国版本图书馆CIP数据核字（2020）第263497号

出版发行：辽宁科学技术出版社
　　　　　（地址：沈阳市和平区十一纬路25号　邮编：110003）
印 刷 者：上海利丰雅高印刷有限公司
经 销 者：各地新华书店
幅面尺寸：210mm×285mm
印　　张：26
插　　页：5
字　　数：600千字
出版时间：2021年3月第1版
印刷时间：2021年3月第1次印刷
策划编辑：陈　刚
责任编辑：殷　欣　苏　阳
封面设计：袁　舒
版式设计：袁　舒
责任校对：李　霞

书　　号：ISBN 978-7-5591-1945-2
定　　价：398.00元

投稿热线：024-23280336
邮购热线：024-23280336
E-mail:cyclonechen@126.com
http://www.lnkj.com.cn

译者名单 Translators

主　译

闫福华　张杨珩　陈畅行

主译单位

南京大学医学院附属口腔医院

译　者（按姓氏笔画排序）

王　敏　毛慧敏　卞添颖[1]　吕晶露　乔　丹　刘佳盈　刘　娟　苏文祺　李丽丽

李艳芬　何莎莎　张　晔　张　爽　陈日新　罗　宁　罗彬艳　赵云鹤　保　珺

姜　涵[2]　倪　璨　黄悦臻　崔　迪　葛　颂[3]　程　远　谢晓婷　潘　月

译者单位

[1]上海市口腔病防治院

[2]苏州高新区人民医院

[3]遵义医科大学附属口腔医院

其余译者单位为南京大学医学院附属口腔医院

译者前言 Foreword

牙周非手术治疗是牙周序列治疗的第一阶段，是最基本的治疗环节，也有人简单称之为基础治疗。定期进行牙周非手术治疗对于每个人来说都是必要的。完全健康的口腔，实行牙周非手术治疗可以预防疾病的发生，从而维持口腔健康。对于牙周病患者，牙周非手术治疗可以治疗大多数牙周疾病，也是后续手术治疗前必不可少的阶段。此外，还是修复、正畸、种植等其他口腔治疗的准备阶段。

良好的口腔卫生维护、完善的牙周非手术治疗和有效的牙周维护治疗是保持牙周健康状况、维持长期疗效的先决条件。本书详细地介绍了牙周非手术治疗的基本原则和程序，包括牙周病患者的管理、家庭口腔卫生维护技巧、牙周非手术治疗的方法以及牙周维护治疗等内容。本书还展示了大量生动翔实的图片以及许多回顾性病例，图文并茂、生动形象。病例平均随访时间在10年以上，这些难能可贵的资料表明通过规范完善的牙周非手术治疗可以维持长期的牙周健康状况。

本书中也着重介绍了半导体激光在牙周非手术治疗中的应用，包括激光应用的适应证、禁忌证、治疗效果、临床操作技术及安全原则。半导体激光作为一种主要针对软组织的通用型激光，在适当的作用时间、波长、功率下，可以作为一种有效的牙周非手术治疗的辅助治疗措施。书中大量病例展示了激光在辅助牙周非手术治疗中的益处。除了基于临床的观察外，作者还注重循证医学的证据，回顾了大量激光治疗的相关文献，使我们能更加客观、科学地认识激光在牙周非手术治疗中的潜在应用价值及可能益处。

种植体支持的修复方式目前逐渐成为牙缺失的重要修复方式之一，种植治疗也可能会因一些生物学并发症而失败。其中，种植体周围炎是导致其失败的主要原因。由于种植体周围黏膜炎和种植体周围炎在发生发展等方面与牙周炎都存在一定程度的区别，本书中第5章对此进行了详尽的介绍。在坚持针对病因学因素进行牙周非手术治疗的基本原则上，介绍了一些种植体周治疗过程中的特殊清创器械及辅助治疗措施。

本书为牙周非手术治疗的临床决策及实践提供了指导，希望无论是口腔临床医生还是医学生都将从中有所获益。

感谢本书翻译团队所有成员的辛勤付出！

由于译者水平有限，译本中难免有不足之处，恳请读者不吝指正。

闫福华

2020年6月

致我亲爱的家人：
我的丈夫Stefano，
他使我能够安心地将所有的精力投入到
这本书中；
我的孩子Lucrezia和Marcello，
我想将对工作的热情和执着的精神传递
给他们；
我的父亲Luciano，
他给了我最好的品质和才能；
最后也很重要的是
我要感谢Parma Benfenati牙科诊所的所有
工作人员
对病例管理和数据收集做出的宝贵贡献。

——Marisa Roncati

致谢 Acknowledgments

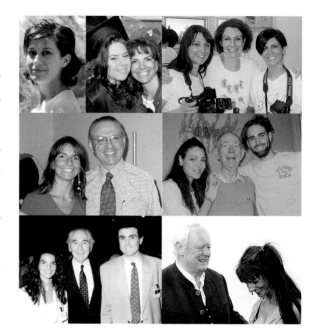

书中的许多插图是我与杰出的设计师Elisa Botton一起合作完成的，临床图片资料由Barbara Bertasi、Barbara Oghittu和Irene Carlino 3位提供，我衷心地向他们的热情、专业并乐于帮助表示感谢。我衷心感谢Annalisa Gariffo，我认识他时，他还是一名学生，现在已成为我最亲爱的朋友和可敬的同事。我非常感谢Myron Nevins博士，很高兴他能为本书写序。我也衷心地感谢我的第一位导师Gerald Kramer博士（左侧中间是他与我们夫妇的合照），与他相识30多年，感谢他一直以来无私给予的物质和情感上的支持。最后，我要向Haase先生致以我最诚挚的谢意。

Marisa Roncati（理学学士、注册牙科卫生师、牙科学博士）

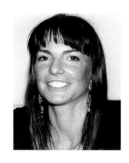

- 意大利费拉拉大学，牙科学博士（DDS）（2000）。
- 马萨诸塞州波士顿市福赛斯（Forsyth）牙科卫生学院，注册牙科卫生师（RDH）（1984）。
- 意大利博洛尼亚大学，古典文学学士学位（1981）。
- 博洛尼亚大学牙科卫生学院（1991—2002）和费拉拉大学（2002—2006），副教授。
- 意大利安科纳马尔凯理工大学，牙科卫生学院副教授（2008年至今），主任：A. Putignano教授。
- 博洛尼亚大学，兼职教授，主要从事采用先进技术的义齿和种植修复，主要方向为"义齿修复后随访与专业口腔卫生维护"，主任：R. Scotti教授。
- 意大利罗马大学，欧洲口腔激光应用硕士学位，《激光在牙周和种植学中的应用》第7单元的讲师（2012年至今），主任：U. Romeo教授。
- 意大利帕尔玛大学访问教授，口腔外科与病理学硕士学位（2013年至今），主任：P. Vescovi教授。

参编数本口腔卫生和牙周病学专业教科书；制作两张DVD，一张关于牙周非手术治疗器械的使用，另一张关于半导体激光应用于牙周非手术治疗（意大利语和英语）；编写《Get Sharp: Nonsurgical Periodontal Instrument Sharpening》（精萃出版社，2011）。

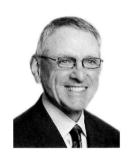

序 Foreword

本书为如何控制和治疗牙周疾病的炎症状态以及如何维护长期的稳定疗效提供指导。在病因学治疗阶段之后，会建议牙周病患者进行个性化的牙周维护治疗。遵循牙周维护治疗的患者与未进行牙周维护治疗的患者相比，能够获益更多。牙周治疗的长期目标是实现无论对于患者日常清洁还是牙医的专业牙周维护而言，都更利于清洁的临床状态。

本书清楚地阐明了一些概念，这些概念对任何牙科操作都有一定借鉴意义。书中也描述了经典的治疗程序，同时介绍了最前沿的材料和方法。

要恢复令人满意的口腔健康状况，做好相关的准备必不可少。 此外，还需要安排合理的治疗程序和熟练的操作技能。推荐选择适当并具有适宜锋利程度的器械。 此外，本书也细致地描述了手动和超声器械的使用技术。

本书着重介绍了半导体激光辅助的牙周非手术治疗，详细讲述了治疗的适应证、禁忌证以及操作步骤。

此外，本书还回顾了激光治疗的相关文献，为该技术提供了更多理论支持。大量的临床病例充分体现了使用半导体激光辅助的牙周非手术治疗的优势。

种植修复是牙列缺失以及牙列缺损患者的理想治疗方案。虽然牙种植有着很高的成功率，但种植体周围炎的发病率正在以令人担忧的速度增加。虽然目前对种植体周围炎患病率的评估方法不尽相同，但每位临床医生都需要重视种植体周围炎，密切监测种植体的状态，做到及时地发现和处理（良好的口腔卫生是监测种植体周围炎的一个金标准）。一些病因学因素是显而易见的，例如之前未经治疗的牙周疾病和义齿修复后残留的粘接材料。而保持牙齿清洁，无炎症的状态是最好的预防措施。本书描述了种植体周围炎的病因学过程，并解释了伴随危险因素的特征。此外，还逐步阐述了处理黏膜炎以及种植体周围炎的一些治疗过程。

最后，在本书的最后一章——"牙周维护治疗"中，作者详细阐述了如何维持各种牙科治疗的临床稳定性，这也是作者的意图所在。 牙周支持治疗的生物学原则和目标既是牙周治疗的核心也是种植治疗的核心。

无论牙周非手术治疗是否与手术治疗相结合，本书对牙周非手术治疗都具有很好的指导意义，对于想要实现成功与完美的牙科诊疗而言都是绝对必要的。

Myron Nevins

前言Preface

赋予最大的热情才能获得最好的结果。歌德说：激情引导大脑找到上帝的旨意。这些充满热情和正能量的睿语，对工作在科学领域的临床医生很有帮助。

我在牙周非手术治疗领域工作了近30年，不管是在临床实践还是在教学工作中，我都饱含热情。我尝试使用教学工具来简化与患者的交流，以及与想要探讨牙周非手术治疗相关问题和方法的学生或同事进行讨论学习。图像比字面描述更为生动形象，并且让人产生阅读兴趣。我希望这将成为本书的常见评论。

本书由6章组成。最开始是介绍病因学治疗，采用一系列病例的形式。这些病例的随访时间平均有10年，表明实现临床稳定并取得令人满意的长期疗效是可能的。在第1章中，我尝试为我所推

荐的牙周非手术器械及其技术的临床方法建立可信度。这和其他类似主题的书通过随着时间的推移来证实方法的有效性略有不同。因此，我主要致力于基于临床的牙科学，同时也会重视循证医学证据。

在日常工作中，必须始终以特定和个性化的方式处理每个病例，以适应每位患者的个性化需求。我们要能够使用简单、有效、微创、安全的技术改善我们患者的口腔健康，并且这些技术与最前沿的技术相结合也是非常有益的。就像生活一样，幸福是源于平淡中连续不断的小快乐。

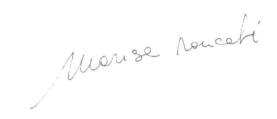

知识源自知觉Leonardo da Vinci

导读Introduction

对于所有类型的患者而言，牙周治疗都具有适用性且具有个性化特征。同时，它也是所有牙科治疗必要的辅助治疗。

从儿童期开始进行适当的牙周治疗以及严格遵循一级预防原则，可以让患者终身保持自己**自然、健康、功能和美观兼具**的笑容。

牙周非手术治疗需要进行完整和准确的诊断，并根据患者情况制订个性化的治疗方案和干预措施。

牙周非手术治疗理念：

- 在完全健康的口腔环境下进行，旨在预防疾病的发生并维持口腔健康。
- 在存在可逆性病变（例如牙龈炎或黏膜炎）的情况下进行，旨在促进口腔病变的愈合。
- 也适用于复杂的口腔病理状况，但根据病例的

严重程度，恢复口腔健康也会变成一个富有挑战性的目标。此外，还会涉及许多其他变量，这些变量主要与患者及其行为习惯有关。

- 如果达到稳定的临床条件，也可以是一种明确的治疗措施。
- 在一些治疗之前，包括手术和临床再评估，它是最早的且必要的治疗。
- 可以作为一种替代治疗，虽然不能达到理想的治疗效果但仍可以改善炎症状态。
- 如果由于各种原因，没有其他的治疗方式可以选择，它可以作为延长天然牙或种植体使用寿命的支持治疗。
- 在任何情况下，牙周非手术治疗都是维持所有牙科治疗长期疗效的一种治疗方法。
- 如果以特定的和个性化的方式进行正确的操作，牙周非手术治疗通常没有绝对的禁忌证。

目录 Contents

| 第1章 | 临床稳定性：牙周治疗的关键长期目标 | 2 |

第2章	牙周病患者的管理	32
	临床操作方法	32
	从初诊到病因学治疗：牙周临床早期阶段	52
	基础治疗	89
	治疗方案	92
	侵袭性牙周炎清创治疗后的美学影响	102
	病因学治疗的再评估	112

第3章	病因学治疗	138
	家庭口腔卫生维护技巧	138
	牙周非手术治疗	156

第4章	半导体激光在牙周非手术病因学治疗中的应用	246
	背景	246
	激光在医学和牙科领域中的应用	248
	半导体激光效应	261
	一步一步的操作技术	267
	安全原则	284
	对于"难治性"牙周炎，可选择激光辅助治疗	288
	重要文献回顾	293
	随访10年的临床病例	305

第5章	种植体周围炎的非手术治疗	312
	定义	312
	病因	314
	危险因素	315
	患病率	317
	种植体存留与种植体成功的区别	320
	鉴别	323
	天然牙与种植体的主要区别	329
	牙周炎与种植体周围炎的主要区别	331
	生物膜与种植体表面钙化沉积物的区别	336
	预防	337

种植体周围炎的非手术治疗 339

种植体存在大量沉积物时的序列治疗 353

医源性种植体周围炎的序列治疗 355

非手术治疗：总结 358

黏膜炎的非手术治疗 361

黏膜炎伴牙龈增生的非手术治疗 364

种植体周围炎的非手术治疗 366

维护治疗的意义 370

第6章　牙周维护治疗 　　　　　　　　　　　　　　　　　372

定义 372

牙周维护治疗的目标和生物学基础 373

牙周维护治疗的时机 374

谁负责牙周维护 377

定期随访复诊的频率 378

定期随访复诊的治疗程序 380

处理临床不稳定性的策略 389

参考文献 394

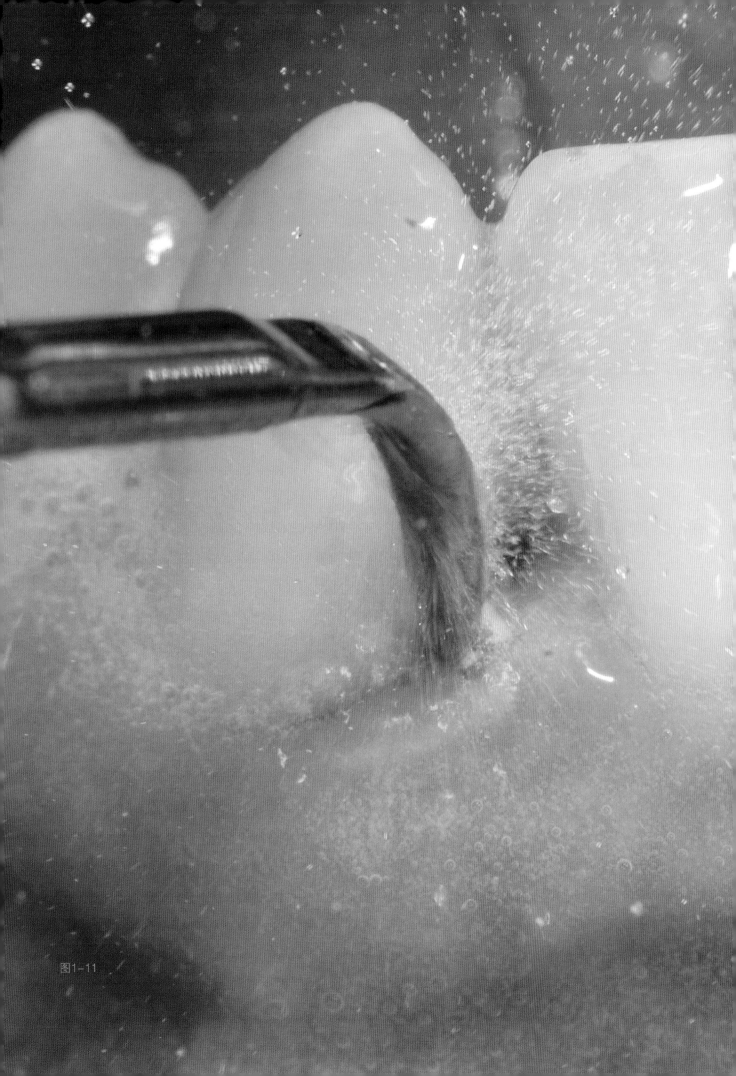

图1-11

第1章

临床稳定性：
牙周治疗的
关键长期目标

CLINICAL STABILITY:
THE KEY LONG-TERM GOAL
IN PERIODONTAL THERAPY

无论是牙周手术还是牙周非手术治疗，其最终目标都是为了获得理想的口腔健康状况，并且长期保持患者和临床医生都满意的牙周状况。也就是说，如果能达到长期且稳定的改善，则治疗是成功的。

长期的维护治疗是最普遍、最有效、最重要的治疗阶段。在每位患者开始治疗时，临床医生就需要考虑到这一临床目标。

因此维护是最重要的治疗阶段。

要想获得治疗的长期成功，必须重视牙周维护治疗和种植体维护治疗，特别是对于有菌斑致病史的患者。

在牙周积极治疗（包括非手术治疗、手术治疗或二者联合）结束后，应该开始制订牙周维护治疗计划。牙周维护治疗应该终身进行，复诊间隔时间应根据每位患者的情况决定。

牙周非手术治疗的主要目的是减少细菌负荷，而牙周手术治疗旨在有效地进入牙周病损区域以改善不良的牙周骨组织或牙龈的外形结构，以利于患者和特异性和个性化的牙周支持治疗对患者是十分有益的，并且是牙周疗效得以长期保持的关键[1]。

口腔医生进行更有效的清洁。菌斑生物膜清除不彻底可能会导致龈下牙周致病微生物的再定植，从而影响牙周治疗的效果[2-4]。因此，需要对牙周疾病复发危险因素进行全面系统的分析，从而为患者制订个性化维护治疗计划。

临床相关

整个牙科团队的参与对牙周病患者获得长期的有效治疗是至关重要的。在患者初诊时，必须告知患者进行维护治疗的重要性，包括适当的牙周维护治疗方案[5]。建议给患者一个书面的表格，强调正确和全面家庭护理的必要性（图1-1），以及根据每位患者的个人情况，预约复诊间隔时间。

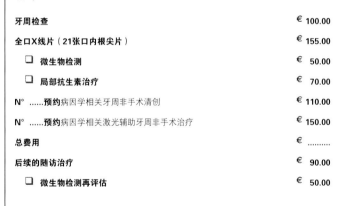

Dr. Marisa Roncati Parma Benfenati, RDH, DDS
Corso della Giovecca, 155/A
44121 Ferrara, Italy
Phone: +39 0532 210522
e-mail: info@studioparmabenfenati.it
Web Site: www.studioparmabenfenati.it

亲爱的朋友：

在专家访问评估期间，已经检测到一定程度的炎症。牙周炎症状态下的治疗必须包含用传统方法从牙根面或种植体表面去除生物膜和钙化沉积物。推荐以下病因学相关牙周非手术治疗：

牙周检查	€ 100.00
全口X线片（21张口内根尖片）	€ 155.00
☐ 微生物检测	€ 50.00
☐ 局部抗生素治疗	€ 70.00
N°......预约病因学相关牙周非手术清创	€ 110.00
N°......预约病因学相关激光辅助牙周非手术治疗	€ 150.00
总费用	€ ....
后续的随访治疗	€ 90.00
☐ 微生物检测再评估	€ 50.00

最初牙周非手术治疗阶段消除龈上、龈下菌斑和牙垢后，需要进一步的治疗。

您的配合程度对疗效有很大的影响：

1. 严格遵守我们推荐的家庭护理程序。
2. 密切坚持个性化维护治疗计划，按照我们建议的频率定期随访预约复诊。

牙周非手术治疗第一阶段完成后，将会安排一次预约进行再评估，以便于评估该病因学治疗是特定部位还是整个口腔的确定性治疗，判断是否需要进一步治疗，最终会在您的知情下，决定治疗方案。

图1-1 初诊结束时给患者的表格。其中包括了治疗费用的估算以及向患者强调遵从医嘱的重要性。

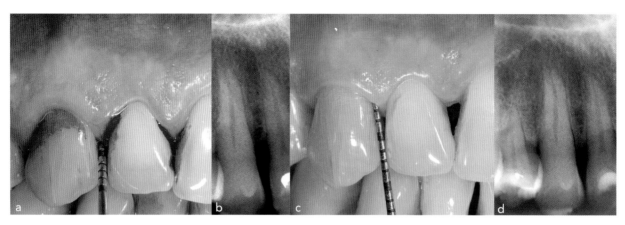

图1-2　治疗前（a和b）和治疗后（c和d）的口内照与影像学图片。牙周非手术治疗1年后再评估（d），探诊深度由初始的8mm（a）减小到2mm（c）。

牙周非手术治疗可以有效地降低探诊深度（图1-2和图1-3），这通常与牙龈退缩有关。但是在美学区域，牙龈退缩将会带来不利的影响。在与患者讨论治疗方案时，临床医生应告知他们治疗后出现影响美观的可能性。临床医生必须确定患者是否愿意接受临床症状改善后的牙龈退缩。在某些病例中，可以通过修复治疗改善牙齿形态和微笑美学（图1-3c）。

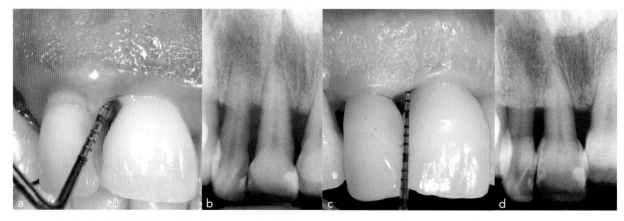

图1-3　（a）在上颌右侧中切牙的远中面，牙周探针进入8mm，组织很容易收缩和出血，并伴有溢脓。（b）病例的初诊根尖片。15年后随访的口内照（c）和影像学图片（d），显示探诊深度约2mm，无出血（c）。

图1-3显示了广泛型牙周炎患者的临床和影像学图片。从诊断为中-重度慢性牙周炎开始，就为其制订了去除病因学因素的初步治疗方案。进行传统的牙周非手术治疗，包括龈上和龈下清创术以及口腔卫生宣教。患者每隔3个月定期进行牙周支持治疗。就诊15年后，患者的牙周临床指标都稳定在正常范围内。患者对恢复的功能和美学效果感到满意。

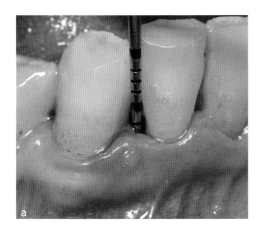
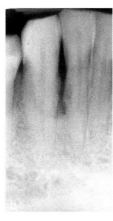

图1-4 （a）治疗前探诊深度约为8mm，伴有大量出血。（b）根尖片示存在大量的龈下牙石，根尖周水平骨吸收与其相关。

图1-5 牙周非手术治疗3年后的口内照和影像学图片。（a）探诊深度从8mm减少到3mm，未见出血及牙龈退缩。（b）影像学图片显示牙石等沉积物完全去除。

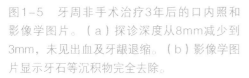
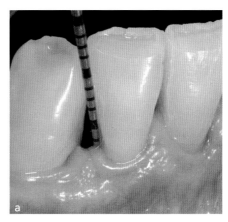
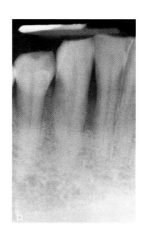

循证医学表明，牙周非手术治疗的效果具有不可预测性。

本书中展示的许多临床病例表明：对探诊深度>6mm的位点，牙周非手术治疗能够实现有效清创；然而，它的科学意义仅限于病例报告或病例分析。

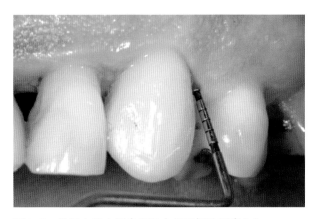

牙周非手术治疗可能导致显著的但不可预测的结果（图1-4～图1-31），如图1-6～图1-8所示，其中探诊深度从9mm减小至2mm，且没有探诊出血（BOP－）。

图1-6 显示上颌左侧尖牙远中邻面探诊深度为9mm。

图1-7 图1-6中同一病例的临床再评估，显示探诊深度为2mm，无出血和牙龈退缩，但这在相邻的前磨牙中表现明显。

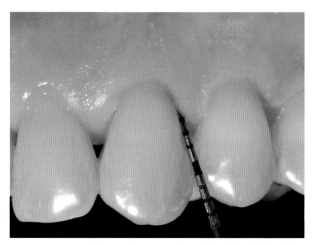

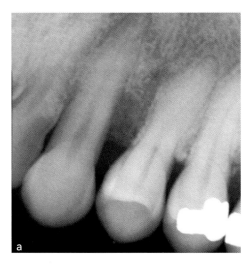

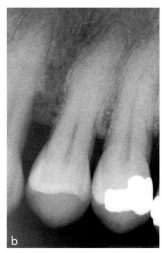

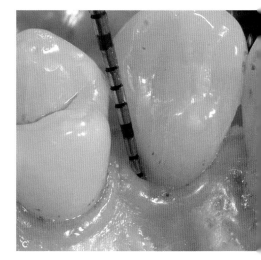

图1-8 初诊时（a）和1年后随访（b）时影像学图片显示：上颌左侧尖牙的远中骨组织水平得到改善。治疗5年后随访，颊侧远中（图1-7）和腭侧远中位点（c）探诊深度维持在2mm的正常范围内并且无探诊出血。

图1-9反复脓肿加重广泛型牙周炎的患者临床检查情况。患者希望能够保留
患牙。

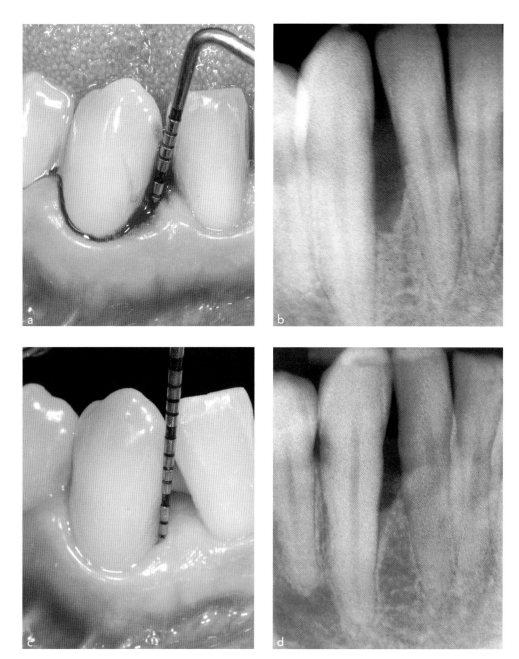

图1-9 治疗前探诊深度8mm（a）。治疗前根尖片（b）。牙周非手术治疗后2年的口内照（c）和影像学图片（d）；2mm的探诊深度（c）。

图1-10 使用半导体激光（808nm，Quanta System）。

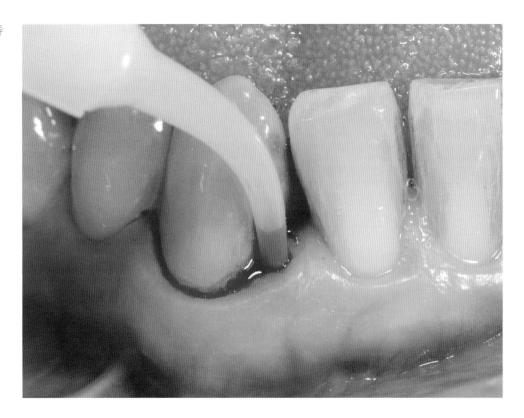

图1-11 使用超声设备（EMS Piezon Master 700无痛式超声治疗仪，瑞士）。

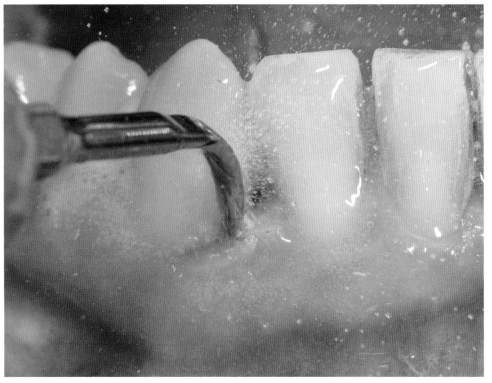

诊断后，每个临床病例都需要进行病因学治疗。图1-12中的图像显示了牙周非手术治疗与下颌第二和第三磨牙拔除术相结合以达到临床稳定性。

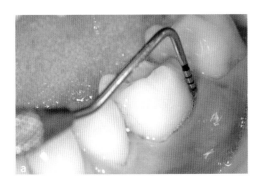

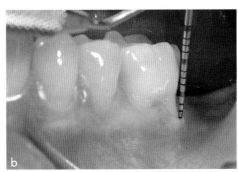

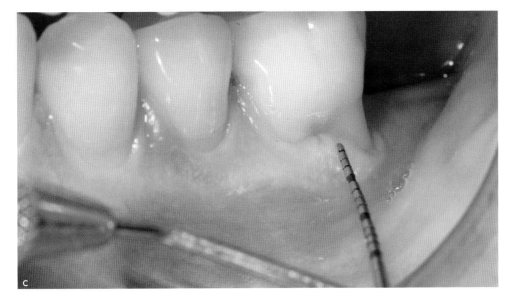

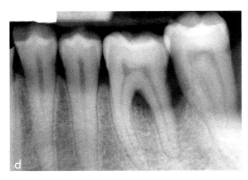

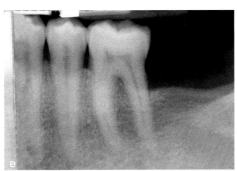

图1-12 （a）下颌左侧第一磨牙远中邻面的探诊深度为11mm。（b和c）牙周非手术治疗后10年进行随访，探诊深度明显降低，探诊深度在正常范围内且牙周探针不能再穿通根分叉。（d）明显的Ⅲ类贯通性根分叉病变。（e）与初诊时的影像学图片（d）相比，复诊时影像学图片表明，拔除预后极差的第二和第三磨牙使根分叉区域内有新骨形成。

图1-13 （a）初诊探诊深度7mm。（b）2年后探诊深度为3mm。

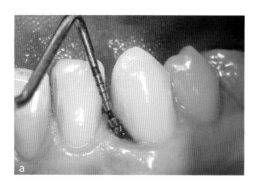
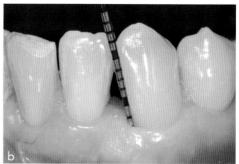

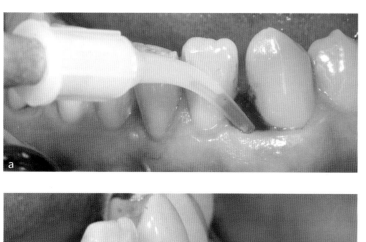
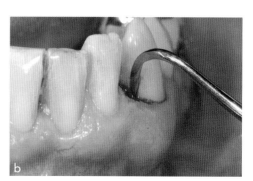

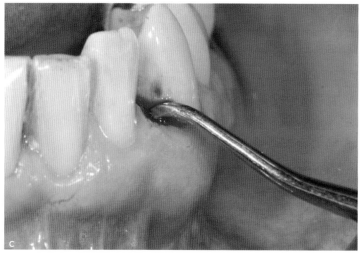
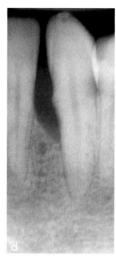
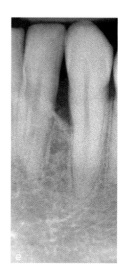

图1-14 （a）半导体激光（808nm，Quanta System）。（b和c）使用镰形刮治器的整个刃部进行水平向移动刮治。（d）治疗前根尖片。（e）牙周非手术治疗后2年的根尖片。

　　单根牙的牙周病损，建议一开始就进行病因学治疗。探诊深度≤6mm的位点器械便于进入，常常可以获得较好的非手术治疗效果。正确和严格的菌斑控制是获得令人满意的临床疗效的关键因素。这种临床疗效可以长期维持，并且即使在初诊时牙周袋深度很深的情况下，也可以有效地减少探诊深度。

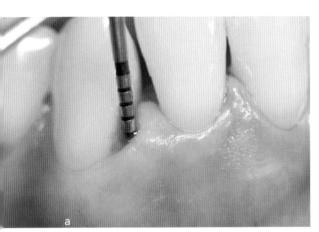
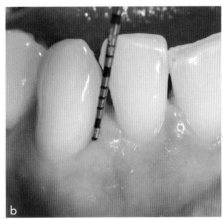

图1-15　牙周非手术治疗后3年随访，下颌右侧尖牙的近中面探诊深度从9mm（a）减小到3mm（b）。

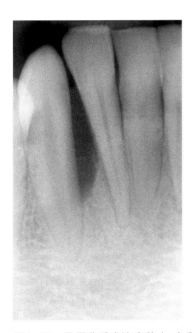
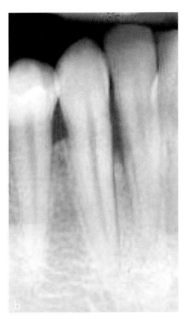

图1-16　牙周非手术治疗前（a）和3年后（b）的根尖片。

图1-15和图1-16记录了下颌右侧尖牙的近中面有严重的垂直向骨缺损情况。在3年的随访期中，约9mm的探诊深度减少到3mm，没有探诊出血（BOP-）。影像学图片（图1-16b）与初诊时的根尖片相比（基线）（图1-16a），周围骨组织的质量有所改善。而在后牙区，治疗后出现探诊深度明显减小以及影像学观察到支持骨组织的改善。后牙区的这种改善较前牙区而言较为少见（图1-19~图1-21）。

同一病例的初诊时根尖片（图1-19）记录了下颌第一磨牙远中的水平向骨缺损和根分叉病变，以及下颌第

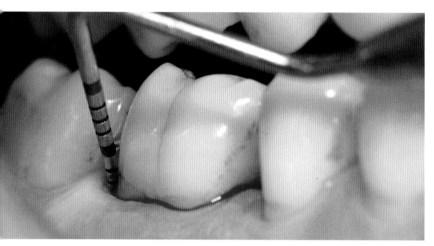

图1-17 初诊时下颌右侧第一磨牙的远中面探诊深度约7mm，伴有探诊出血。

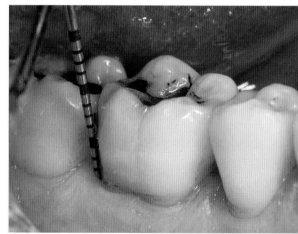

图1-18 牙周非手术治疗后12年随访，牙周探诊深度为2mm，没有出血。表明牙周非手术治疗适用于此类病例。

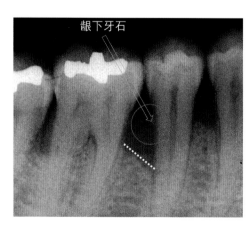

龈下牙石

图1-19 治疗前根尖片显示垂直向骨缺损和龈下牙石（位于紫色圆圈中心）。

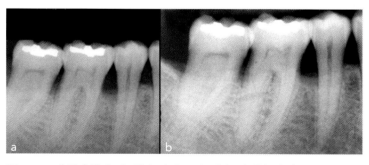

图1-20 非手术治疗2年后（a）和12年后（b）的根尖片。

二前磨牙远中的垂直向骨缺损。紫色圆圈标识了根面上大块的牙石。图1-20a是牙周非手术治疗后2年的影像学图片，表明牙周骨组织获得了改善。这种改善在12年后的随访中得以保持（图1-20b）。

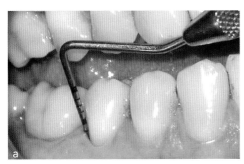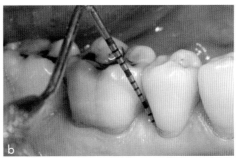

图1-21　上述病例治疗前（a）和治疗后（b）的口内照。这些图像显示下颌右侧第二前磨牙远中约8mm的初诊探诊深度。在牙周非手术治疗12年后，探诊深度约为2mm，无探诊出血。在这个病例中，没有发现牙龈退缩加重。

正如本书中的许多临床病例展示的那样，病因学治疗的最终目标是获得稳定的临床牙周状况，并且最重要的是维持长久的疗效。

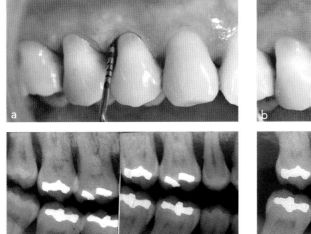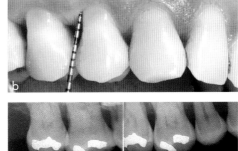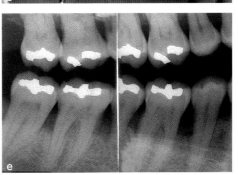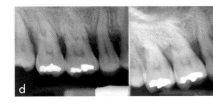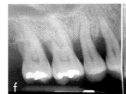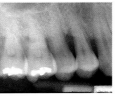

图1-22　另一个病例，记录了为期7年的随访中，探诊深度从初诊测量的8mm（a）减少到1~2mm（b）。初诊影像学图片（c和d）与7年后重新评估时的影像学图片（e和f）相比较。

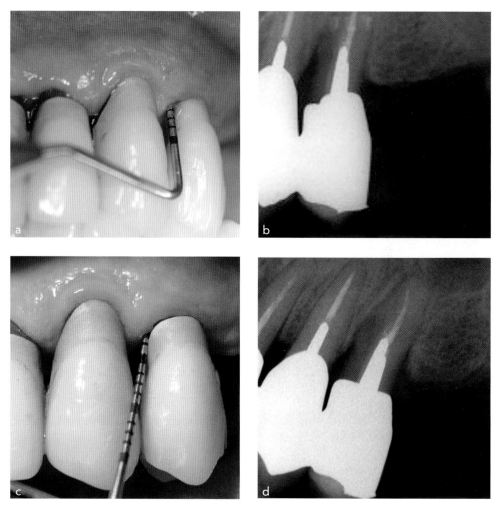

图1-23 （a和b）在一例随访23年的病例中，在第15年时急性发作的临床和影像学图片。（a）在上颌左侧前磨牙的近中探诊深度为11mm。（c）在随后8年的随访中，探诊深度稳定在3mm，没有牙龈退缩和探诊出血。（d）在23年后的随访中，根尖片记录了令人满意的状况。

如图1-23所示，通过进行正确和严格的牙周维护治疗，许多患者可以保持良好的临床状况超过20年。虽然这位患者的义齿目前美观性欠佳，应该进行重新修复（图1-23a和c）。但患者觉得并不需要，他主要关心的是如何保持健康的牙周临床状况。牙周维护计划是根据患者个性化制订的，因此临床医生要能够在长期的随访过程中对中度到重度的新发、复发或难治区域的牙周或种植体周围病变，及时发现、治疗和维护（有时仅通过牙周非手术治疗）（图1-22~图1-24）。

图1-25所示的患者不接受手术方法治疗严重的垂直向骨缺损（图1-25a）。非手术治疗后，牙周探诊从10mm减小至2mm，牙龈退缩了约2mm（图1-25b）。骨组织水平得到改善，8年后的随访中影像学图片显示稳定的临床状况（图1-25c）。本病

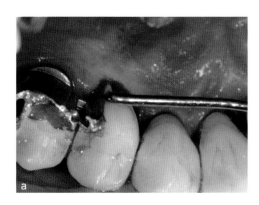
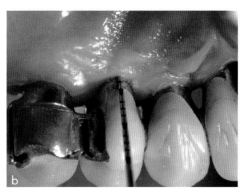

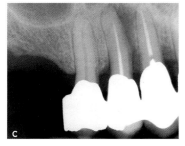
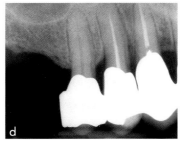

图1-24 （a）15mm的牙周探针完全进入上颌左侧前磨牙的腭侧袋中。（b）经过病因学治疗以及半导体激光辅助使用，在8年后再评估时记录腭侧探诊深度降低到3mm。最初的根尖片记录了局部骨缺损（c），而随访的根尖片显示了牙周支持组织的修复（d）。

初诊　　　　　　　治疗后2年　　　　　　治疗后8年

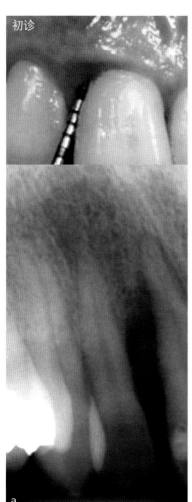
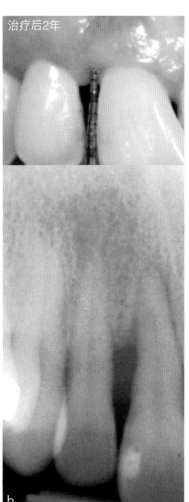
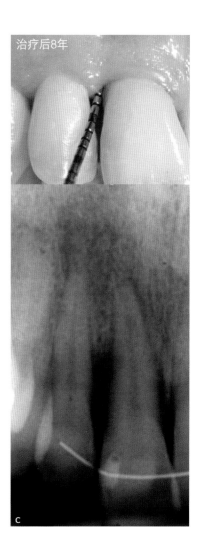

图1-25（a~c）

例展示了牙周非手术治疗通常是手术治疗的可行替代方案，并且可以实现长期的临床稳定性。在某些情况下，选择非手术方法满足患者的特殊需求，即患者不愿接受临床医生提出的更适合于这样严重缺损部位的手术治疗办法。

当处理根分叉病变时，有时可以取得令人满意且持久的临床疗效。然而，这种情况具有不可预测性。图1-26展示了一个随访超过25年的根分叉病例的临床和影像学图片。

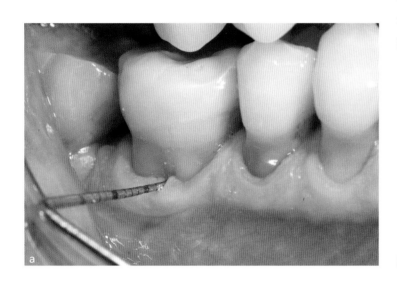

图1-26（a~e）

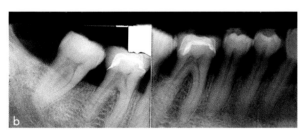

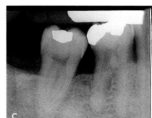

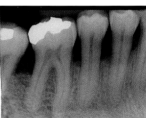

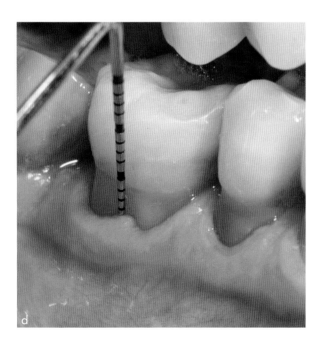

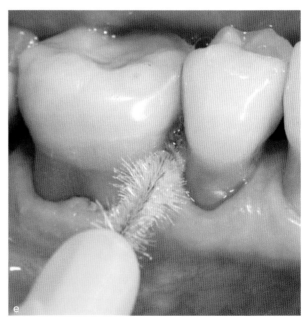

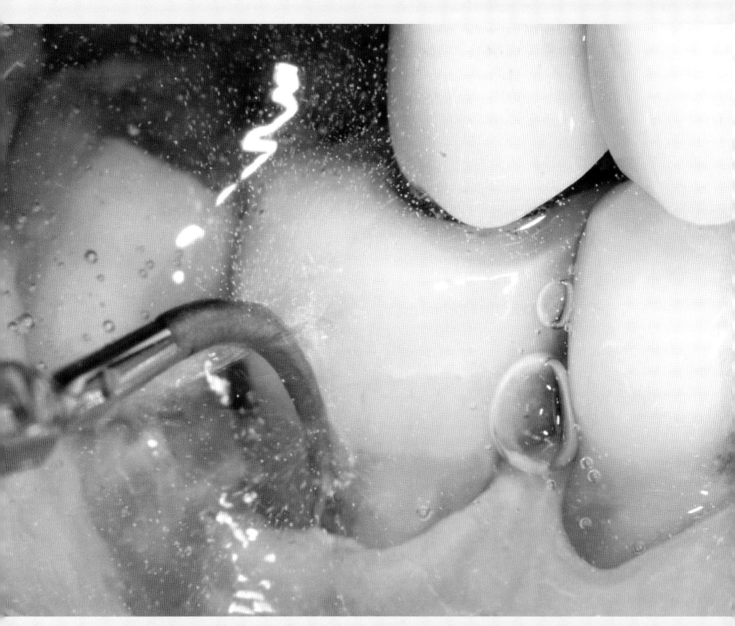

图1-27　正确且不过度地使用器械治疗，同时结合适当的、连续的和位点特异性的家庭护理是实现长期疗效的关键。

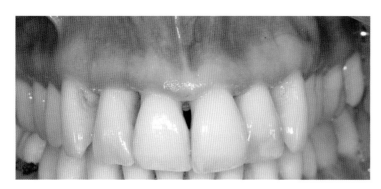

过度使用牙周器械进行根面平整是不恰当的。温和的、非破坏性的治疗可以修复这种医源性损伤，改善临床状况有时甚至可以改善美观（图1-27）。

图1-28 初诊时的口内照。

图1-29（a和b） 图1-28中同一病例3年后随访的临床资料。

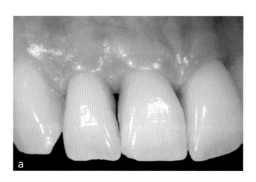 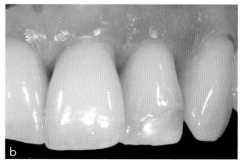

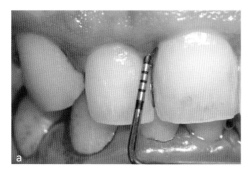 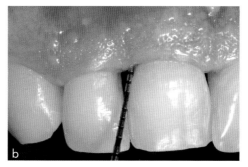

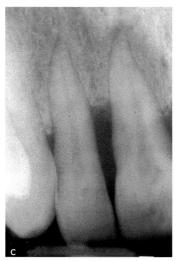 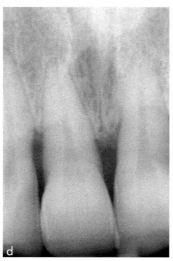

牙周非手术治疗引起愈合阶段的组织收缩从而导致牙龈退缩。如前所述，让患者为这种情况做好心理准备是非常重要的，要预先告知他们非手术治疗可能导致的美学后果。建议用照片记录微笑线，以便临床医生和患者可以沟通并评估美学期望（图1-28~图1-31）。

图1-30 治疗前（a和c）和治疗后（b和d）的临床与影像学图像。

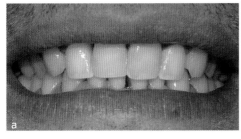 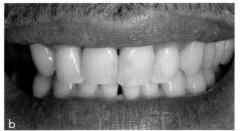
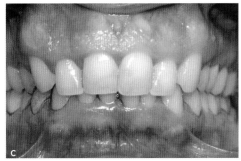 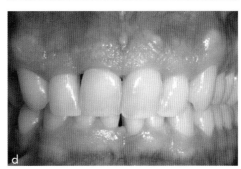

图1-31　非手术治疗前（a和c）和之后（b和d）的口内照，显示微笑线只有轻微的改变。

　　非手术治疗也适用于处理种植体并发症，可以有效治疗黏膜炎（见第5章）。图1-32～图1-37显示了牙周非手术治疗取得很好疗效的病例。非手术治疗已被建议作为手术治疗的早期阶段，在治疗严重的种植体周围炎方面具有更多的可预测性。无论如何，在这些特殊情况下，非手术治疗是一种可行的治疗方法（第5章详细说明了种植体周围炎的非手术治疗方案）。

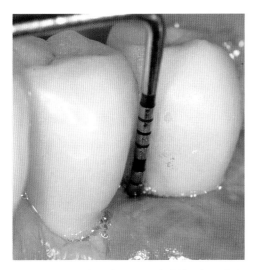 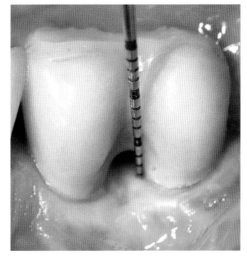

图1-32　初诊口内照显示颊侧探诊深度为7mm，并伴有明显的水肿。

图1-33　图1-32所示的图像7年后的临床再评估。非手术治疗1年后探诊深度降至2mm，该水平维持了7年。

图1-34 （a）种植体周围大量骨丧失：5条螺纹暴露。（b）根尖片显示治疗1年后骨水平有所改善，并在随后的7年随访期间保持稳定。

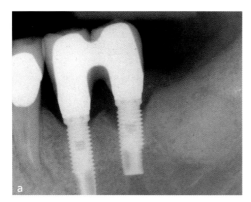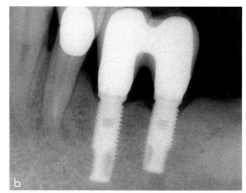

当下的新技术，如半导体激光（图1-35）可能有益于牙周治疗，特别是在难以处理的病例中。例如，种植体周围部位与根表面相比具有不同的形态结构，这可能需要使用其他的仪器和治疗方法。尽管如此，激光和/或其他治疗方法并不能取代传统疗法，但其可以作为一种辅助治疗。

要重点强调的是牙周非手术治疗是一种具有技术敏感性的治疗方法。以下展示的病例说明了这一概念。临床医生认真地执行牙周非手术治疗是非常重要的。每个位点在进行细致的牙石探查后，应采用个性化的方法去除牙石等沉积物（请参阅第3章中的"牙石探查"）。

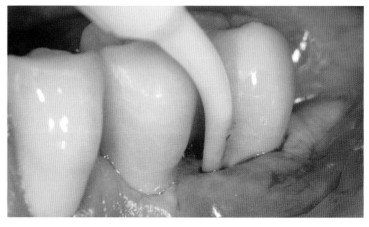

图1-35

因此，经验不足的临床医生或不正确的操作技术可能会导致严重的错误，从而损害愈合阶段。如图1-36～图1-62所示，在某些病例中，及时纠正一些不良临床疗效可以获得更好的愈合和美学效果。也就是说，其目标始终是利用恰当的技术来获得最令人满意的效果。注意本书中详细讨论的器械原理将有助于临床医生实现这一治疗目标。

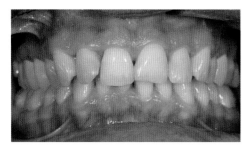

图1-36 笔者所在诊所的牙医使用牙周非手术器械治疗的患者1年后复诊的口内照。

图1-37 第一次就诊时的全口X线片。初诊时的口内照遗失。

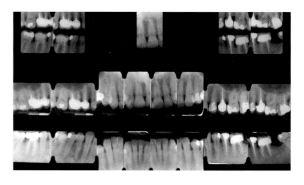

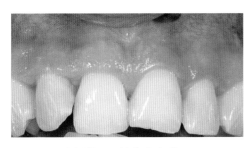

图1-38 上颌前牙区的临床表现。

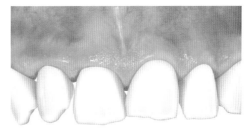

图1-39 前牙区左右侧之间牙龈形态的差异。

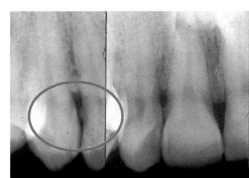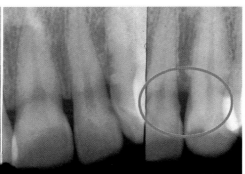

图1-40 进行牙周非手术治疗前拍摄的上颌前牙区的影像学图片。显示在邻牙间隙中，特别是在尖牙和侧切牙之间（紫色圆圈）存在大量牙石。可以注意到牙石均匀地分布在左右两侧。

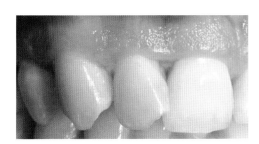

图1-41 上颌右侧前牙区的口内照：与对侧正常的扇形乳头相比，该侧的龈乳头形态不良（图1-38和图1-44）。

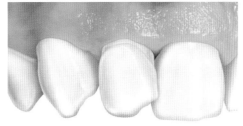

图1-42 图中显示该侧的牙龈边缘曲线的幅度较对侧区域（左侧）更小（图1-43和图1-44）。

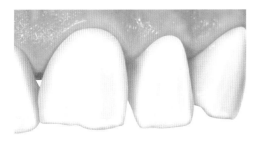

图1-43 龈乳头比对侧区具有更令人满意的美观效果。

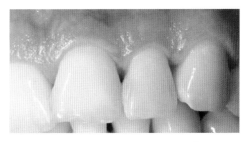

图1-44 相邻两牙之间牙龈边缘呈抛物线样的锥形结构。游离龈呈扇形抛物线充满牙间隙。

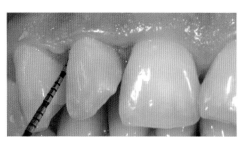

图1-45　在一项随访中，笔者（不是为患者行牙周非手术治疗的临床医生）进行了全面评估，探查导致持续炎症和牙间乳头外形破坏的残余牙石。

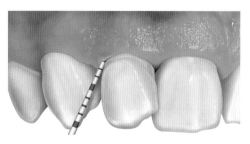

图1-46　该图展示了使用牙周探针探查牙石的过程，过程中必须始终保持一定的角度，并用缓慢细致的冠根向的提拉运动来探查残余牙石（请参阅第3章中的"牙石探查"）。

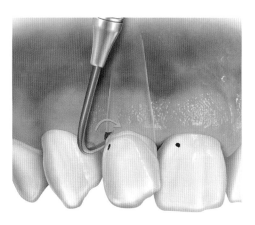

图1-47　该图展示了牙齿线角处的残余牙石。极力推荐用镰形刮治器的尖端从远颊处插入并进行水平运动，以有效去除残余沉积物而不损伤软组织。

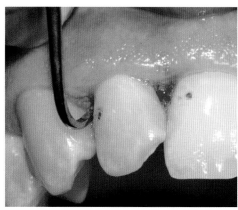

图1-48　口内照显示了之前的临床医生医源性遗留在根面的残余牙石，这是导致该部位没有完全愈合的原因。

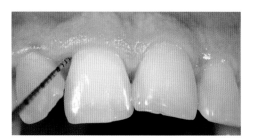

图1-49　重复探查上颌右侧中切牙远中面的牙石。

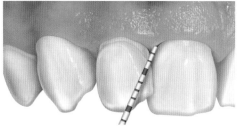

图1-50　使用牙周探针与牙齿长轴成一定角度探查残留牙石的情况。

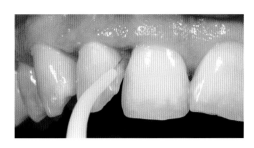

图1-51　半导体激光可以促进这些沉积物的去除，甚至可以增强探查微小硬质沉积物的触觉灵敏度。半导体激光具有杀菌作用，并且还能够削弱钙化沉积物与根表面之间的化学结合，从而有利于随后的牙周非手术器械的使用，该功能仍然是不可或缺的和不可替代的。

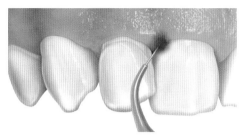

图1-52　该图说明了使用半导体激光可以帮助牙医探查残留的钙化沉积物。

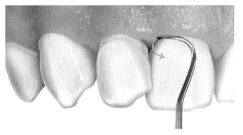

图1-53　推荐使用机用器械、手动器械或二者联合的方法来清除位于龈下的残留沉积物。该图展示了镰形刮治器的使用。在这个病例中，选择的是在远颊方向上进行水平向移动刮治（如蓝色箭头所示）。

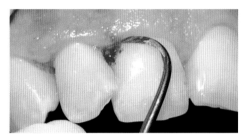

图1-54　保持尖端紧贴根面很重要，注意器械的旋转，保持其稳定性并避免损伤牙龈组织（如图1-53中的蓝色箭头所示）。

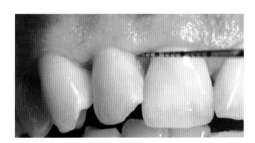

图1-55　牙周探针尖端处可见上颌右侧侧切牙近中面上的龈下残留牙石。

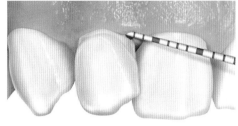

图1-56　图中显示了这个重要的牙石探查操作。为了确定牙周非手术器械作用的目标，该操作必须贯穿始终。可以注意到，牙龈组织被器械掀起，允许对残留的龈下沉积物进行即时的直视检查。

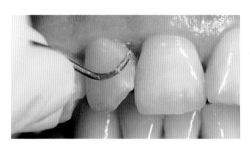

图1-57 使用牙周非手术器械——镰形刮治器在近颊方向进行水平向移动刮治。

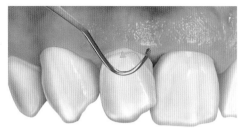

图1-58 图示器械在线角处的运动。将刮治器的尖端放置在牙龈边缘的正下方，紧贴在牙根表面。

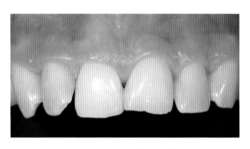

图1-59 全面的牙周机械治疗后3个月的口内照。成功去除了残余的钙化沉积物，牙间区域的美观得到了显著改善。

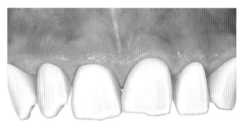

图1-60 图中显示了前牙区左右侧龈边缘的扇形轮廓。

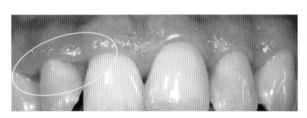

图1-61 该口内照展示的是图1-53和图1-54、图1-57和图1-58所示的彻底正确的器械治疗前的状况，白色圆圈显示由于不恰当的牙周非手术治疗导致龈乳头的形态结构恢复不佳

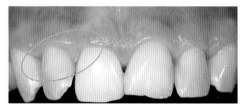

图1-62 灰色圆圈显示足够的龈乳头，这是去除了之前的临床医生未能消除的残留沉积物后出现的理想愈合迹象。

疗效的不一致性可能归因于技术上的错误。例如，当临床医生不将器械手柄从根表面移开时，将会对牙石进行抛光，则可能无法完全去除沉积物（请参阅第3章"常见错误：'抛光'牙石"部分），或者器械不够锐利，无法有效去除牙石。这两种错误都是医源性的，必须避免。

下面的病例（图1-63～图1-68）阐明了另一个关于临床稳定性作为牙周非手术治疗目标的相关概念。在拍摄初诊影像学图片（图1-63）11年后，出现了重度牙龈退缩。但全面的牙周评估显示了临床稳定性，说明即使在条件极差的情况下，通过牙周非手术治疗获得良好的临床稳定性也是有可能的。

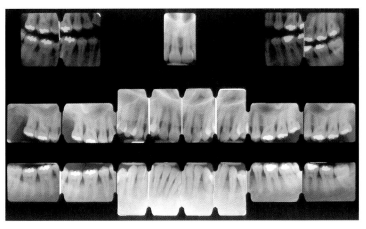

图1-63　是以下口内照（图1-64～图1-69）中所示临床病例初诊时的影像学图片。

在下面的临床图像中，探针测量牙槽黏膜大约有3mm的角化组织（图1-65a）。插入龈沟的牙周探针探诊深度为3mm，意味着保护牙齿免于细菌侵入的附着龈或黏膜封闭已经被破坏（图1-65b）。此外，还有约5mm的牙龈退缩。

牙周探针测量上颌右侧尖牙远中牙周袋深约7mm（图1-65c）。牙龈肿胀，并且牙龈退缩明显。如图1-65d所示，联合使用了半导体激光与牙周非手术治疗。

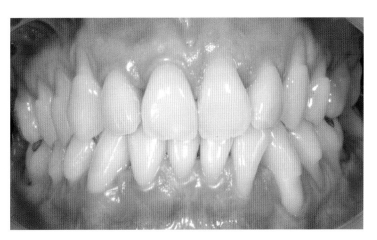

图1-64

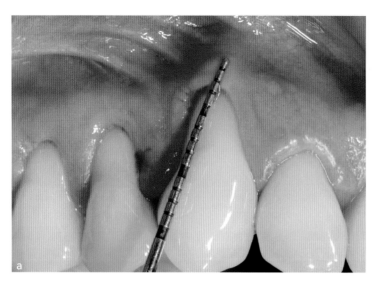

11年后，探诊深度减少到3mm，无探诊出血，龈乳头附着于牙面，未见明显增生（图1-66）。

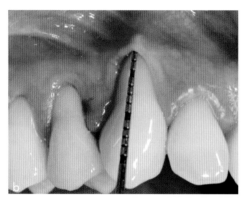

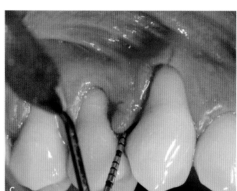

图1-65（a~d）

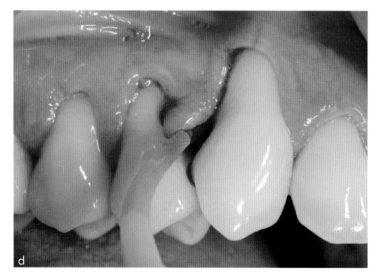

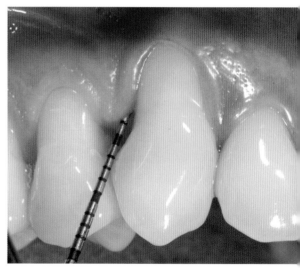

图1-66

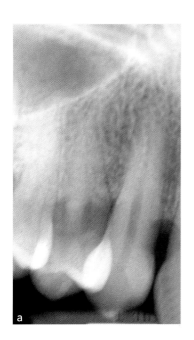
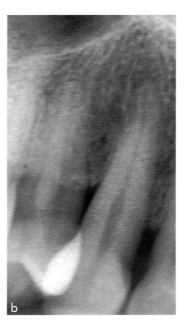

图1-67 基线（a）和11年后随访（b）时的影像学图片比较。

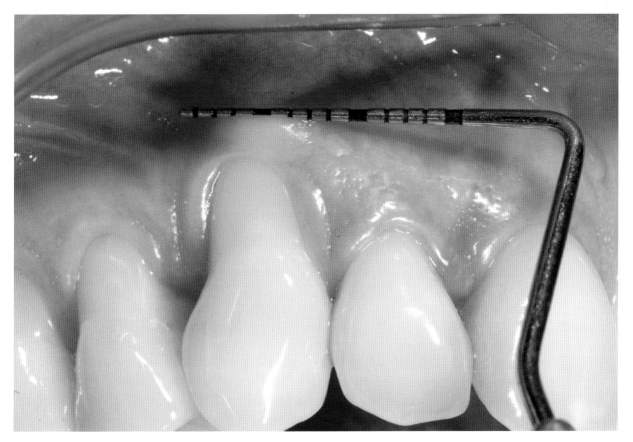

图1-68 黏膜封闭情况得以改善，并在11年的随访中保持稳定。

以下临床口内照（图1-69）是牙周维护期间的随访情况。颊侧中央探诊深度为1mm（图1-69a），相邻前磨牙近中探诊深度为2mm（图1-69b）以及尖牙远中邻面探诊深度约3mm（即在正常范围内）（图1-69c）。尽管使用器械进行了非常认真的治疗，临床医生仍在尖牙远中面探查到了残留牙石（图1-69d）。值得注意的是，当操作者避免医源性损伤时则没有持续的炎症存在，正如之前的病例中阐述的（图

1-38～图1-56）。相反，在这个特殊的病例中，病因学治疗后的临床情况表明：临床医生进行了非常严格的牙周器械治疗后炎症明显减轻，并伴有牙龈组织的退缩。然而，在这个病例中仍然发现了残留的牙石，这即使在非常彻底的器械治疗后仍有可能发生。因此，临床医生在每次复诊时探查残留牙石是非常重要的，这样才能根据需要进行适当的治疗。

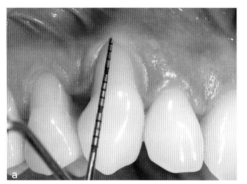
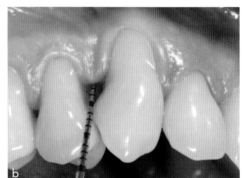
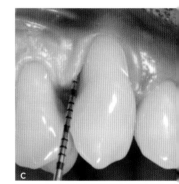
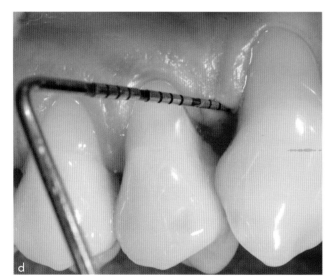
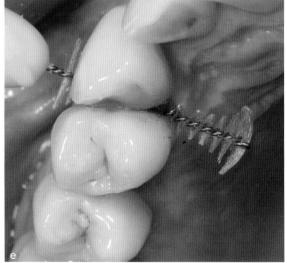

图1-69（a～e）

成功的治疗需要有效的口腔卫生维护。这对于实现临床稳定性至关重要（图1-69e）。

图中的牙周组织是健康的，但却有明显的退缩（图1-70～图1-79）。 可以肯定的是，病例的稳定性受到很多因素的影响。因此，即使在临床状况极度不佳的情况下，维持其长期稳定性也是有可能的。

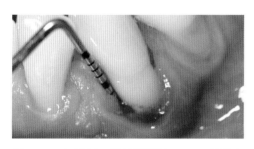

图1-70　初诊时，探诊深度约9mm，并伴有探诊出血和约6mm的牙龈退缩。

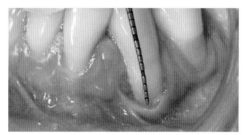

图1-71　探针从颊侧测得根方6mm的牙龈退缩。

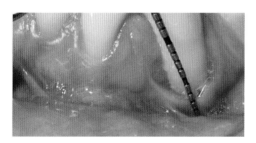

图1-72　牙周探针从颊侧黏膜测得3mm角化龈，减去2mm的探诊深度，总共存在1mm的附着龈。

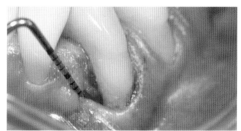

图1-73　牙周探查表明该牙龈黏膜易于分离。在龈下区域也可以见到褐色的牙石。

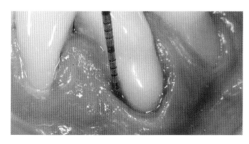

图1-74　每次复诊时，临床医生都必须更新临床诊断，并非常严格地监测口腔卫生状况。

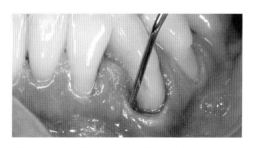

图1-75　使用区域专用的刮治器（Gracey刮治器）进行垂直刮治。

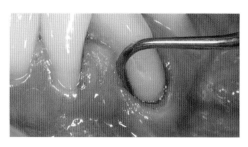

图1-76 使用镰形刮治器在近颊方向进行水平刮治。

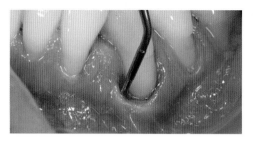

图1-77 在轴线角上，使用通用型刮治器进行垂直刮治。

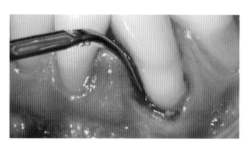

图1-78 牙周非手术器械治疗总是交替使用机用和手动器械。

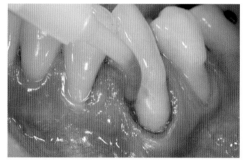

图1-79 在复诊时，可以使用半导体激光联合牙周非手术器械进行治疗。

　　本书后续的所有章节致力于详细说明操作技术、策略和步骤，以便在牙周非手术治疗后获得令人满意且稳定的临床疗效。

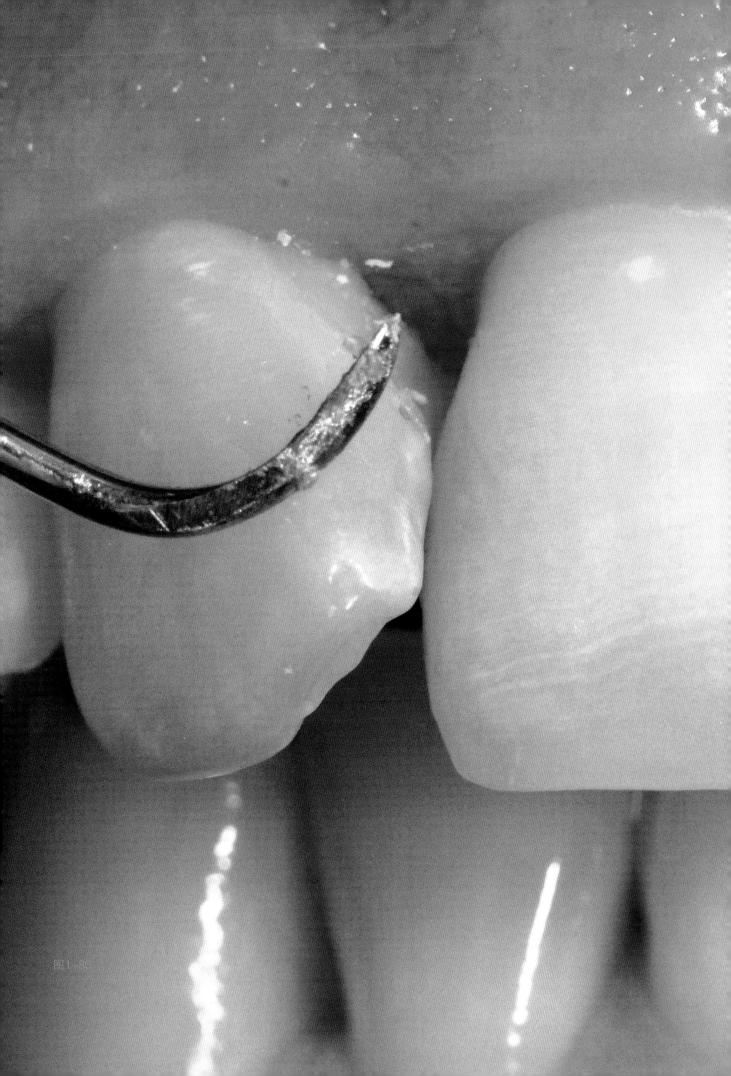

图1-96

第2章

牙周病患者的管理
PERIODONTAL PATIENT
MANAGEMENT

临床操作方法

导读

牙周病学是口腔医学中的一门专业学科,包括了对牙齿以牙种植体周围支持组织疾病的预防、诊断和治疗[1]。牙周治疗的目标是保持、改善和维持天然牙列、牙周组织、种植体和种植体周围组织的健康,以实现健康、舒适、美观和功能[1]。

健康牙周组织的特征是无红肿、化脓和探诊出血等临床炎症表现[1](图2-1和图2-2)。

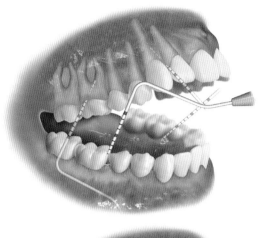
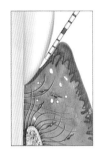

图2-1 健康牙周组织的探诊。

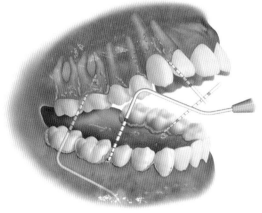
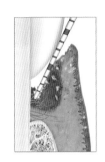

图2-2 菌斑导致的炎性病变的探诊。

在进行全面的牙周评估之后，明确诊断，并结合预后制订出合理的治疗计划，计划一般是根据患者情况而个性化制订的[1]。

初诊
对患者当前健康状况
进行全面评估

明确诊断

提供可选择的治疗计划
（具体的、个性化的）

临床操作方法

牙周非手术治疗的主要目的是消除致病性龈下菌斑生物膜以及去除促进生物膜形成和引发炎症的因素。在仔细检查和做出诊断后，操作者的主要目标是去除不利于口腔健康的相关因素，同时兼顾生物学和组织学的完整性。

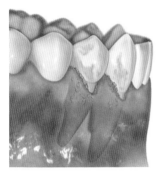

生物膜
牙石
着色

图2-3 生物膜、龈缘上下方的钙化沉积物以及着色都是对牙齿有害的外来物质，在牙周非手术治疗时需要去除这些因素。

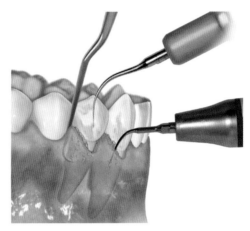

图2-4 根据患者的情况和临床医生的习惯，遵循严格有效的牙周器械操作方法，使用手动器械、超声器械或二者联合使用以去除致病因素。

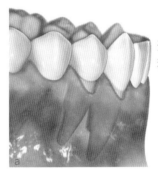

兼顾生物稳定性

图2-5 临床的主要目标是在兼顾生物稳定性的同时，去除所有可能导致牙周组织炎症的因素（a）。为此，操作者必须保持牙齿和黏膜组织结构的完整性，并注意不要用侵入性或损伤性的方法，以免破坏周围软组织（b）或过多地去除牙体组织（c）。

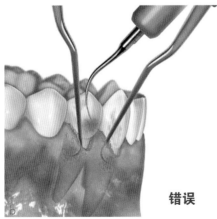

错误

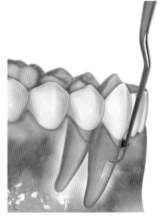

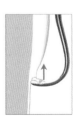

错误

临床实践中可能存在多种治疗方法，但这些治疗方法的目的都是相同的：在促进个人全身健康的同时实现口腔健康和临床稳定。因此，需要评估患者的所有潜在影响因素，采取全面、系统且适合每个个体和口腔中各个位点的特异性治疗方法，并综合考虑患者的意愿以及心理上的需求和经济因素。

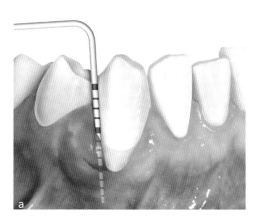

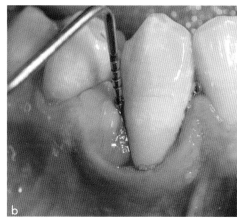

图2-6（a和b） 下颌右侧尖牙的远中存在约9mm的探诊深度。

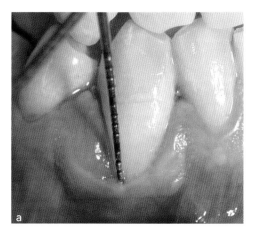

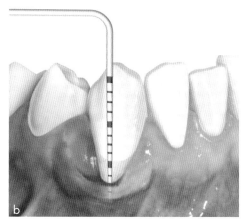

图2-7（a和b） 颊侧中央探诊深度约为2mm，伴有3mm的牙龈退缩，附着龈缺失。

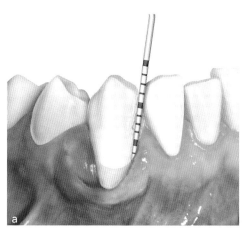

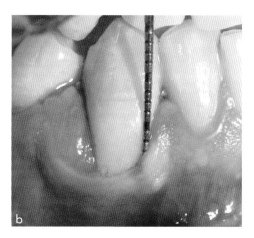

图2-8（a和b） 颊侧近中探诊深度为2mm，伴有2mm的牙龈退缩。

图2-9（a和b） 探针与牙体长轴成一定角度探查牙石的同时也测量了牙周袋深度。

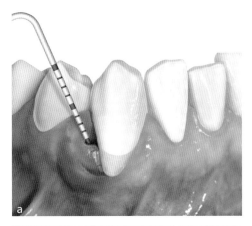 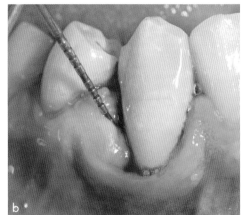

图2-10（a和b） 口内照和模式图显示牙周探针与牙体长轴成一定角度，轻轻撑开牙龈组织，以探查龈下钙化的沉积物。

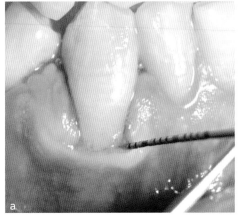 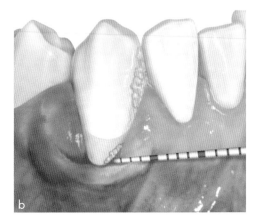

图2-11（a和b） 经过细致的牙石探查后，操作者使用有效、彻底且具有位点特异性（即适于各个位点）的器械进行操作。

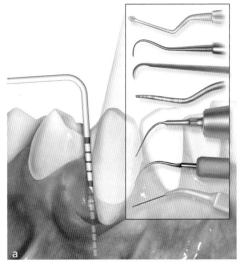 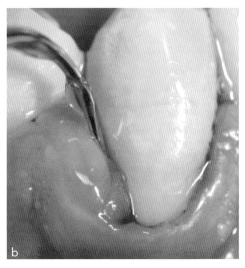

图2-1～图2-13的模式图和口内照阐明了这一基本概念——口腔中的各个位点必须经过全面细致的评估。同一颗牙上可能存在完全不同的临床状况。如果在远中部位存在深的探诊位点，则有必要花费足够的时间来进行复杂的器械治疗，以去除外源性物质的同时兼顾生物稳定性。操作者可以根据自己的喜好和技术水平选择不同的工具和操作技术。相反，在颊部和近中面，进行器械

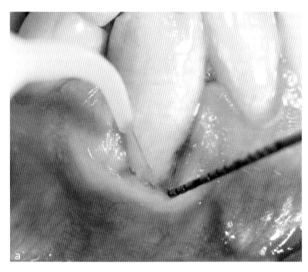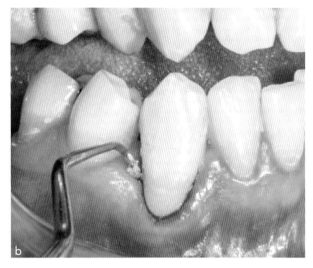

图2-12 （a）当牙周探针与牙体长轴保持一定角度时，有助于探查牙石。同时也可以通过半导体激光进行探查。（b）临床医生使用Gracey #5/6刮治器沿着颊舌向进行水平运动以去除尖牙远中面的钙化沉积物。

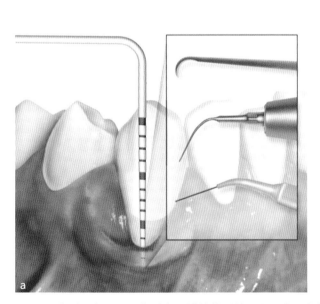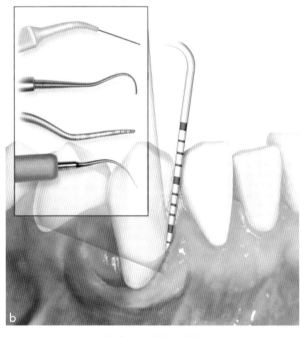

图2-13（a和b） 牙周非手术器械的使用并不是固定不变的（即对口腔所有部位进行同样的清创方法），而应根据需要进行区分。也就是说，牙周器械必须在牙周探诊或激光纤维仔细探查/检测菌斑和牙石存在的基础上使用。

治疗的时间更短且使用的器械更少。不同的探诊深度可能有不同的预后（即临床疗效可能存在很大的差异）。因此，必须基于细致的牙石探查来选择和使用器械。防止过度使用器械，因为即使在完整的牙周组织上进行器械治疗，与临床实际需求不符的操作也可能会导致组织破坏（例如可以导致临床附着水平损失0.49mm）[2]。

以下口内照（图2-14～图2-26）是对牙周非手术治疗1年后的病例进行再评估。

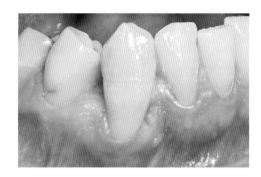

图2-14 牙周非手术治疗后1年的口内照。

图2-15 初诊X线片显示远中面有骨缺损。蓝色线标示釉牙骨质界（CEJ）。两条棕色线标示尖牙远中面的骨吸收水平，距CEJ下约2mm的位置是健康情况下邻间牙槽嵴顶的水平。

图2-16 图2-15中的病例1年后的X线片显示牙周支持组织显著改善。棕色线显示远中面的骨吸收水平，与之前的影像学图像相比，获得了显著改善。

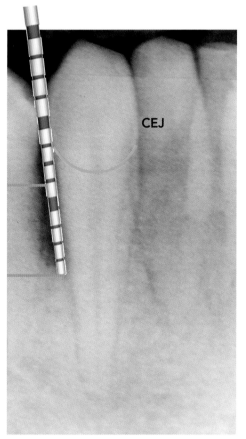

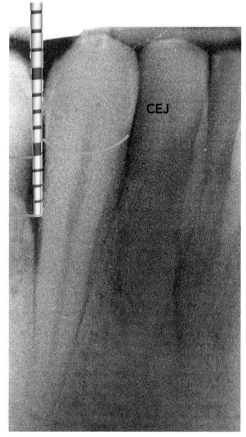

图2-17 （a）尖牙远中测得2mm的探诊深度，无探诊出血，伴有2mm的牙龈退缩。（b）在模式图中反映这些数值，与基线9mm的探诊深度相比明显减少（图2-6）。

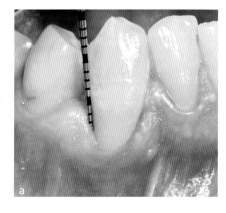

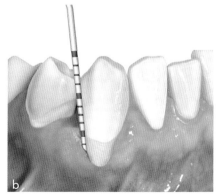

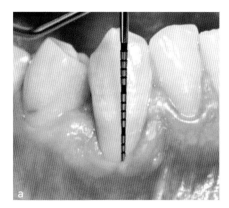 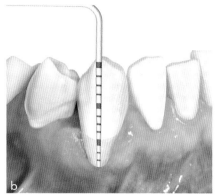

图2-18 口内照（a）和模式图（b）显示1mm的探诊深度，无探诊出血并且组织学表现稳定。形成的黏膜封闭似乎对这种退缩的但健康的牙周组织的完整性形成了保护作用。

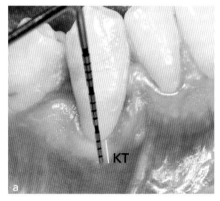 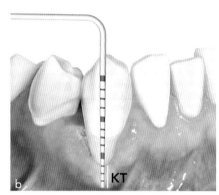

图2-19（a和b） 牙周探针从颊侧测得3mm角化组织（KT），用其减去图2-18a中1mm的探诊值，结果为2mm的附着龈。与初始没有附着龈存在的情况（图2-7）相比，黏膜封闭具有明显的改善。

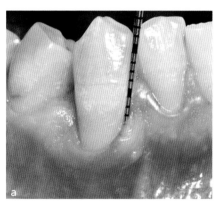 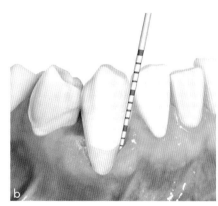

图2-20 口内照（a）和模式图（b）显示治疗后尖牙近中探诊深度为2mm，无探诊出血。

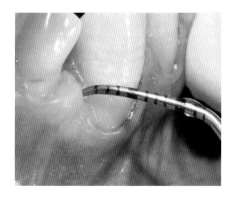

图2-21 在随后的复诊中，该位点根据需要进行了清创治疗。图示使用通用型刮治器在颊舌向进行水平运动（通用型刮治器，Micerium）。

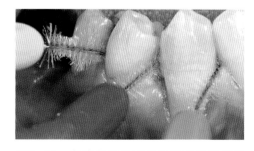

图2-22 每次复诊时应加强患者家庭口腔清洁的积极性。该临床图像显示使用与牙齿解剖外形相适应的牙间隙刷（Enacare，Micerium）。

患者的家庭口腔维护技能是取得满意疗效的关键因素，尤其是需要长期坚持。

因此，临床医生需要不断反思自我，不断评估自己是否履行了对接诊患者的责任与承诺，并为他们提供足够有效的治疗、信息和鼓励，让他们配合医生的治疗。先前的临床病例（图2-14～图2-26）证实了Socransky和Haffajee于1992年提出的观念[3]，其揭示了牙周炎症具有：

- 个体特异性。
- 牙特异性。
- 位点特异性。

因此，必须以个性化、特异性的方式对每个位点进行评估。

在病因学治疗和/或牙周维护治疗期间，牙周非手术器械治疗不是标准化的。

同一患者可能存在不同的病变情况，因此，根据牙周治疗的目标，应从患者自身的情况出发选择个性化的治疗器械、技术和操作方法。例如，同一患者一些位点可能存在牙龈炎，而其他部位可能存在牙周炎，这就导致了不同的治疗需求以及不同的预后。

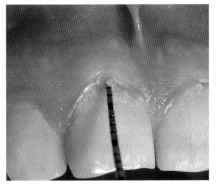

图2-23 探诊深度为2mm，伴出血及存在大量软垢。诊断为可逆性牙龈炎。

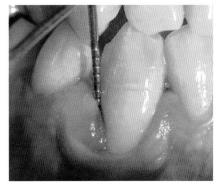

图2-24 图2-23中的同一患者观察到下颌右侧尖牙远中探诊深度为8mm，伴有出血且牙龈轻度增厚。诊断为局限型重度牙周炎。

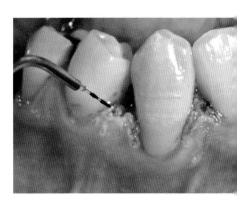

图2-25 使用半导体激光对牙龈重度增生的部位进行牙龈修整。

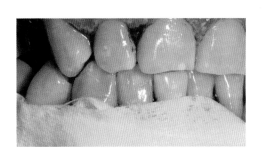

图2-26 牙龈成形术后，建议在该部位使用指套刷（Enacare），或者用剪刀修剪掉部分组织。在治疗后的几天内可以用氯己定浸泡过的纱布对该部位进行清洁。

经验丰富的临床医生使用最新技术和工具进行牙周非手术治疗，可以获得令人满意的治疗效果。

1989年发表的共识报告中的一则声明[4]中指出："理论知识和治疗技术的进步使大多数患者可以通过适当的治疗、合理的菌斑/生物膜控制，以及长期的维护治疗来实现牙列的终身保留[1]。"美国牙周病学会2010年发布的共识声明中也再次表明了这一观念。

牙周病是宿主对牙齿-牙龈交界处菌斑生物膜中的细菌做出防御反应而产生的病理表现[5]。

牙周非手术治疗主要是以机械去除致病因素和谨慎的菌斑控制为基础[6-7]。

牙周非手术治疗是所有牙周治疗的一个组成部分，因此必须确定其在为每位患者设计的理想治疗方案中的作用[8]。

在个性化治疗中，临床医生必须结合生物学基本原理全面了解病理机制及其与已给予的护理之间的可能关系。最重要的是，临床医生必须选择一种有助于维持长期健康状况的治疗方法[4]。

牙周非手术治疗的成功取决于采用合适的方案和有效的技术，并根据需要选择适当的器械，始终以个性化和特定的方式进行操作。治疗成功的关键因素，尤其是获得稳定的临床效果的关键因素包括患者的态度和积极性，以及他或她对推荐的家庭护理行为的执行情况。换言之，如果临床医生期望患者获得令人满意的长期疗效，那么从一开始与患者建立治疗伙伴关系是绝对必要的。

临床医生必须对现有的情况做出准确的诊断，因为随后的牙周非手术治疗的结果将取决于许多变量，其中一些与患者有关，另一些与临床医生选择的治疗方案有关。

谨慎综合诊断的重要性

以下展示的临床病例突出了谨慎综合诊断的重要性：

初诊时，患者的主诉为在其他口腔诊所进行"根面平整术"后极不舒服。患者的不适既有心理上的不适，也有生理上的疼痛。牙龈虽然健康，但发生了退缩（图2-27）。牙间乳头缺失，牙缝增大，造成了明显的美学破坏。初诊后，医生为患者实施牙周非手术治疗，去除菌斑生物膜，并指导患者进行彻底的、无创的家庭口腔护理，包括细致、轻柔但不过度地清洁龈沟。

同一病例的口内照（图2-28~图2-31）显示，牙周非手术治疗后约6年，牙间乳头重新形成，笑线的美观性改善。患者对口腔诊所的态度也发生了变化，过去的紧张和恐惧减轻了。

图2-27 初诊时的牙龈缺乏扇贝形的牙间乳头。患者自诉"根面平整术"后牙齿敏感症状加重了。

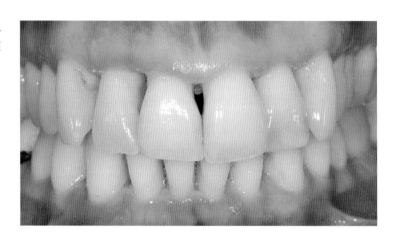

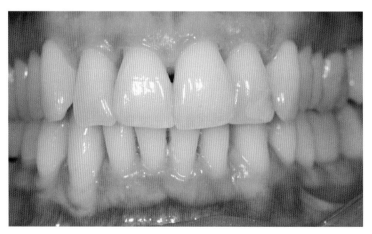

图2-28 图2-27所示患者6年后的情况。此图显示探诊深度从3mm减少到1mm，无探诊出血，另外，正如术后片所示，较好的牙间乳头形态使牙龈外观明显改善。

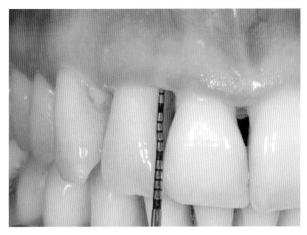

图2-29 初诊时，上颌右侧侧切牙近中的探诊深度为3mm。

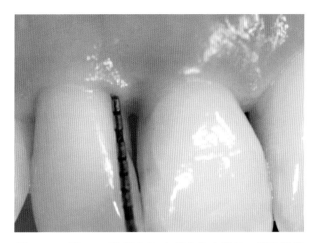

图2-30 图2-29所示患者6年后的临床图片，探诊深度下降为2mm，无探诊出血。可见牙间乳头的美学获得了非常明显的改善。

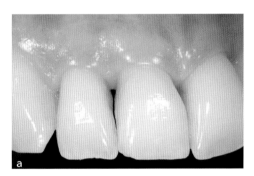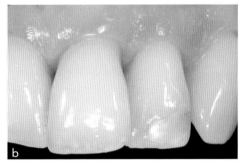

图2-31 6年（a）和8年（b）后复诊时的口内情况，美学区域软硬组织稳定健康且和谐。

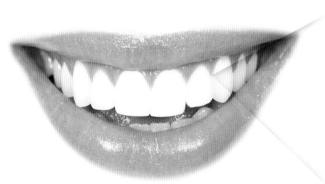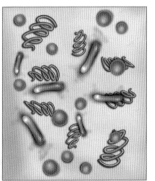

图2-32

生物膜

　　菌斑相关性牙周炎是多因素引起的炎性状态，由复杂的细菌复合体与宿主机体的组织和细胞相互作用引起（图2-32）。这些相互作用会导致大量细胞因子、趋化因子和炎症介质释放，造成牙齿支持组织、骨和牙周膜破坏[9]，如果不采取适当的阻断和处理，将会导致牙齿松动脱落[10-11]。

牙周病是由特异细菌引起的强烈的局部免疫反应[3,12]。新生儿出生时口腔是无菌的，但几小时后口腔就会充满细菌。许多细菌是通过父母（主要是通过母亲[13]）或照顾婴儿的保姆传播的。

因此，应及早向年轻患者进行口腔卫生宣教，以促进有效的一级预防。

对于婴儿的口腔护理建议是使用安全、简单、有效的指套刷（Enacare），即将纱布缠在手指上，

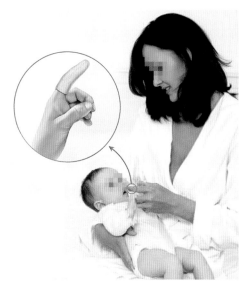

图2-33

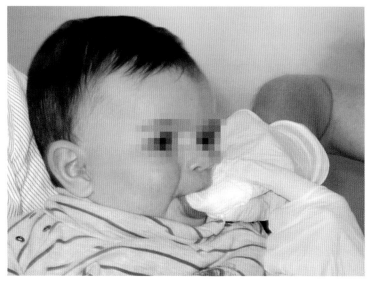

图2-34

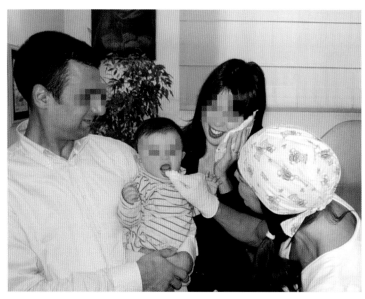

图2-35

清洁婴儿的口腔黏膜，然后清洁乳牙（图2-32～图2-35）。第3章"指套刷"一节对该方法的使用规范和指南进行了更深入的描述与指导。也就是说，所有患者都能通过采取合适的、严格的、一致的家庭口腔卫生措施来获得自然、健康、功能和美观的笑容（图2-36～图2-39）。相反，牙菌斑引起的牙周炎症可引起牙龈炎，牙龈炎本身是可逆的，通过非手术方法可以很容易获得可预测的治疗效果，本书对这部分内容进行了详细介绍[14-15]。

20世纪60年代以来，我们已经知道了许多基本概念。在20世纪90年代已对这些概念进行了很好的描述，并且

最近也对其中的一些细节进行了更新和强化。这些细节揭示了牙周感染的发病机制，目的是能够采取策略来更好地控制炎症状态。

1965年，Löe等建立的实验性牙龈炎被用作牙周病的病因学研究发病模型，证实了牙菌斑是由机会致病菌、非特异性的致病物质所组成的[16-17]。此后，许多学者从质量和数量的角度对牙周菌群进行了研究。

牙龈炎和牙周炎的主要病因是菌斑生物膜，菌斑生物膜主要由细菌构成。生物膜通常在口腔内硬组织（牙齿和修复体）表面形成，尤其是在龈沟中。一些细菌开始侵入龈沟，引起炎症反应，这时常伴随着牙龈出血。

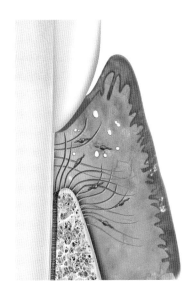
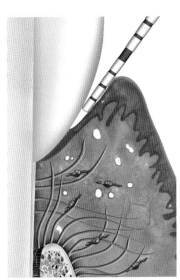

图2-36和图2-37 没有出血的健康牙龈。

图2-38和图2-39 探诊出血是一项具有很高诊断价值的炎症指标。

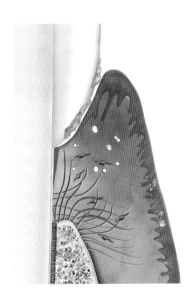
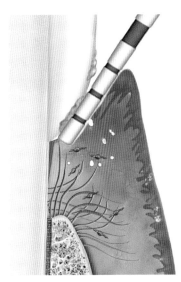

临床病例（图2-40～图2-43）

一位男性患者患有中-重度牙周炎（图2-40a）。影像学图像显示上颌左侧中切牙近中存在明显的骨吸收（图2-40b和c）。患者的个人口腔卫生清洁明显欠佳（图2-40a）。对患者进行适当的口腔健康教育和指导是一项长期而艰巨的任务。由于患者的依从性不高，炎症一直存在（图2-42），阻碍了正畸治疗的进行。

图2-40 初诊时拍摄临床照片（a）和X线片（b）。根尖片（c）显示上颌左侧中切牙严重的牙槽骨吸收。

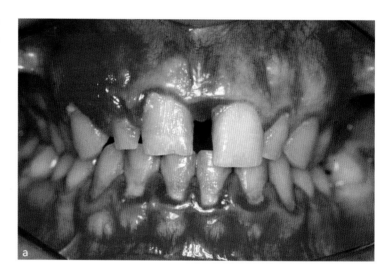

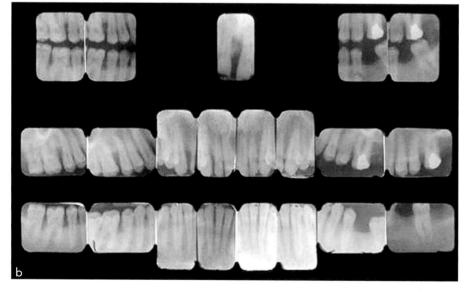

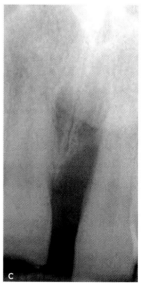

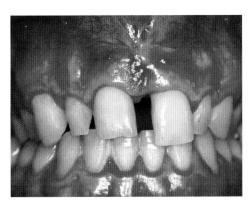

图2-41 为该病例复诊之后，正畸之前的口内情况。

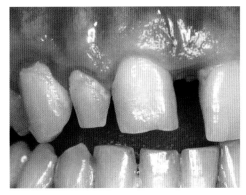

图2-42 口内照显示仍存在大量的菌斑沉积，因此不得不推迟正畸。等到患者的口腔清洁措施得到改善再行正畸治疗。

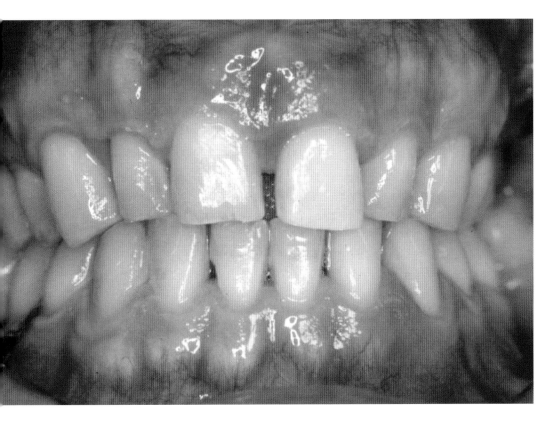

图2-43 该病例1年后复诊时的临床照片，在这1年中患者经历了牙周非手术治疗、正畸治疗、定期随访复诊和定期的口腔卫生宣教。

在一些病例中，菌斑生物膜并不足以引起牙周疾病，其他类型的机会性感染也是如此。然而，强调牙周炎在没有细菌的情况下不会发展是很重要的[18]。牙周疾病的发病率与个体的易感性和遗传危险因素相关，如免疫系统强大、厚龈型牙龈或不具有加重炎症紊乱的危险因素的人群患牙周炎的概率较低。然而，通过改善个人行为，能够有效对抗菌斑生物膜的致病潜能[19]。

具有遗传易感性的个体，牙周炎通常以一种严重的形式发生和发展[20-22]。这些人的免疫系统功能不足与炎症反应有关，其引起一系列的协同破坏效应，从而使病变程度加重。众所周知，许多危险因素会加重牙周病的临床病程，其中最主要的就是吸烟[23]。其他一些生活方式如家庭护理、肥胖、久坐不动等也具有重要影响[24]。这些因素可以干预，因此健康宣教者应该且必须阻止这些因素，以保障预防的基本原则，并提供更有效的治疗。

牙周炎的主要致病菌在1996年被确定。有一种细菌早在1912年被Klinger分离，将其命名为"放线共生杆菌"[26]。随后在1929年，Topley和Wilson将其命名为"放线杆菌"[25]。1985年，研究者们在牙菌斑中发现了这种细菌[27]，1977年Newman和Socransky发现其与局限型青少年牙周炎相关[28]。

在1999年国际牙周研讨会上，下列细菌被认为是特异性致病菌[29]：

- 牙龈卟啉单胞菌。
- 福赛坦氏菌。
- 放线杆菌（现已重命名为伴放线聚集杆菌[30]）。

研究表明，在动脉粥样硬化斑块中能够检测到伴放线聚集杆菌的DNA，可能是由于牙周致病菌可以从口腔迁移到循环系统，这意味着这些细菌参与动脉粥样硬化斑块的形成（图2-44），牙周疾病和心血管疾病之间存在着密切联系[31]。牙周损伤也会引起局部大量炎症介质的产生，从而导致血清中促炎因子水平升高（被称为心血管疾病的标记物），炎症介质可以进入血液，造成远端血管损伤[31]。

牙周病患者患心脏病的风险是口腔健康患者的3倍（图2-45）。口腔40%的位点牙周探诊深度超过3mm则会显著增加患心血管疾病的风险。

多项研究表明，牙龈卟啉单胞菌是一种主要牙周致病菌，由于菌血症引起的口腔-血源性传播，可以加重动脉粥

2009年，美国牙周病学会（AAP）和美国心脏协会（AHA）联合发表了一份共识，总结了关于牙周病和心血管疾病之间明确相关的科学证据，这些证据不依赖于二者的共同危险因素[34]。一些生物学因素，如慢性炎症，已被确定可独立地将一些患者的牙周疾病与心血管疾病的发展或恶化联系在一起[35]。"患者应该意识到，保持牙周健康有助于减少体内的有害炎症，这已经被证明可以降低患心血管疾病的风险"，特别是在一些行动不便的老年人中这点尤为重要[1,32,36]。

样硬化[32-33]。

以下是一组被称为"红色复合体"的细菌[37]，它与重度慢性牙周炎相关，通常位于侵袭性牙周炎感染的位点[9]：

- 牙龈卟啉单胞菌。
- 齿垢密螺旋体。
- 福赛坦氏菌，之前被认为是福赛拟杆菌或福赛斯坦纳菌。

病毒也作为牙周病发病因素之一的猜测存在了50年，最后Slots通过聚合酶链式反应证实了这个猜测[38]。

牙周病的临床表现也受到个人全身健康状况的影响。在患一些全身系统性疾病的情况下，如糖尿病，尤其是血糖控制不佳的患者，其患牙周炎的风险将增加[19,39]。

此外，引起牙周病的致病菌可以通过牙龈屏障进入血液，从而在远隔器官中定植（图2-45）[40]。这一过程会增加患系统性疾病的风险[32,36]，如在肺部[41-43]和心脏感染（包括血管内或骨科手术赝复体），从而引起这些器官的严重

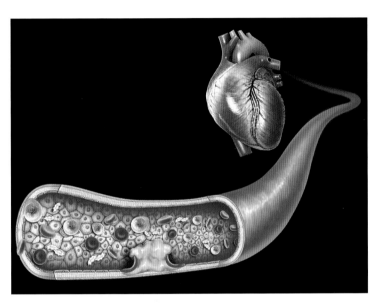

图2-44 牙周致病菌可以从口腔迁移到循环系统，并在血液系统中参与动脉粥样硬化斑块的形成。

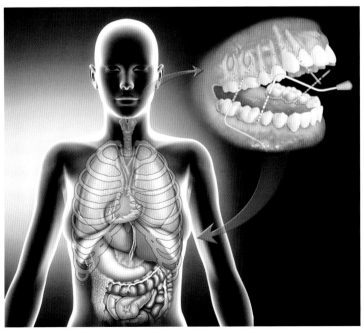

图2-45 与良好的口腔健康相比，牙周病患者罹患心血管疾病的风险是其3倍。牙周致病菌也可以穿过牙龈屏障，经过血流在远隔器官中定植。

疾病。在微生物入侵后，机体产生慢性炎症应答，会引起口腔和全身系统水平的异常，这可通过一个简单的血细胞比容测定来确定。

与牙周健康的人群相比，牙周处于持续炎症状态的患者血液里中性粒细胞（中性粒细胞是宿主抵抗感染的细胞免疫的第一道防线）数量增多。牙周炎患者的系统性指标，即C反应蛋白（CRP，一种由肝脏合成的抗炎蛋白）水平也发生了改变[44]。

超敏CRP（hs-CRP）是炎症的非特异性指标。

一些研究表明，完善的牙周治疗使口腔内的临床症状得到改善，也伴随着全身炎症的改善，这一现象支持了牙周病可以影响其他疾病，如动脉粥样硬化或其他部位的慢性感染[44-48]。需要注意的是，血清CRP水平的升高（hs-CRP为42.0mg/L）[31]是一个重要指标，其在心肌梗死和心血管疾病的发生中具有很高的预后价值[45-46,49-50]。

同时，牙周炎的治疗也能够促进血管功能指标的改善[49]。

由于牙周致病菌可以从口腔迁移到血流中，牙周疾病对动脉粥样硬化斑块形成有直接的促进效应（图2-44）。此外，由于局部炎症介质产生增多，这些炎症介质进入血液循环，血清中的促炎因子升高引起远端血管损伤。

因此，所有患者都应接受个性化和特异性的牙周治疗，尤其是非手术治疗——即使是患有严重系统性疾病的患者——因为无论在局部还是全身健康水平上，牙周治疗都会对疾病预防产生积极影响。

我们特别建议孕妇接受牙周非手术治疗，因为牙周病可能与妊娠不良事件有着密切关系[51-53]。

有研究表明，处于牙周炎活动期的妇女常常会出现菌血症，导致病原菌的传播，这些细菌可以到达子宫腔，并在胎儿的胎盘中引发炎症反应，从而导致早产[54]。此外，牙周感染可能会引起全身促炎细胞因子的增加，这可能导致胎盘的变化，从而引起胎儿体重下降和子宫收缩引起早产[55]。因此，对妇女而言，尤其是妊娠期的妇女，医学健康检查（包括口腔）尤为重要。这些检查可以帮助妇女避免在妊娠期许多属于禁忌证的治疗，同时也可以减少妊娠过程中不良事件的发生。

牙周预防和治疗对残疾人也很重要。口腔卫生检查可确保口腔组织的任何炎症性疾病不会加剧原有的系统性疾病，原有系统性疾病的治疗仍是重点。

尽管牙周治疗方案各不相同，可根据每个人的具体情况进行适当的制订，但都应遵循以下几点：

- 患者口腔卫生宣教和口腔卫生指导，包括如何控制危险因素（如吸烟、压力和系统性疾病等），患者可结合自身的具体情况向专家咨询。

- 去除菌斑生物膜［包括用医用纱布或指套刷（图2-46）去除来自黏膜组织、牙齿和修复体的菌斑，在严重的行动不便的患者中，这是牙周治疗去除菌斑的最初形式］。

- 为牙齿和/或种植体的长期维护制订个性化和特异性的随访计划。

以下部分详细描述了牙周病患者治疗的初期阶段，除了准确的诊断方法外，在健康管理中注意细节可以显著改善医生和患者之间的医患关系，以促进预期临床目标的实现（图2-47）。

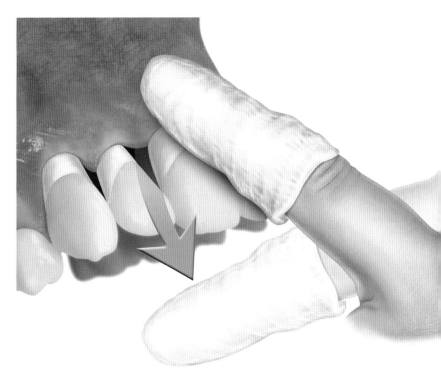

图2-46　应该鼓励患有严重系统性疾病的患者使用指套刷（Enacare）来清除菌斑生物膜。蓝色箭头表示清洁时移动的方向。

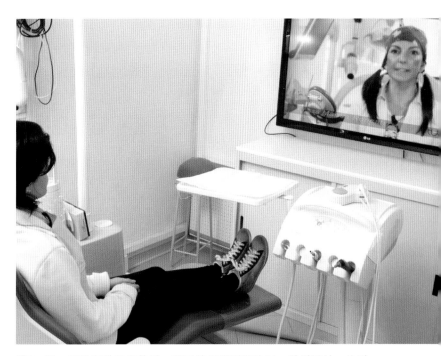

图2-47　对患者进行宣教时，可以使用视听系统以一种详细的、生动的方式阐明家庭口腔护理的方法和步骤。

从初诊到病因学治疗：牙周临床早期阶段

患者通常拨打电话给诊所预约牙周病学专家。接听电话的工作人员在进行预约并向患者解释如何到达诊所（图2-48）。工作人员也需要询问他们是否有影像学资料，即使不是近期拍摄的，也告知他们在初诊时带来，这是非常重要的。

图2-48

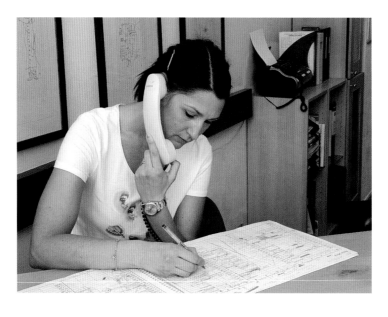

患者评估/检查

在初诊时，工作人员会让患者填写一个医疗表格。患者通常在等候室中回答表格上关于他们的系统性疾病史和口腔病史的相关问题。然后，患者把填好的表格交给工作人员，他们会确保患者已经回答了所有的问题。如有遗漏，工作人员将在患者的合作下把表格的缺失项填补完整，然后再交给口腔医生。随后，患者会在工作人员或口腔助理医生的陪同下前往诊室进行第一次就诊。

口腔医生在与患者见面之前会查阅表格以获取患者的整体健康状况和口腔治疗史等相关信息。

在问诊的早期阶段，询问患者"你的主诉是什么"非常重要。

了解患者的主诉让口腔医生知道本次就诊是出于美观、功能、医疗原因，还是为了解决炎症引起的不适。接着，口腔医生会评估口腔内软组织状况，检查是否有异常情况，患者可能会被推荐到相关专家处进行更详细的检查。

口内软组织检查最重要的目的是检查是否存在癌前病变，特别是在下唇和舌侧缘，这是最常见的患病部位（图2-49和图2-50）。虽然唇部的病变很容易被发现，但是舌侧黏膜的任何变

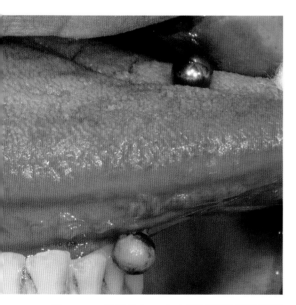

图2-49 显示舌钉，在上面堆积了钙化沉积物和生物膜，特别是在舌腹侧，证实牙石、菌斑生物膜只在硬组织表面（如牙齿、修复体表面）形成，而不在黏膜组织或舌表面形成[56]。

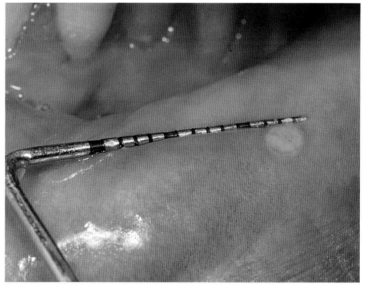

图2-50 显示了患者下唇内侧的病变。用探针来测量它的尺寸。

化都容易被遗漏。因此，建议医生要求患者伸出舌头，用纱垫将舌头牵出（图2-51和图2-52）。建议在每次病因学治疗的早期，以及在牙周复诊时，重复上述的口腔检查。除了吸烟和酒精等传统的危险因素外，人类乳头瘤病毒的亚型、遗传因素或免疫缺陷的状况都可能促进年轻人肿瘤的发生[57]。即使是恶性肿瘤，早发现能提高其治疗成功率[58]。

初诊最重要的环节是牙周检查，可以收集生物学参数，这对于明确诊断非

常必要[59]。当进行牙周相关检查时，重要的是让患者参与进来，解释医生在测量什么以及为什么要测量。例如，"我们正在测量牙齿和周围的牙龈之间的深度，在正常情况下，探诊深度应该在1～3mm之间，且没有任何出血。在就诊快结束时，需更好地解释，测量超过3mm与存在病变有关"。还须解释的是，每颗牙齿都要进行6次测量，牙龈退缩或牙齿伸长伴有的龈缘下降的情况都会被记录下来。

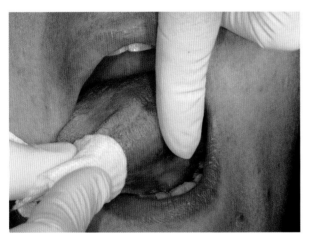

图2-51 在每次初诊和复诊时，卫生从业人员有义务进行彻底的口腔检查。口腔癌最常见的部位之一是舌侧缘。在患者伸舌后临床医生会用纱垫将其固定在一侧，并通过视诊和触诊检查黏膜组织。

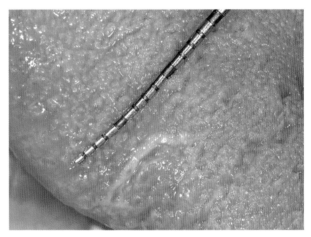

图2-52 如临床图片所示，在医疗记录上标记大小、特征和位置之前，即使很小的异常情况也需要检查和记录。口腔医生将决定是确诊病变或将患者转诊给相关专家进行更为具体的检查。

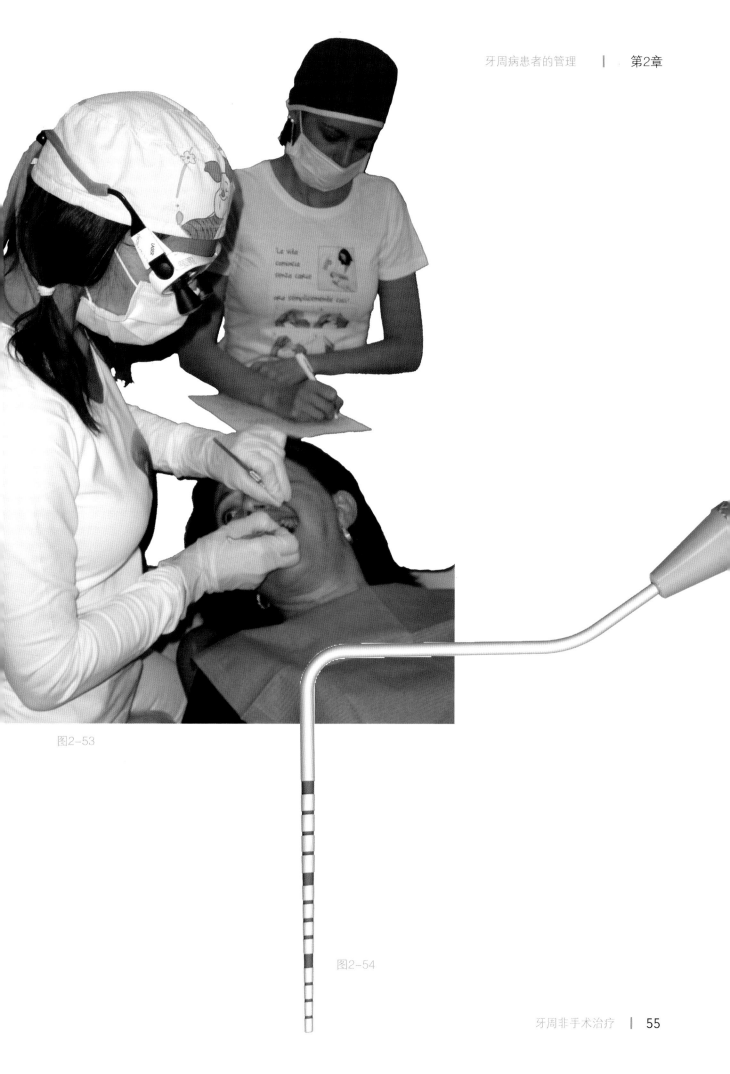

图2-53

图2-54

　　临床医生需要助手的协助，助手可以记录下探诊深度和观察到的其他检查指标（图2-53～图2-55）。首先检查牙列是有用的。检查者会告知助手在口腔图表（图2-56）上标出任何缺失的牙齿，使其能在不间断的情况下口述探诊深度（图2-57）。

　　检查的同时，还需要对患者解释：

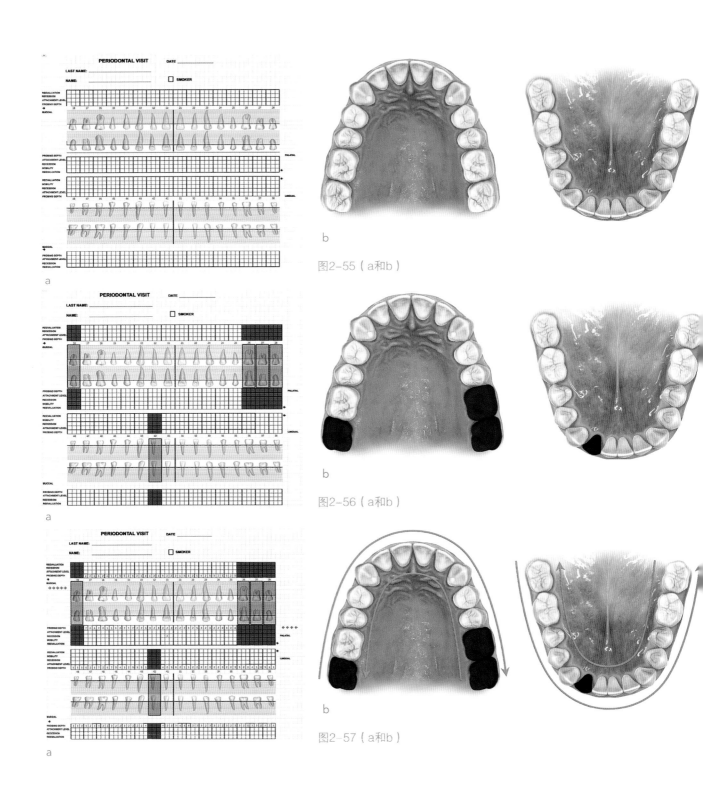

图2-55（a和b）

图2-56（a和b）

图2-57（a和b）

"我将用毫米级的器械来测量每颗牙齿周围龈沟的深度。"临床医生会告知他的助手他将开始口述探诊深度的起始位置，例如，从下颌右侧最后一颗牙齿的远中位点向近中方向进行。在移动到下一颗牙之前，快速且连续地口述探诊深度，包括一颗牙齿的3个位点（即远颊、颊侧中央、近颊）。每颗牙齿都要评估（图2-57和图2-83），每颗牙共计6个值。为方便起见，应首先收集与颊侧有关的所有值。实际上，最有效的方法是口述一个牙弓颊侧所有的探诊深度，然后继续同一个牙弓舌侧或腭侧的探诊深度，以便更快速地收集临床数据（如图2-57b中的蓝色箭头所示）。

助手会在记录尖牙的探诊深度前和临床医生大声说"尖牙"，以确保口述的探诊深度与被记录的数字相匹配。建议用黑色或蓝色表示≤3mm的探诊值，用红色表示>3mm的探诊值，以便更快地识别重要区域及其分布（图2-57a）。

如果临床医生口述"出血"，与探诊深度相联系，口腔助理就会在这个数字上画一个红圈。例如，如果确定了5mm的探诊深度，加上出血，它就表示为⑤。同样，与出血相关的3mm的探诊值被标记为③。

探诊出血是明确的炎症标志，具有很高的预后判断价值（图2-58～图

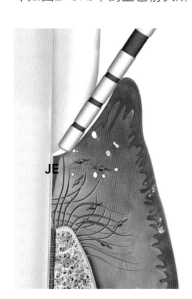
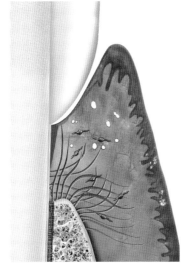

图2-58～图2-61　图2-58显示了中度牙周炎，然而图2-59显示了健康的口腔组织。图2-60和图2-61显示了正常探诊深度时伴有探诊出血。即使探诊深度处于正常范围，但伴有探诊出血则表明存在临床炎症，因此必须关注此区域[4]。值得注意的是，这样的水平能够且容易恢复到完全健康的正常状态，如图2-63显示的是图2-60和图2-61中的患者经过治疗后几周的临床照片。JE=结合上皮。

图2-58　　　　　图2-59

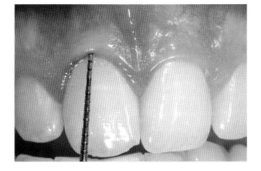
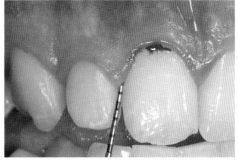

图2-60

图2-61

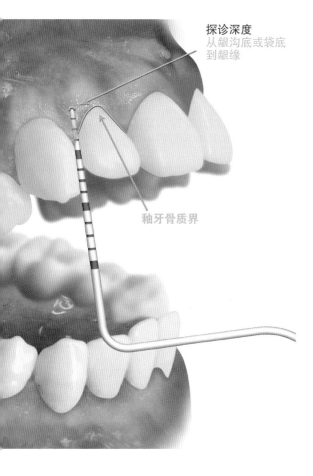

探诊深度
从龈沟底或袋底
到龈缘

釉牙骨质界

图2-62 探针用于测量从龈沟底或袋底到龈缘的距离，位于图中釉牙骨质界处。

图2-63 探诊深度正常且不伴有出血，表明牙龈炎痊愈。

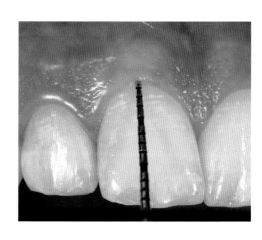

2-63）。临床图片（图2-60）显示在上颌右侧中切牙的近中面探诊深度在正常范围内。在同一颗牙上的中央颊侧探诊出血（图2-61）。出血可能在测量探诊深度后30s内出现。

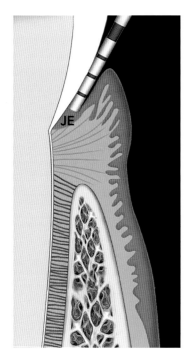

图2-64

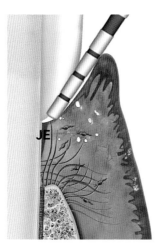

图2-65 "被动萌出"后，结合上皮从原有位置稍向根方移动（图2-64），可在釉牙骨质界处探及。

当牙齿萌出于口腔时，结合上皮位于龈沟的底部，构成上皮附着（即结缔组织和牙釉质之间的上皮连接）（图2-64）。在健康状况下，即使有完整的上皮附着，探针可以穿透2/3的结合上皮。在"被动萌出"之后，结合上皮向根方迁移位于釉牙骨质界（cementoenamel junction，CEJ）处，如图2-65所示。

当有菌斑生物膜时，可能出现牙龈肿胀，导致探诊深度增加（图2-66～图2-68），与附着丧失无关。事实上，这种情况下结合上皮仍保持在CEJ的水平。在初诊时进行探诊，将后续测量值与已获得的初始基线数据做比较是非常必要的。

图2-66 图中显示假性牙周袋,是指因牙龈肿胀导致探诊深度增加,但并无附着丧失。值得注意的是,结合上皮仍在釉牙骨质界处,未向根方迁移。

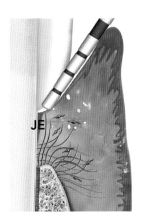

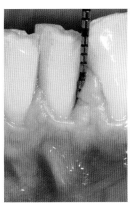

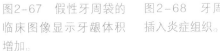

图2-67 假性牙周袋的临床图像显示牙龈体积增加。

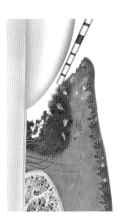

图2-68 牙周探针插入炎症组织。

根据Listgarten[60]的研究,由于探针进入结缔组织,穿过溃疡上皮,所以在炎症发生时的探诊深度可能比组织学探诊深度多1mm。图2-69和图2-70显示探针穿过了炎症结缔组织。

即使可能存在特殊情况,也建议在第一次牙周检查时收集牙周参数。

即使由于炎症引起结合上皮损伤,使探针穿过结缔组织,导致组织学龈沟与临床龈沟测量结果不同,但是有一个最初的参考点对实施治疗的效果进行评估仍然很有帮助。

治疗的主要目标是取得满意的结果,并随着时间的推移维持临床稳定性。

图2-69 如果上皮细胞损伤,牙周探针可穿透炎症结缔组织,导致探诊深度的过度估计。

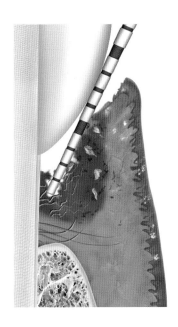

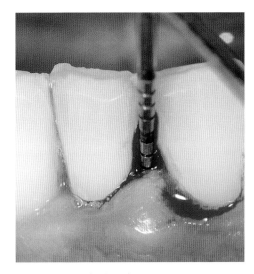

图2-70 牙周探诊深度为7mm。

牙周检查和探诊技术

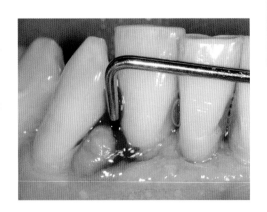

图2-71

牙周探针是临床诊断和测量探诊深度的有力工具。探针不宜太厚，且应具有精细的边缘、光滑圆钝的尖端和圆形横截面。能够测量到15mm深度的探针优于测量刻度较少的探针（图2-71）。

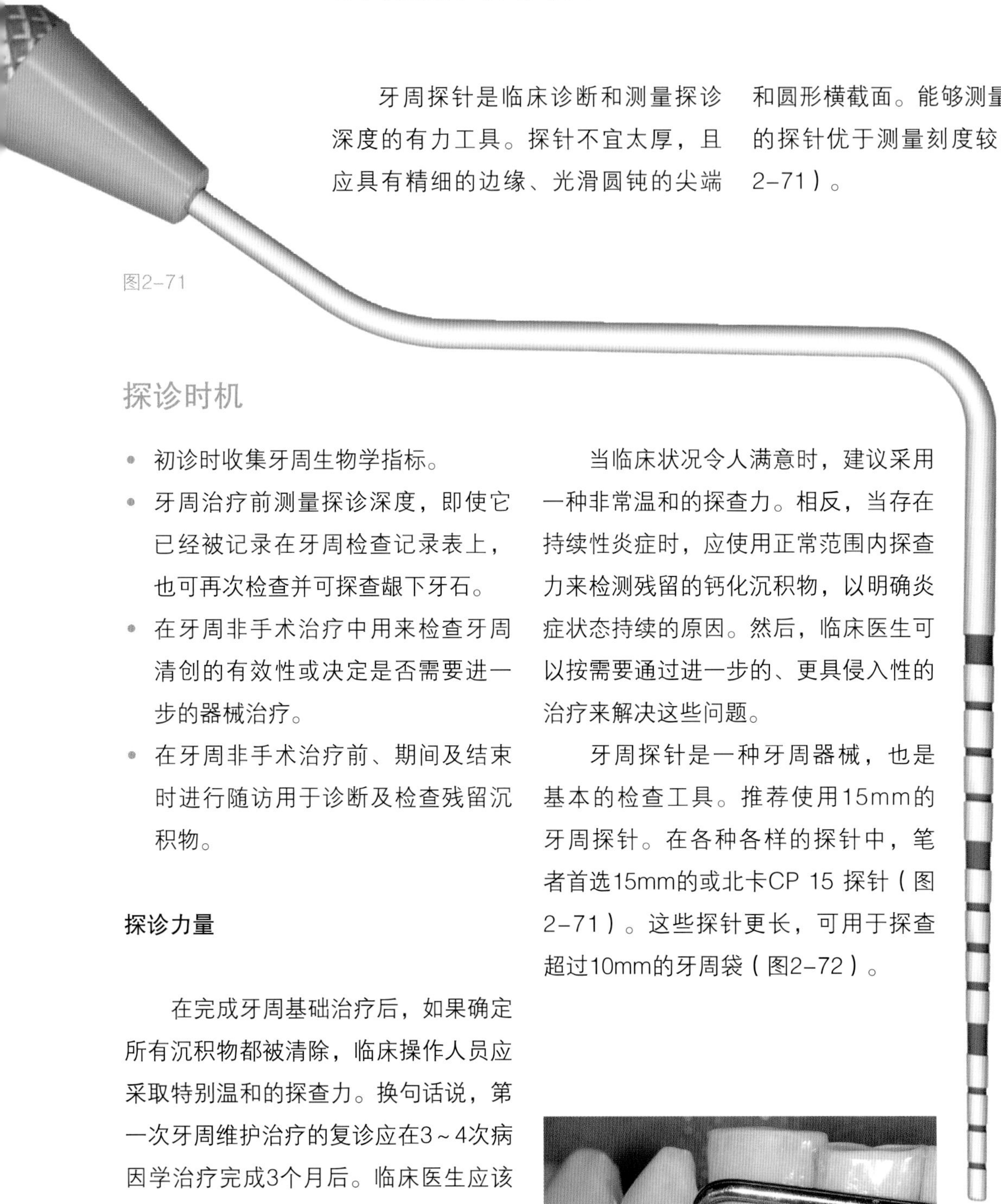

探诊时机

- 初诊时收集牙周生物学指标。
- 牙周治疗前测量探诊深度，即使它已经被记录在牙周检查记录表上，也可再次检查并可探查龈下牙石。
- 在牙周非手术治疗中用来检查牙周清创的有效性或决定是否需要进一步的器械治疗。
- 在牙周非手术治疗前、期间及结束时进行随访用于诊断及检查残留沉积物。

探诊力量

在完成牙周基础治疗后，如果确定所有沉积物都被清除，临床操作人员应采取特别温和的探查力。换句话说，第一次牙周维护治疗的复诊应在3～4次病因学治疗完成3个月后。临床医生应该使用探针轻轻地检查在牙齿周围形成的新黏膜封闭的稳定性，来确定牙周袋是否关闭（即探诊深度≤4mm）[61]。

当临床状况令人满意时，建议采用一种非常温和的探查力。相反，当存在持续性炎症时，应使用正常范围内探查力来检测残留的钙化沉积物，以明确炎症状态持续的原因。然后，临床医生可以按需要通过进一步的、更具侵入性的治疗来解决这些问题。

牙周探针是一种牙周器械，也是基本的检查工具。推荐使用15mm的牙周探针。在各种各样的探针中，笔者首选15mm的或北卡CP 15 探针（图2-71）。这些探针更长，可用于探查超过10mm的牙周袋（图2-72）。

图2-72

探诊技术（图2-73～图2-91）

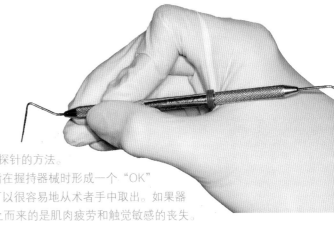

图2-73和图2-74 显示了正确握持牙周探针的方法。
注意：操作者用惯用手握持，食指和拇指在握持器械时形成一个"OK"
手势，术者轻柔地握持器械，以致器械可以很容易地从术者手中取出。如果器
械被握持太紧，指尖会感到不舒服，随之而来的是肌肉疲劳和触觉敏感的丧失。
如果用指腹的中间部分握持（图2-73），这种感觉就会更加严重。建议拇指弯
曲（如图2-73和图2-74弯曲，两图都显示正确的握持方式），而不是过度弯曲
（图2-75），长期保持过度弯曲的姿势可能导致腕管综合征。

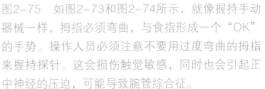

1. 用改良执笔式握持牙周探针，轻轻握
   住（以至于几乎可以被拿走），改
   变中指的位置，手指尖端必须放置
   在工作杆和柄连接处（图2-73～图
   2-75）。

2. 用无名指在离探诊区域最近的牙齿
   上建立和维持一个安全支点（图
   2-76）。

3. 尽可能放置和保持器械的工作尖与牙
   体长轴平行。

图2-75 如图2-73和图2-74所示，就像握持手动
器械一样，拇指必须弯曲，与食指形成一个"OK"
的手势。操作人员必须注意不要用过度弯曲的拇指
来握持探针。这会损伤触觉敏感，同时也会引起正
中神经的压迫，可能导致腕管综合征。

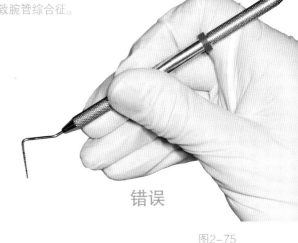

错误

图2-75

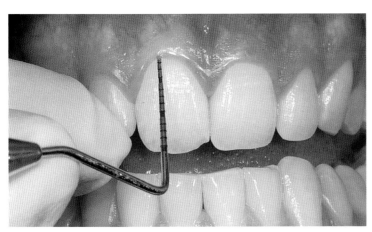

图2-76

4. 轻轻地将探针插入龈下至龈沟底部。

5. 保持两点与牙齿接触（防止组织肿胀）。

6. 以小的、连续的移动探查牙齿周围区域，移动探针时始终保持探针在龈沟或牙周袋内（使探针在牙齿周围绕牙齿移动）（图2-77）。

7. 旋转探针使之与邻面贴合。

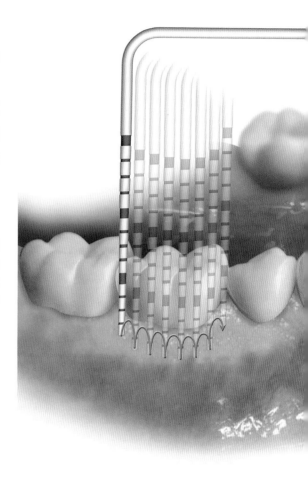

图2-77 探针围绕牙齿外形向远中方向滑动。如图2-82和图2-83所示，以缓慢、轻柔、准确、环绕的方式来检查探诊深度。每颗牙齿都测量6个位点的探针深度并记入患者的检查表中。

图2-78 探针与牙长轴成轻微角度插入牙的邻面，以更有效地确定是否有牙周袋的存在。

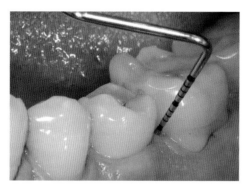

图2-79 然后竖直探针以测量深度为3mm。

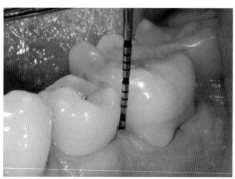

8. 为了有效探查邻面，将探针倾斜使其伸入接触区域下方的中心部位（图2-78），然后将探针竖直，以读取测量值（图2-79和图2-80）。

9. 为了测量龈沟和牙周袋，注意龈缘水平最终的刻度，当龈缘位于两个刻度之间时（图2-91），应四舍五入取较高的值。

10. 特别是在最初的探查过程中，龈下牙石的存在可能会阻挡探针的插入，此时会对探诊带来难度，如图2-81和图2-82所示。

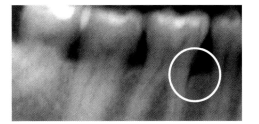

图2-80 影像图片显示位于邻面的一块牙石（白色圆圈）。

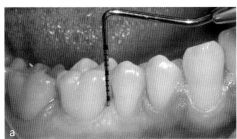

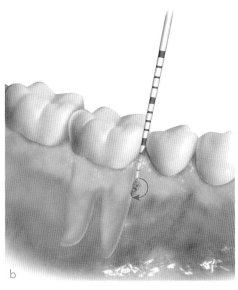

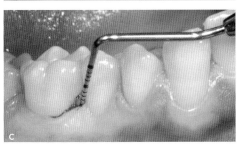

图2-81（a~c） 测量得到大约3mm探诊深度（a）。仔细检查了根尖片，可见下颌右侧第一磨牙近中面有阻射的牙石存在。这一观察结果应促使临床医生在放射图片中找到一个与牙石投影大小成比例的沉积物。在这种情况下，探针应该越过障碍（即b图中紫色箭头所示的钙化沉积物），到达牙周袋最根方，测量有效探诊深度为6mm（c）。

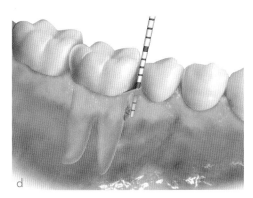

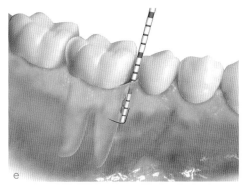

图2-81（d和e） 临床医生怀疑有钙化沉积物的存在，此图显示了正确的操作方法。在评估探诊深度时，操作者可能误认牙石的冠方为牙周袋底（d）。钙化沉积物硬度的一致性与根尖影像学分析可以帮助临床医生避免此类错误。龈沟和牙周袋底柔软度往往一致。如果临床医生怀疑血性牙石的存在，他必须移动探针离开牙齿表面，试图通过轻轻撑开牙龈来越过钙化沉积物，从而到达牙石的最根方，以准确地测量探诊深度，在本示例中为6mm（e）。

11. 每颗牙齿必须测量6个位点：近中颊侧、颊侧、远中颊侧、近中舌侧、舌侧、远中舌侧（图2-82和图2-83）。

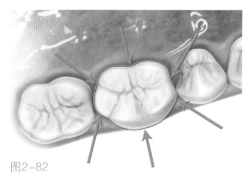

图2-82

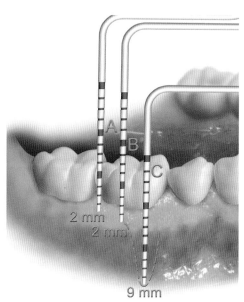

图2-83 对患者的每颗牙齿进行环绕的探诊测量；探诊深度非常重要。即使是在同一颗牙齿上，不同的位点探诊深度也可能有很大的差异。

探诊目的

当探针插入，并与牙体长轴平行时，尽可能：

1. 评估牙周组织疾病状况。
2. 确定牙周袋深度及病变的形态学特征。
3. 检查牙根解剖及形态是否异常，如位于上颌中切牙的近中或远中腭侧的腭侧沟（图2-84和图2-85）。这类牙根异常在诊断、治疗时需要非常细心和特殊的技术，在本章后面的章节（"不做基础治疗的再生手术"）中将会描述。

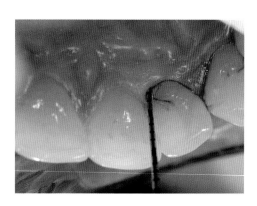

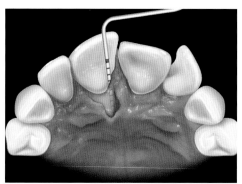

图2-84 腭侧龈沟探诊深度正常。在复诊时，需要密切地关注这一位点。

图2-85 腭侧龈沟有严重的牙周缺损。

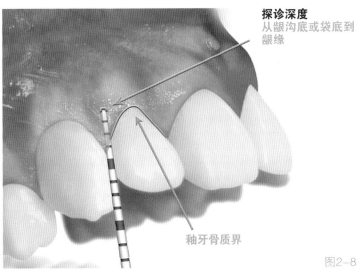

探诊深度
从龈沟底或袋底到龈缘

釉牙骨质界

图2-86

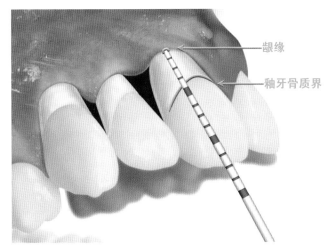

龈缘

釉牙骨质界

图2-87

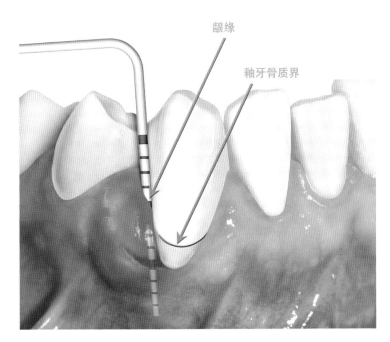

龈缘

釉牙骨质界

牙周生物临床参数

下列牙周生物参数将记录在牙周检查表上：

- **探诊深度**（探诊深度评估，以毫米为单位，定义是从龈缘到可探诊的龈沟底或牙周袋底的距离）（图2-86）：在口腔记录表上建议用不同的颜色来区分，探诊深度（≤3mm用黑色，≥4mm用红色）以便更快识别关键区域（图2-57a）。

- **临床附着水平测量**［评估附着丧失以毫米为单位，定义是从釉牙骨质界到可探及的龈沟底或牙周袋底的距离（图2-86），相当于探诊深度］：当有牙龈退缩时，附着丧失等于探诊深度（图2-90）加退缩长度（mm）（图2-87）。

- **牙龈肿胀**：在探查时，有必要减去牙龈肿胀的量，即从釉牙骨质界（被隐藏在龈下）到龈缘的测量距

图2-88和图2-89　模式图和临床图片显示了临床探诊深度与附着丧失水平不同的情况。从龈缘一个固定的参考点（即釉牙骨质界，图中用蓝色曲线强调）测量到牙龈体积分别增加了3mm和2mm，这一增加的距离应从探诊深度（模式图中为10mm，临床图片中为9mm）中扣除。

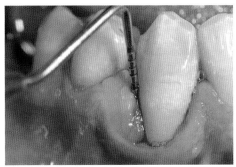

离（图2-88和图2-89）。

- **牙龈退缩：** 如图2-90所示，如果探诊深度为2mm、退缩为4mm，那么临床附着丧失将是6mm。为准确地评估每颗牙齿的临床状况，这个参数当然比单独的探诊深度更重要。

- **探诊出血（BOP）：** 当探诊出血时，建议在患者的检查表上用红色圆圈将探诊深度圈出（图2-57a）。

- **菌斑指数（PI）：** 比出血指数的意义小。由于患者暂时的疏忽，可能会造成较高的菌斑指数，但在探诊时没有出血。相反，长期忽视口腔卫生的患者，在口腔科就诊前开始正确地清洁口腔数日，成功消除大部分的生物膜后会达到很低的菌斑指数，但其出血指数仍然很高。因此，出血指数是一个描述患者口腔卫生状况更好的指标。

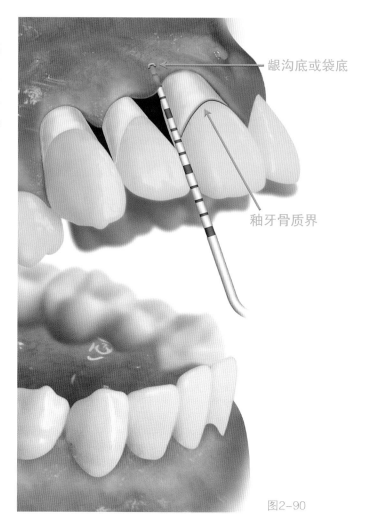

龈沟底或袋底

釉牙骨质界

图2-90

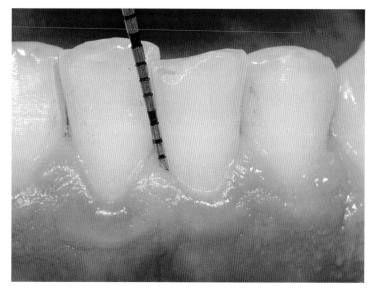

图2-91

在没有附着丧失的情况下，牙龈体积的增加也可能会造成探诊深度高于正常值（图2-66~图2-67）。即使探诊深度是正常的，也可能会存在龈下钙化沉积物（图2-92），这解释了炎症的存在和探诊出血的原因。如果探诊深度是由于牙龈体积增加而没有附着丧失，则描述该部位存在"假性牙周袋"（图2-93a）。假性牙周袋也可能与明确的牙周病损伴随出现（图2-93b）。在中-重度牙周炎的情况下，探针会进入下方的结缔组织，其不再被一个完整的结合上皮所支持（图2-93b）。在炎性病损下，完整的牙槽嵴纤维一直存在，以保护牙槽骨的支持作用（图2-93b）。

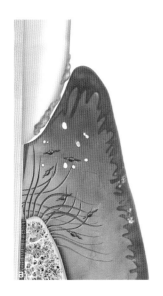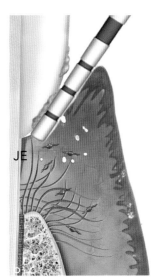

图2-92 （a）显示菌斑生物膜引起的炎症。（b）即使探诊显示一个正常的探诊深度，没有附着丧失的存在，龈下仍有可能存在钙化沉积物。JE=结合上皮。

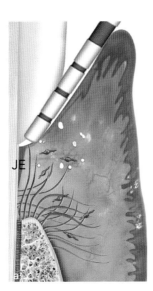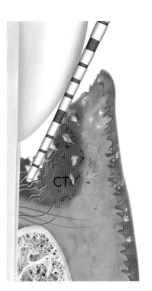

图2-93 （a）牙周探针测量探诊深度为5mm，没有附着丧失，结合上皮（JE）的位置与健康时相同。（b）牙周探针测量大约有8mm探诊深度。在这种情况下，牙龈肿胀，实际的临床附着丧失比牙周袋深度要小很多。值得注意的是，由于缺乏完整的上皮屏障，探针进入了炎症结缔组织中。

牙龈退缩和附着龈

> 探诊的同时，临床医生也需要测量任何有临床意义的牙龈退缩。

牙龈退缩是从釉牙骨质界到龈缘的距离（图2-87）。初诊时，记录牙龈退缩的量和位置是很重要的。牙龈退缩通常会产生美学影响，给患者带来困扰。

患者的主诉常常是牙龈退缩或"降低的牙龈"影响了美观。牙龈退缩（图2-94a）如果没有严重影响美观或造成牙齿敏感问题的话（图1-64和图1-69），通常并不是必须要立刻处理的紧急病变。相反地，其他牙齿可能存在患者没有发现的深牙周袋（图2-94b），通常这些牙齿CEJ处的牙龈边缘呈正常的扇贝状外形。

为了评估牙龈退缩是否需要处理，如果还存在附着龈的话，首先需要测量目前剩余的附着龈的量（图2-95～图2-99）。

如果退缩加重，可能需要手术治疗，那么则需要掌握这段时间内牙龈退缩的高度（图2-100～图2-104）。治疗通常是出于美观的需要。牙龈退缩也被描述为一个"开放性牙周袋"，因为它是牙周支持组织丧失的结果。正常的探诊深度（即<3mm），没有探诊出血，但存在牙龈退缩，被描述为"健康但减少的牙周组织"（图2-97b）。

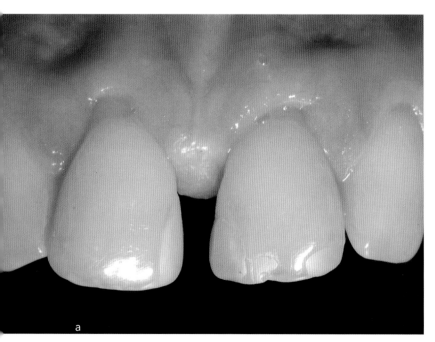
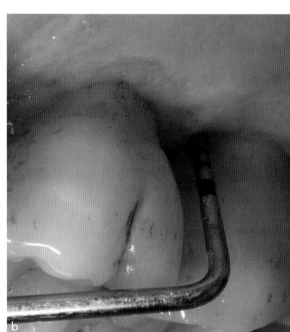

图2-94（a和b）

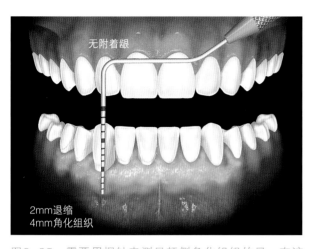

图2-95　需要用探针来测量颊侧角化组织的量，在该病例中从龈缘到膜龈联合为4mm。需要注意牙龈退缩了2mm。

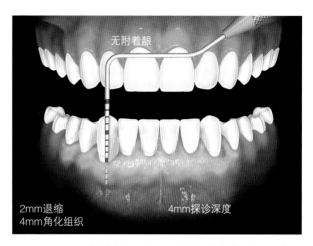

图2-96　牙周探针插入牙龈下方测量从龈缘到牙周袋底的深度。在该病例中，探诊深度为4mm。本位点所有的牙龈都是边缘龈，或称为游离龈（即分离而不附着）。因此，没有附着龈存在。组织有粉红色的、橘皮样的外观；然而，这并不代表组织稳定，因为探针到达了牙槽黏膜。

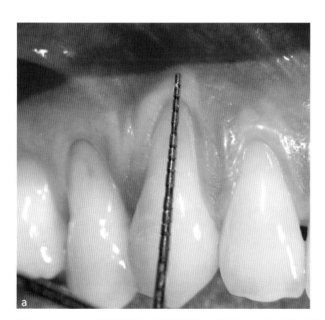

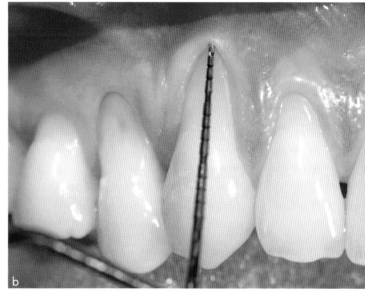

图2-97　（a）牙周探针应用于颊侧，显示2mm的角化组织。（b）牙周探针测量到1mm的探诊深度，没有探诊出血。虽然牙周组织正常，但伴有退缩。总共有1mm的附着龈和6mm的退缩。

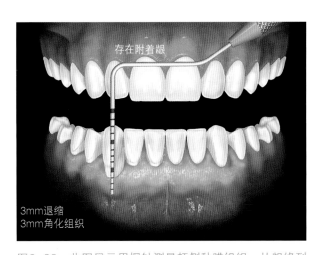

图2-98 此图显示用探针测量颊侧黏膜组织，从龈缘到膜龈联合有3mm的角化组织，取整后为3mm的退缩，这是从一个固定的参考点（从龈缘到CEJ）测量得到的。

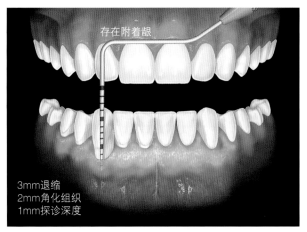

图2-99 牙周探针被用来测量从龈沟底或袋底到龈缘的距离。在这种情况下，探诊深度是2mm。从先前测量的与角化龈相对应的3mm中减去此值，剩余附着龈是1mm。在这种情况下，即使存在牙龈退缩，一定量的组织通过胶原纤维形成结缔组织附着，牢固地附着在牙根表面。

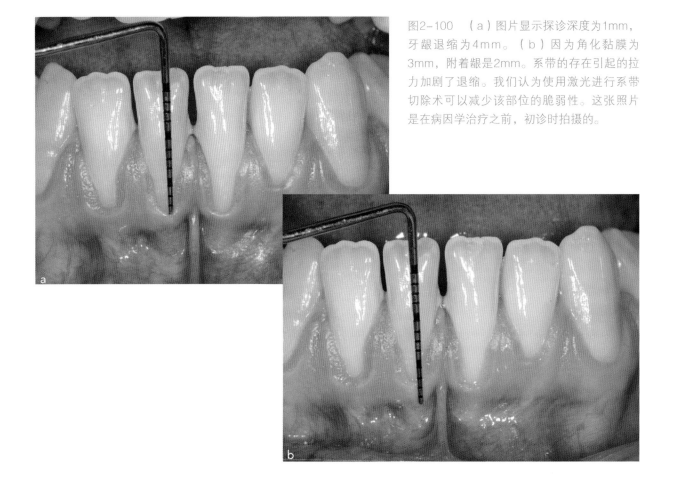

图2-100 （a）图片显示探诊深度为1mm，牙龈退缩为4mm。（b）因为角化黏膜为3mm，附着龈是2mm。系带的存在引起的拉力加剧了退缩。我们认为使用激光进行系带切除术可以减少该部位的脆弱性。这张照片是在病因学治疗之前，初诊时拍摄的。

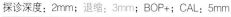
探诊深度：2mm；退缩：3mm；BOP+；CAL：5mm

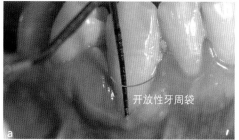

开放性牙周袋

a

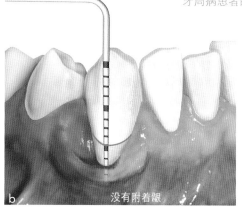

b 没有附着龈

图2-101 （a）临床图像显示2mm的探诊深度，伴有出血［即探诊出血阳性（BOP+）］，牙龈退缩也被称为"开放性牙周袋"，因为它代表了临床附着丧失（clinical attachment loss，CAL）。（b）此图显示了附着龈的缺失，因为探针穿过角化组织到达了牙槽黏膜。

与牙龈退缩相关生物膜的存在是位点临床稳定性的一个危险因素。在决定是否处理牙龈退缩之前，临床医生应该解决目前的炎症实现临床稳定性；只有在这些步骤之后，才应该考虑手术治疗。通常情况下，炎症的解决可能足以改善病例的稳定性，无须手术治疗，如第1章病例（图1-63～图1-79）所示。让患者参与自我评估是很重要的。

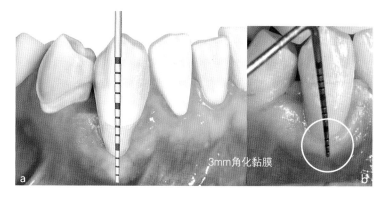

a
3mm角化黏膜
b

图2-102 （a）和（b）对图2-7所示的位点进行临床再评估，在缺乏附着龈的情况下测量探诊深度为2mm（与图2-7的基线相比，圆圈表示临床附着水平的增加）。

临床医生必须经常用牙周探针评估牙龈退缩，以及黏膜封闭的情况。

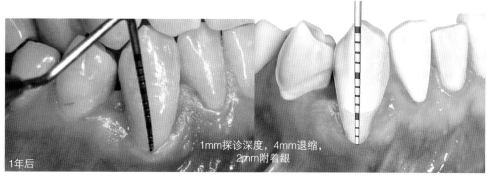

1年后

1mm探诊深度，4mm退缩，2mm附着龈

图2-103 在临床图片中，测量探诊深度是1mm，退缩是4mm，没有出血。

图2-104 附着龈为2mm，通过从3mm的角化组织高度中减去1mm的探诊深度得到（图2-102）。因此，达到了生物学封闭的显著改善：从无附着龈（图2-7）到现在的2mm（1年后）。牙龈退缩是4mm。

牙齿松动度

下一步是测量牙齿松动度，如模式图和临床照片所示（图2-105和图2-106）。

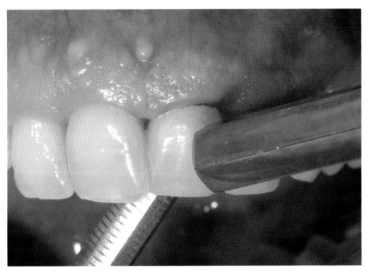

图2-105

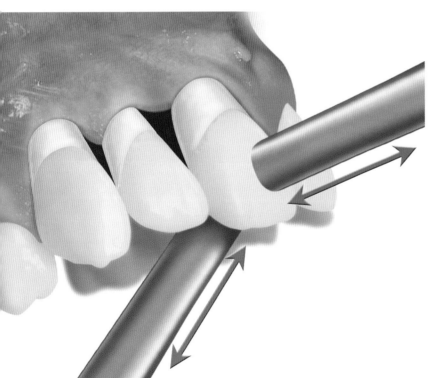

图2-106

- Ⅰ度：松动超过生理动度，但颊舌向的松动幅度在1mm以内。
- Ⅱ度：颊舌向松动幅度在1~2mm。
- Ⅲ度：颊舌向松动幅度超过2mm，且伴有垂直向的松动。当牙齿在牙周袋中可下压时，表明牙周组织出现不可逆性的破坏[62]。

造成松动的主要原因是由菌斑和创伤引起的牙槽骨吸收。

如何评估牙齿松动度？

通常，医生会用两种仪器的手柄在颊舌向交替使用一定的力量（图2-105和图2-106）来对牙齿的松动度进行评估[63]。

根分叉病变

如果存在根分叉病变，牙周
检查表中应明确根分叉病变
存在的部位及程度。

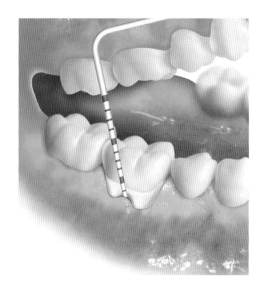

图2-107

- I度：早期病变，牙周支持组织水
  平丧失不超过1.5mm。

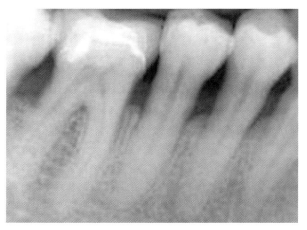
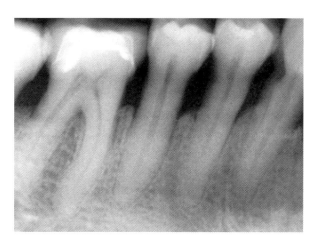
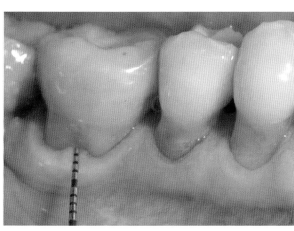
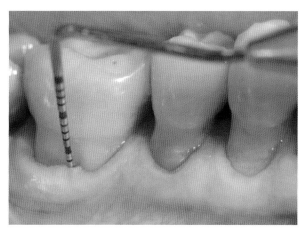

图2-108~图2-111 20年前后同一位点的影像学图片和临床图片。一位牙周病易感患者达到了临床稳定性。临床图片表明牙周探诊深度正常，没有探诊出血，伴有4mm的牙龈退缩。牙周组织是健康的，但存在牙龈退缩。

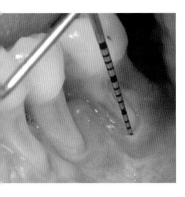
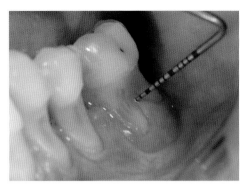
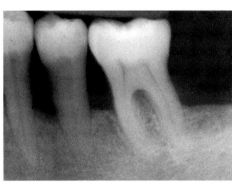

图2-112~图2-114 15年后复诊时，观察到了令人满意的临床状况，尽管健康的牙周组织显著减少：近中颊侧探诊深度1mm（图2-112），但是牙龈退缩了10mm，临床附着丧失11mm。临床医生倾斜探针，可探入约2mm，没有探诊出血（图2-113）。图2-114根分叉处有轻微透射影。值得注意的是，临床图像提供的信息与放射图像所获得的信息是不同的，需要结合二者信息做出诊断。软组织是不显影的，因此，在放射学图片上，不可能显示颊侧牙龈的位置或骨支持组织的丧失，在本病例中颊侧比邻面更严重。

诊断必须考虑到患者之前的口腔或牙周治疗史以及影像学资料（图2-107~图2-118）。

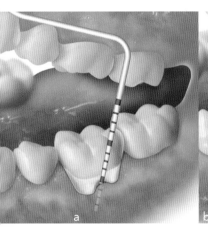
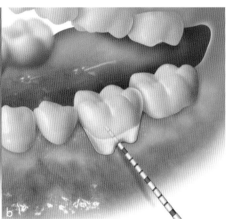

图2-115（a和b）

- Ⅱ度：中度病变（死胡同），水平型牙周支持组织丧失超过1.5mm，但未穿通（图2-115a）。测量水平骨吸收也非常重要（图2-115b和图2-116）。

上颌磨牙近中根分叉宽度少于颊腭向宽度的1/2，然而近中颊根的根宽就超过这一宽度的1/2以上（图

图2-116 磨牙周围的探诊深度正常。根分叉处近中颊侧有轻度出血。

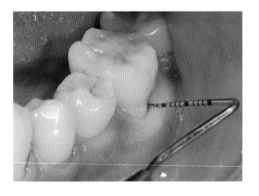

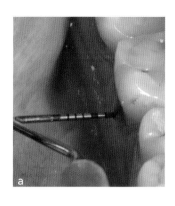 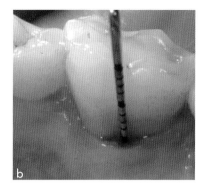

图2-117　Ⅱ度根分叉病变，记录根分叉病变在水平向伴有6mm的组织病变（a），本病例中探诊深度为5mm，伴有3mm的牙龈退缩（b）。

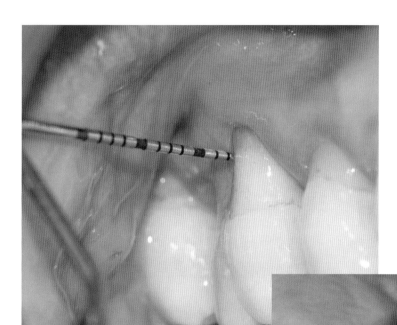

图2-118　（a）上颌磨牙颊侧根分叉病变水平部分探诊深度为2mm。（b）必须从腭侧寻找上颌磨牙近中根分叉可疑病变。

2-119）。

　　正如这一解剖形态和部位的原因，必须严格从腭面评估磨牙近中的根分叉区（图2-118b）。如果从颊侧寻找根分叉（例如图2-119中透明探针所示），临床风险会被忽视，改变了这个重要诊断参数的结果。这种根分叉也倾向位于距离釉牙骨质界3.6mm处（图2-119），意味着在这个位点，经常测量到探诊深度刚好为4mm，但这可能与根分叉病变有关。

穿通型根分叉

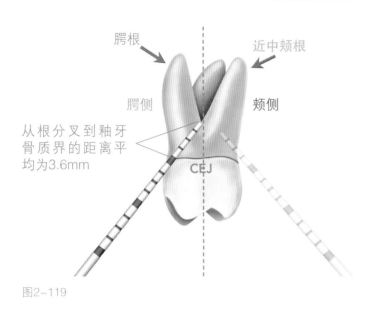

腭根

近中颊根

腭侧

颊侧

从根分叉到釉牙骨质界的距离平均为3.6mm

CEJ

图2-119

- Ⅲ度：穿通型病变，水平型牙周支持组织丧失（图2-120～图2-122）[64]。

根分叉病变的严重程度是疾病终身管理的一个重要因素（表2-1）[65]。

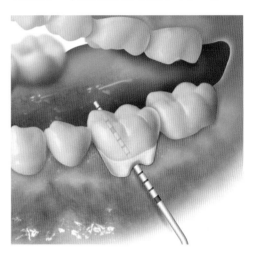

图2-120

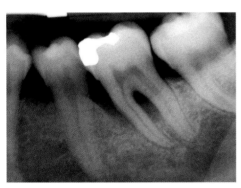

图2-121

表2-1　根分叉分度

分度	Ⅰ度	Ⅱ度	Ⅲ度
分期	早期	中期	晚期
探诊（水平部分的测量）；探针穿透	不超过1.5mm	超过1.5mm，但不穿通	颊舌向、近颊向、远颊向完全的穿通型根分叉
影像学图像	不可测量	通常不可见，阻射性可能降低	明显透射影

如何在表上用图表示根分叉病变？

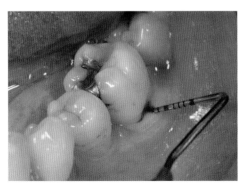

图2-122

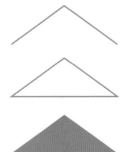

Ⅰ度根分叉病变

Ⅱ度根分叉病变

Ⅲ度根分叉病变

牙周诊断

在牙周初次检查时，临床医生收集牙周生物学参数[65]，这些参数只在用于牙龈炎病例（图2-123）的诊断时是足够的。对于评估口腔健康状况，可能还需要一个全面的影像学检查，但这对于牙周诊断有时并不是不可或缺的。

图2-124和图2-125显示重度炎症影响牙周边缘组织的临床情况，但并没有导致支持骨组织的破坏。影像学上没有明显的骨吸收（图2-124）。在没有牙龈明显肿胀的情况下，在多个位点探诊深度>3mm（即应该随时考虑到可能存在牙槽骨吸收），用平行投照技术和林恩支架的全口影像学评估可以获得更准确的诊断。

在牙周生物学参数评估、根尖周和邻面影像学图片的基础上，临床医生才可能做出一个全面的、明确的诊断，之后为患者推荐一个治疗方案（图2-126）。

在1999年国际牙周病分类研讨会上，对由菌斑引起的不同形式的牙周病进行了重新分类[29,66-67]。由菌斑引起的牙周感染，诊断可能为：

- 慢性牙周炎。
- 侵袭性牙周炎（慢性牙周炎和侵袭性牙周炎占所有牙周炎病例的95%以上[66]）。
- 反映全身系统性疾病的牙周炎。
- 坏死性牙周病。

牙周炎可被进一步描述为局限型和广泛型。也可被描述为轻度、中度

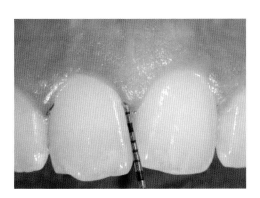

图2-123 轻度牙龈炎。

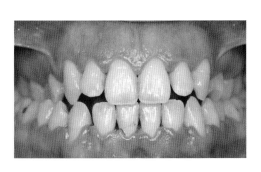

图2-125

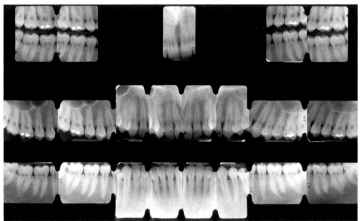

图2-124

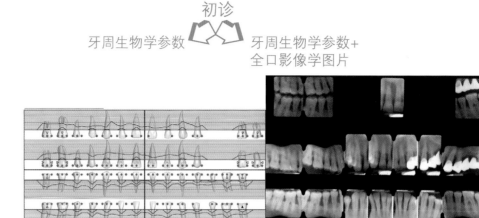

初诊

牙周生物学参数

牙周生物学参数+
全口影像学图片

诊断

牙龈炎

诊断

牙周炎

图2-126　初诊时收集的牙周生物学参数足够用于诊断牙龈炎。另一方面，在牙周炎的病例中，在进行全口影像学检查后，可以作为更精确的诊断。

或重度[66]。牙周炎伴全身系统性疾病与炎症有关，如糖尿病，特别是控制不佳的糖尿病。牙周炎伴坏死性溃疡病，与获得性免疫缺陷伴发感染有关。排除这两种情况，慢性牙周炎和侵袭性牙周炎占所有牙周炎的95%以上[66]。两种疾病的主要区别是与之相关的微生物菌斑数量和质量。换句话说，当患者出现严重的支持组织破坏，但患者的口腔卫生清洁和口腔卫生技能水平却令人非常满意时（即细菌沉积物的数量太少，与广泛的病变不相符），临床医生会倾向于侵袭性牙周炎的诊断（图2-127和图2-128）。相反，当大量的沉积物造成与其程度成比例的支持组织的严重破坏时，其诊断可能是慢性牙周炎（图2-129～图2-131）。我们怀疑，牙周炎症或破坏程度与表现的局部刺激因素

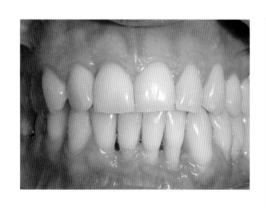

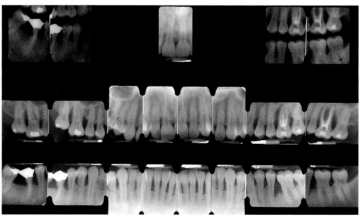

图2-127和图2-128　一例侵袭性牙周炎的口内照和全口影像学图片。在影像学图片上可以看见牙周病损的程度，其与口内的临床表现不相一致，良好的口腔卫生表明患者有良好的口腔卫生习惯。

不成比例的患者可能存在系统性发病因素。

在慢性牙周炎的病例中，大量病原菌的存在与牙周骨的缺损成比例，而在侵袭性牙周炎的病例中，少量致病性和毒性很强的细菌足以破坏牙周支持组织。

慢性牙周炎在成年人中很普遍，但也有可能发生于儿童和青少年[68]。龈下通常有大量沉积物。疾病进展通常比较缓慢且温和，但也可能伴有急性期[37,69]。它与许多的牙周致病菌有关。此外，可能存在一些局部促进因素，包括解剖异常如腭侧龈沟（图2-85）、釉突和充填体悬突。牙周炎也存在宿主的促进因素，系统性疾病可

能会加重病情。吸烟、口腔卫生习惯、压力等环境因素及其他危险因素都可能对临床表现产生影响[24]。

侵袭性牙周炎通常与系统性疾病无关。一般只发现少量的矿化沉积物。菌斑生物膜中伴放线聚集杆菌、牙龈卟啉单胞菌检出率比较高[70]。通常会发现吞噬细胞异常。疾病的进程包括频繁的活动期和静止期的交替。骨吸收的进展通常十分迅速。有时会有家族遗传史[71]。

侵袭性牙周炎可以局限性地累及第一磨牙和切牙，发病年龄可能很小[72]。它与致病菌引起的免疫反应异常有关。相反地，就像过去所认为的那样，广泛型的发病没有年龄限制[29,66]。广泛型侵

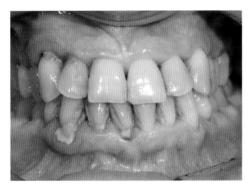

图2-129 初诊临床影像。

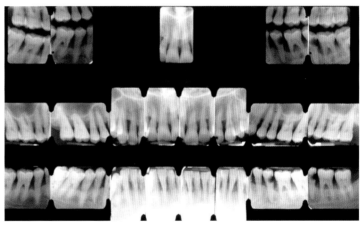

图2-130 初诊全口影像图片。影像学检查对全面的牙周评估必不可少[66]。

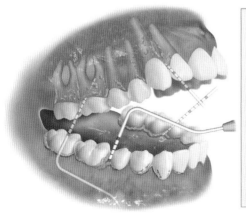

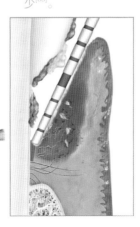

图2-131 在牙周探诊后做出临床诊断。

袭性牙周炎的特征为：广泛的附着丧失，累及切牙和第一磨牙以外的恒牙在3颗以上，然而，血清抗体对牙周病原菌的反应较弱。

侵袭性牙周炎患者龈沟液（GCF）微生物检查显示，白细胞介素（IL）-1β（$P<0.001$）和其他调节性粒细胞或巨噬细胞活化的细胞因子水平显著升高[73]。红色或橙色复合体在侵袭性牙周炎的患者中比牙周健康者检出率更高[73]。在侵袭性牙周炎中，改善可能更为显著但同时也更难实现。患者对治疗的反应似乎也很相似：弹性蛋白酶减少了，与红色或橙色复合体相关的放线菌属数量增加。牙周非手术治疗的临床、微生物和免疫反应并无显著差异[73]。

慢性牙周炎一般不使用全身性药物，而对于侵袭性牙周炎，特别是在快速进展期，可能需要全身性使用抗生素治疗。用药方案可从以下方案中选择（图2-132和图2-133）：

- 四环素足量使用2~3周（图2-133）。
- 在达到药物峰值后的3个月[74]，使用亚抗菌剂量的四环素维持（图2-132和图2-133）。
- 阿莫西林（375mg）和甲硝唑（500mg）每天3次（即8h1次），使用8天[75]。对于早发性牙周炎，联合使用甲硝唑和阿莫西林，临床效果最好[76]。

尽管侵袭性牙周炎和慢性牙周炎具有不同的特征，但两种疾病的牙周非手术治疗是类似的。

图2-132 多西环素在亚抗菌剂量时是一种酶的调节剂。

Dr Marisa Roncati Parma Benfenati博士
口腔医生 DDS
Corso Giovecca, 155/A
44121菲拉拉，意大利
电话传真 +39 0532 21.0522

处方/多西环素20mg每天2次，持续3个月，早饭或晚饭后食用最佳。

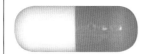

药剂师：
药品准备

Dr Marisa Roncati Parma Benfenati博士
口腔医生 DDS
Corso Giovecca, 155/A
44121菲拉拉，意大利
电话传真 +39 0532 21.05.22
marisaron@tin.it
studioparma.altervista.org

处方/多西环素 100mg

早上1片，晚上1片，持续2周

处方/多西环素

20mg每天2次，持续3个月

药剂师：

请看药剂处方

医学准备

2 × 100mg，2次/日，2周后20mg，2次/日，持续3个月

图2-133

抗生素治疗

当需要抗菌药物与非手术治疗联合使用时，推荐使用亚抗菌剂量的多西环素：20mg（而不是50mg或100mg）每天2次，长期使用（即3个月；图2-132）。与其他大剂量使用方法相比，这种用法不会产生耐药性[74,77]。

米诺环素、多西环素和四环素可以抑制胶原蛋白的活性[76]。尤其是慢性牙周炎的情况下，多西环素可使胶原酶减少60%~80%，并会影响牙周疾病中的关键破坏酶——金属基质蛋白酶[78]。

对侵袭性牙周炎患者，在确诊后立即使用抗生素阿莫西林和甲硝唑治疗比再治疗时使用效果更好[79]。

牙周病伴随全身性疾病的患者，即使只存在中等数量致病微生物，也通常表现出明显的临床症状。此时，必须去除致病微生物以提升局部和全身水平。其治疗方法与慢性或侵袭性牙周病的治疗方法没有区别。

坏死性牙周病常见于29岁及以下的年轻人，通常与吸烟、压力、获得性免疫缺陷或其他免疫力低下等因素相关[66]。经常在邻面出现凹陷，有灰色假膜覆盖；坏死可能会沿颊舌向延伸（图2-134和图2-135）。微生物学检查显示有大量螺旋菌和梭杆菌定植。这种疾病的进展非常迅速，特别是当与大量的生物膜沉积有关时。患者通常感觉非常疼痛，并有口腔异味，偶尔伴有发热。

总的来说，要得到正确的诊断必须评估炎症的程度，这是绝对必要的（图2-136）。因此，对于口腔医生来说区别牙龈炎和牙周炎的诊断非常必要。如果患者配合较好，牙龈炎的预后非常良好，而牙周炎预后比较复杂。口腔医生需要在发现患者的不健康生活方式以及鼓励患者预防或控制系统性疾病方面发挥积极作用[80]。在这些步骤之后，向患者提出一个"初步"治疗方案，并进行病因学治疗。可能需要向患者做如下解

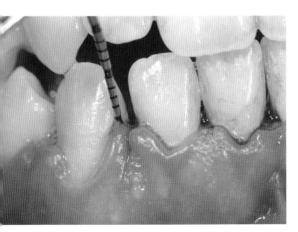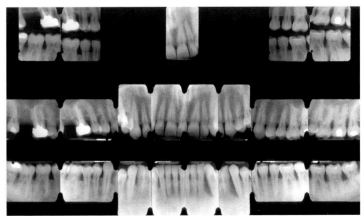

图2-134和图2-135 　一位坏死性牙周疾病患者的临床图片和全口影像学图片。

释："你的口腔发炎了。引起炎症的原因是菌斑。我们将通过专业的治疗帮你清除这些菌斑。"

牙周病损累及的范围和严重程度将在诊断时确定。对口腔医生来说，确定任何局部或系统环境因素的影响也是很重要的。并提出可以改善患者整体生活质量和对口腔有利的行为改变。

病因学治疗的更多内容：

- 如果出现了由菌斑引起的牙龈炎症，必须向患者提供个性化、特异性的牙周非手术治疗。
- 如果已经被诊断为牙龈炎，这种情况是完全可逆的，需要的复诊次数也比较少。建议患者至少进行2次牙周非手术治疗，第二次复诊主要是评估患者对推荐的家庭护理方法的依从性以及完成牙周非手术治疗（详细的病例说明见图2-203~图2-242）。
- 中度至重度牙周炎推荐的治疗方案

通常是进行3~4次的病因学治疗（见本章后面的"三期治疗方案示例"一节以及图2-275~图2-289的病例）。在诊断时如果发现临床状况需要利用再生技术进行牙周手术治疗时，临床医生可以决定立即安排手术。除了需要手术干预的区域，口腔内其他所有区域也都要进行口腔卫生控制（我们将在后面的章节"不做基础治疗的再生手术"中进行详细的描述）。所有病例的患者都将进行多次非手术牙周清创治疗，随后进行再评估。**初步的治疗方案是必要且基本的**。如果患者和临床医生对其达到的临床稳定性感到满意（图2-203~图2-242），这可能是最后的治疗。另一方面，牙周非手术治疗也可能是手术治疗的前期准备，在任何情况下，只要完全愈合所需的时间足够，就可以决定是否行牙周非手术治疗。

在完成了病因学治疗后，必须重新评估临床治疗效果，与患者一起规划后续的特异的牙周维护治疗，以确保长期

图2-136

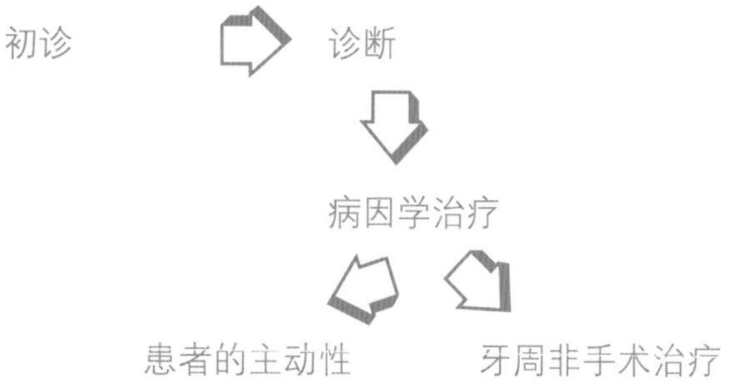

初诊 诊断

病因学治疗

患者的主动性　　　牙周非手术治疗

的临床稳定（见第6章）。

无论对何种类型的牙周病损进行治疗，都需要告知患者遵守维护治疗计划的重要性。因此，从第一次就诊时，就需要让患者意识到坚持个性化随访的牙周维护治疗重要性，以便于对口腔和全身健康状况进行最新评估[36,81]。

对于患者来说，必须充分意识到定期随访复诊和后续专科检查的重要性，以确保获得治疗结果的稳定性。这种交流能使患者对他们的口腔健康负有责任感，并成为他们自己的治疗师[82]。

在初诊时，向患者提供一份强调该原则的治疗须知也是非常有用的，这也可以作为一种知情同意书。框图2-1是治疗须知的一个示例。

框图2-1

亲爱的患者：

您要意识到您的配合很大程度上影响着疗效：

1. 遵循我们推荐的家庭护理程序。
2. 密切坚持个性化的维护计划，按我们建议的频率进行定期随访复诊。

在完成第一阶段的牙周非手术治疗后，将与您预约重新评估，我们将在您同意下，评估并明确治疗方案是否对您口腔的局部或所有区域有效。如有必要，我们将与您讨论进一步的治疗计划。

微生物组

微生物组是指一个特定环境或生态系统（例如口腔）中全部微生物及其遗传信息的总和[83]。目前的研究发现，口腔内的微生物种属可能高达19000个[84]。每个个体携带的潜在致病菌在总数中所占的比例很小。微生物菌群的个体差异显著，因此具有患者特异性[85]。它们在同一个人的不同牙齿之间也有差异，因此具有牙位特异性[86]。它们在同一颗牙齿的不同位点之间也有差异，因此具有位点特异性[87]。

菌斑生物膜的形成

经过全面有效的口腔清洁措施后，牙齿表面应没有细菌。然而，几分钟后，唾液中的糖蛋白沉积在牙齿和修复体表面，形成获得性膜（图2-137a），它是随后细菌菌落开始黏附的基础，这些细菌以需氧型革兰阳性球菌为主（图2-137b）。菌斑在牙龈边缘比在其余位点沉积得更多（4倍）[88]。

口腔微生物菌群是一个非常复杂且动态的生态系统，受局部环境变化的影响很大[89]。菌斑生物膜由共生微生物组

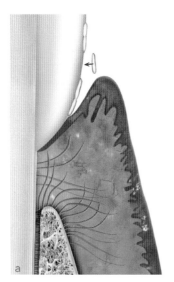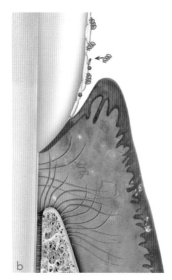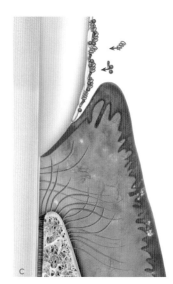

图2-137 这组图片说明了菌斑生物膜形成的早期阶段。（a）唾液来源的蛋白质在刚刚清洁过的牙齿表面形成"获得性薄膜"。（b）最初附着在获得性薄膜上的主要是一些球菌。（c）其他种类的细菌附着也与早期定植的细菌的增殖有关。

成，包括对口腔黏膜免疫防御的形成必不可少的潜在致病菌[90]。

这些微生物生活在一个由多种微生物群落有序组成的复杂的生物膜中，它们在口腔多个微生态系统（即牙面、黏膜、扁桃体隐窝、龈沟）中适应生存[91-92]。这些细菌组织成微型菌落，分泌胞外多聚物，使它们能够附着在硬组织表面上。在这个结构中，许多物种存在相互作用。

生物膜为细菌提供了一种"不适当"的保护形式，使细菌能够抵抗各种各样的攻击，如抗生素和机体免疫系统[37]。生物膜是一种随着时间而变化的动态群体[93]。如果生物膜没有被清除，它就会聚集，导致炎症感染，这是牙周病发病的基础。大量研究都试图查明引起牙周病的物种，但这项任务很艰巨，因为生物膜是一个动态的实体，有

不同的临床牙周病类型。口腔文献中的数据显示与牙周病发展最相关的细菌菌种是[94]：

- 伴放线聚集杆菌。
- **牙龈卟啉单胞菌。**
- **福赛坦氏菌。**
- **齿垢密螺旋体。**
- 隐藏真杆菌。
- 龈裂陌生物菌。
- 牙髓卟啉单胞菌。
- Lecithinolyticum密螺旋体。
- 黄褐二氧化碳噬纤维菌。

牙龈卟啉单胞菌和**齿垢密螺旋体**都与牙周破坏的临床症状有关。它们存在于形成的生物膜中，并在体外能产生一定数量的膜蛋白酶，从而导致牙周组织的临床破坏。它们与**福赛坦氏菌**都是牙

周炎患者中最常见的细菌种类[95]。

牙龈卟啉单胞菌和牙髓卟啉单胞菌都属于卟啉单胞菌属。一些研究表明，这些病原体分别在牙周炎和根管感染中起着重要的作用[96]。伴放线聚集杆菌，以前被认为是伴放线杆菌，是一种常见的口腔感染细菌，特别是在牙周炎的病例中[97]。

伴放线聚集杆菌是一种革兰阴性菌，与侵袭性牙周炎密切相关，与慢性牙周炎关系较少[25]，其影响取决于细菌负荷和宿主的易感性[98]。

伴放线聚集杆菌是青少年发生局限型侵袭性牙周炎的病因[99]。它们能分泌一种蛋白毒素——白细胞毒素（一种专门针对白细胞的活性细胞膜毒素），帮助细菌在感染过程中逃避机体的免疫反应[97]。

黄褐二氧化碳噬纤维菌是一种革兰阴性菌，它也被认为是牙周炎的病原菌[28,100-101]。

隐藏真杆菌和龈裂陌生物菌都是革兰阳性厌氧菌，前者与慢性牙周炎有关，而后者在牙周健康的个体中比牙周病患者更为常见[91]。

Lecithinolyticum密螺旋体属于口腔螺旋体的多基因组，常与慢性和侵袭性牙周炎有关。根据Socransky等提出的微生物定义，主要的牙周炎微生物分为两类，即红色复合体和橙色复合体[87]。

红色复合体包括伴放线聚集杆菌、牙龈卟啉单胞菌、齿垢密螺旋体和福赛坦氏菌。橙色复合体包括聚核梭杆菌和中间普氏菌[102]。

一个很重要值得探索的因素是个体遗传变异性，它可以调节机体对感染和炎症程度的免疫反应。Michalowicz在1991年进行的研究表明，同卵双胞胎对同一致病因素并没有表现出相似的免疫反应，这表明**牙周感染只有50%是由遗传因素决定的**。1997年，Kornman引入了"多态性"一词[20]。

最近，IL-6、IL-10和维生素D受体等被确定为调节对抗微生物的先天免疫反应的关键因子。IL-6是巨噬细胞和淋巴细胞产生的促炎和抗炎细胞因子。维生素D受体是一种位于人类细胞核的转录因子，一旦被激活，就能与DNA结合并激活（或关闭）邻近基因[103]。

诊断学检查

细菌在牙周病的发生发展中起着主要作用。换句话说，**没有细菌存在，就没有由菌斑引起的疾病**。这一发现强化了无论在何种情况下，家庭或是专业预防，有效去除细菌都是一个必要且重要的措施。**然而，基因组成会影响机体对牙周病的易感性，和许多其他宿主相关因素一起调节临床病变的发生和进展速度。简言之，一些个体比其他人更容易受到疾病的影响。**

临床上的同质性患者群体也会表现出基因多态异质性，可能引起牙周炎或种植体周围炎的发生[104]。

多态性指的是由基因编码的可变性。如果这个基因编码了眼睛颜色蛋白，那么虹膜可以是绿色、蓝色、棕色等，这取决于多态性。这些基因的突变可能导致炎症复发，周期性发作是牙周炎的一个特征[105]。

遗传多态性是一种分子标记，能揭示在复杂的蛋白质网络中，哪些元素在决定疾病风险和严重性方面至关重要。了解每位患者的遗传特征对于牙周炎预防和治疗策略以及确定有针对性的治疗措施是很有帮助的。

除了在初诊阶段进行全面的临床检查评估外，用一个可靠的微生物检测来分析口腔微生物组和正在治疗患者的遗传特征也十分有用。这一发现对制订个体化的治疗方案满足个体需要是至关重要的。

基因检测

即使在没有临床症状的情况下，基因检测也能评估个体对疾病的易感性，这使引入有效的初级预防措施成为可能，如果长期维持，还可以降低患者的易感性。

这种诊断工具可推荐给牙周病患者的年轻亲属，以确定其遗传易感性，目的是预防或确认牙周炎的发生[37]。因为染色体的类型不会随着时间的变化而变化，所以基因测试只需要进行一次[106]。

基因检测确定了与牙周病密切相关基因的等位基因变化，即IL-10、IL-6和维生素D受体（图2-138）。该测试是利用TaqMan SNP基因型分析技术（Applied Biosystems）对患者的基因组DNA进行测试。我们可以通过用两种不同荧光素标记的探针来识别特定多态性等位基因的变异。

图2-138 牙周或种植体周围的分子微生物学分析的检测试剂盒。

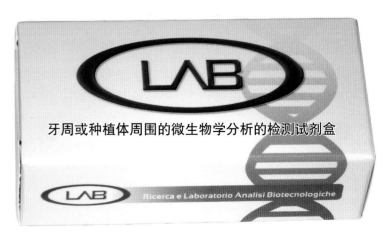

牙周检测

已经研发出通过 RT-PCR（实时聚合酶链式反应）检测龈沟液（GCF）样本的方法（图2-138），这种检测方法具有很高的敏感性。因此，通过特异性荧光探针与靶序列的杂交（结合），这种检测方法能同时扩增和定量生物样品中的DNA分子。检测操作步骤如下：

- **样本收集**（图2-139 ~ 图2-142）

使用具有吸水性的锥形纸尖采集含有细菌和上皮细胞的GCF。用外科镊夹持纸尖（图2-139）并插入牙周袋或种植体周袋内（图2-140）。然后将纸尖放置在该位置，停留至少30s，以便纸尖能吸收GCF，接着将其放入无菌试管中（图2-142）。样本采集对患者来说是快速且无痛的。最后在样本上打上代码标识以便追踪样本和保护患者隐私。

采样后，将样本放入普通信封中于室温条件下送至实验室，实验室将进行检测并将结果迅速通过电子邮件发送给临床医生（图2-141）。

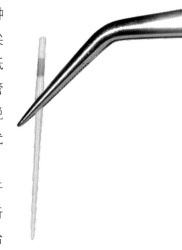

图2-139

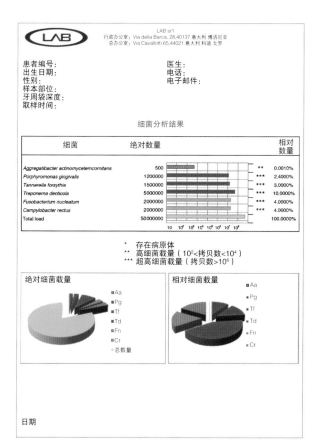

图2-141

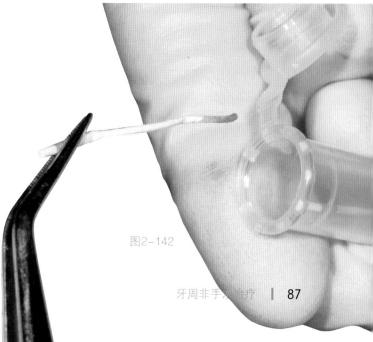

图2-140

图2-142

- **总DNA的提取**

使用特殊的提取试剂盒从收集的GCF中提取和纯化细菌DNA及人类DNA，该试剂盒中含有溶菌酶和蛋白酶K，溶菌酶可以酶解细菌的细胞壁，而蛋白酶K可以酶解人类细胞的核膜。

在55℃下孵育2h后，GCF中的总DNA被释放出来，再通过柱式层析分离的方法提取总DNA，去除残留的细胞碎片。然后用特殊的缓冲液洗涤DNA，并在溶液中洗脱，以便储存和用于测试。

- **下一步是……**

扩增和定量人类基因组及牙周细菌基因组中与牙周炎易感性有密切关系的特定序列。

这种微生物检测可以对样本中细菌的总量进行可靠的评估，还可以定量检测最重要的几种牙周炎致病菌。这几种特定的致病菌分别是牙龈卟啉单胞菌、福赛坦氏菌和齿垢密螺旋体（图2-141）。

该项检测使用了ABI PRISM 7500（Applied Biosystems）仪器和针对不同菌株设计并加以不同荧光标记的TaqMan探针（Applied Biosystems），从而能够在单次反应中扩增多个目标序列。其结果可以作为评估患者临床情况的客观指标，并且可作为具有法律效力的医学文件。

在治疗一段时间后可以再进行一次分子微生物检测，以明确治疗效果，并评估目前的临床结果是否具有生物学稳定性，或者指导临床医生制订不同的治疗方案。对于复杂的种植治疗计划，尤其是对于易患牙周病的患者，建议进行微生物分析。

基础治疗

病因学治疗（基础治疗）是牙周治疗的第一阶段

牙周非手术治疗一直是并将继续成为牙周治疗不可或缺的一部分（图2-143）[1,107]。

牙周病的主要致病因素是菌斑生物膜，因此要描述这种"旨在去除菌斑生物膜的治疗方法"，最恰当的术语应该是**病因学治疗**。导致牙周病的感染性病因来自机体内源性的生物膜，所以在去除了微生物群落（即生物膜）后就不会有疾病发生。正确的家庭护理和专业有效的清创可以抑制细菌的生长，也是控制炎症性疾病的有效策略。

病因学治疗（或基础治疗）是牙周治疗中必要且至关重要的第一阶段。它是治疗菌斑相关炎症的基本方法，其内容包括使用器械去除牙龈上下的细菌沉积物[108]。

病因学治疗（见第3章）包含一些基本策略，具体可概括如下：

1. 口腔卫生宣教：提高患者的动机（注释：积极性及依从性）。鼓励患者遵循个性化的定期随访复诊计划，根据患者情况确定随访及复诊的频率。
2. 牙周治疗的核心和关键依然是通过仔细的非手术治疗，去除患者龈上、龈下菌斑/生物膜和牙石[108]；也就是要进行全面和有效的专业清创[109]。

有效的牙周治疗的目标是通过去除龈下生物膜创造一个与全身健康状况相适应的微环境和微生物群落[19]，制订个性化治疗计划以确保长期稳定的临床疗效[110]。

牙周治疗目标

非手术治疗的直接目标是根据细菌感染的各种临床表现来预防、阻止、控制或消除牙周病[1]。理想的治疗目标还包括维持口腔中所有支持结构及组织的健康、功能、舒适和美观。如果不能实现理想的治疗目标，那么当下最直接的治疗目标应该是修复炎症引起的损害。然而，治疗的最终目标还是保护咀嚼系统并使其达到一个健康的状态。

牙周非手术治疗目标的实现取决于许多因素：临床医生的专业技能和经验，适当有效的设备和技术的选择，治疗采用的操作技术，每位患者现有的疾病状态[111]，根面的形态学特征[112]等，尤其是患者个体动机水平（即家庭口腔护理）和宿主免疫反应。目前学界已经提出了多种治疗方案，本章将对此进行详细讨论。

牙周治疗的主要目的包括[108]：彻底去除龈上、龈下菌斑和牙石，去除促进菌斑生物膜滞留的因素以及预防后续的炎症反应[37]。

咬合创伤不是一个病因学上的致病因素，但被认为是可能导致疾病恶化的一个促进因素，必须在基础治疗过程中加以评估[82]。

根面平整术的基本原理最初是基于细菌内毒素会渗入牙骨质这一概念[113]。可是这一概念被后来的实验研究的数据所否定，这些数据表明内毒素只是松散地黏附在牙齿表面，而没有渗透到牙骨质中，因而可以通过简单的表面刷洗清除内毒素。因此，虽然过去认为通过根面平整术能去除病变或被毒素污染的牙骨质，但是这种有意刮除牙体组织的方法如今不再被认为是牙周愈合的必要条

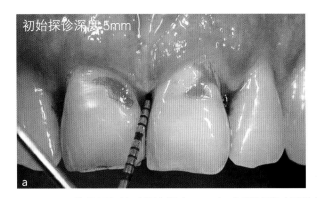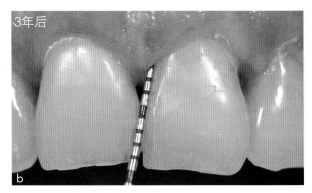

图2-143 单根牙初诊时探诊深度5mm（a）可以通过牙周非手术治疗改善（b）。

件之一[114-117]。

所以，袋内/根面的清创最好使用去除根面组织最少，但是却可以有效地去除菌斑和牙石的器械[118]。

过去，5mm的牙周袋深度被认为是非手术治疗能达到预期效果的上限[119-120]，尽管这个上限不是绝对的。实际上，似乎没有资料能证明非手术治疗对于初始探诊深度超过某个上限的位点是无效的[121]。然而，对于初始探诊深度≥5mm的牙周袋，非手术治疗的

最终疗效并不确定，而且难以预测[4]。

本书讨论了许多病例，这些病例中的患者均有某些位点的初始探诊深度≥6mm，而且均接受了非手术治疗的方案。同时书中也解释了临床医生会选择非手术治疗的原因。某些病例在重新评估后如果病情达到了临床稳定状态，那么基础治疗即为最终治疗。而在其他病例中，如果患者拒绝了医生所建议的手术治疗方案，那么非手术治疗方案是一种可替代治疗方案。

牙周非手术治疗：从龈下刮治和根面平整术到根面清创的转变

值得注意的是，"龈下刮治和根面平整"这一概念已经过时了。"牙周非手术治疗"是对病因学治疗中治疗方法更好的定义。牙周非手术治疗被公认为是一种特别难以学习和难以有效操作的方法。能否彻底清除牙石取决于临床医生的经验和技能，因此从某种程度上来说，非手术治疗中操作者这一影响因素是比较显著的[4]。

牙周非手术治疗的适应证和禁忌证

吸烟与否、不同位点的菌斑控制以及牙齿类型（单根与多根）可以显著影

响牙周非手术治疗的疗效[61]。

牙周非手术治疗的可能结果

牙周非手术治疗后，牙龈红肿逐渐消失，由于牙龈组织收缩常常会形成牙龈退缩（请参阅"侵袭性牙周炎清创治疗后的美学影响"）。在后牙区，牙龈退缩具有积极作用，可以使患者能更好地清洁邻间隙（图4-123~图4-126）。相反，在前牙区，牙龈退缩则可能明显地影响美观（图2-161~图2-166）。

治疗方案

首次就诊后，临床医生会向患者提出非手术治疗方案。如图2-144所示，只有在临床医生选择使用牙周再生技术治疗美学区时，才能在确诊后即刻进行手术治疗，在本章节的后半部分会详细介绍"不做基础治疗的再生手术"。这是唯一可以不需要进行基础治疗而只需要手术治疗的区域。

相反，在所有口腔其他区域都需要进行彻底的专业清创。在许多更为常见的病例中，患者都需要接受病因学治疗。根据治疗要求可分数次进行，从最少2次到最多4次。图2-144表明单次治疗也是可能的，但这很少见。以蓝色背景突出显示的是笔者最常用的方案：第1周内复诊3次，大约30天后再复诊1次

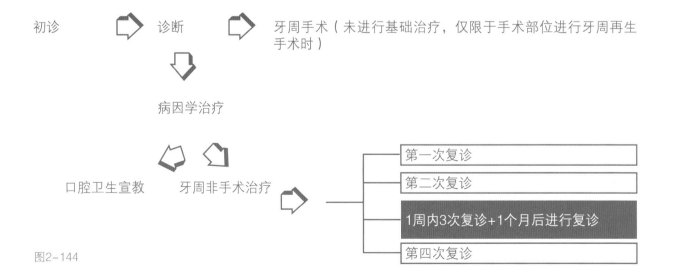

图2-144

（图2-144）。其中，应该强调以下几点：

- 牙周非手术治疗可以按照不同的方案进行。由于基础治疗尚无绝对理想的治疗方案，因此临床医生将负责评估患者的临床情况和心理因素，然后根据个人需求确定最适合的治疗方案[122]。
- 无论采用何种方案，牙周非手术治疗在保护牙体组织的同时去除牙齿上的外源性物质（微生物、牙石和色素）至关重要（图2-3～图2-5）。

换句话说，牙周非手术治疗的主要目标是临床医生通过运用自己的专业知识和操作技能以最合适有效的方式去除引起炎症的病因，同时临床医生也必须听取患者的意见。以上的这些治疗方案都不是一成不变的，而是应该始终进行个性化评估和适当的调整。**如果可能的话，最初的非手术治疗阶段（3次复诊，总治疗时间约4h）应该在第一周内完成**[123]，因为一旦做出诊断，有效去除致病因素可以加速愈合过程并提高治疗效果。对牙周微生物认识的理论和检测技术的快速发展，可以更好地明确牙周炎的性质，并进行最切实有效的治疗[124]。本节所示病例中描述的治疗方案包括在1周内进行的3次复诊，每次诊疗时间约1h（第一次诊疗时间为2h，包括拍摄全口X线片和对患者进行口腔卫生宣教，图2-145）。最近发表的一篇综述表明，尽快完成牙周基础治疗阶段，同时始终保持治疗质量，能最大限度地提高治疗效果[123]。

是否使用半导体激光辅助牙周非手术治疗及其相关治疗费用都应告知患者，但牙周非手术治疗仍然是不可或缺的（图2-146）。建议患者拍摄全口X线片，对X线片进行综合评估，以获得更准确的诊断结果。必须以书面的形式强调患者要遵循日常口腔卫生护理的建议，并参与个性化制订的牙周维护计划，定期跟踪随访，从而提高疗效（图

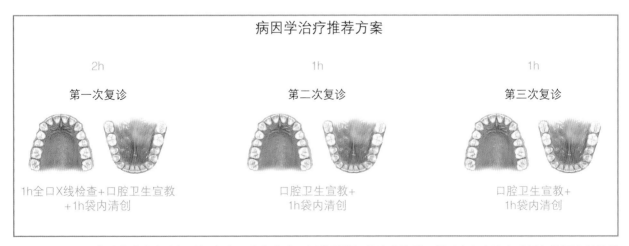

图2-145　牙周非手术治疗应在短时间内（<1周）完成，以得到更好的治疗效果，同时在每次治疗时都应保证清创的质量[123]。

2-146）。

在每次诊疗时，牙周非手术治疗都必须进行全口范围的清创。如果存在大量菌斑沉积物，第一次清创则主要使用超声器械进行龈上洁治，条件允许的情况下还应在半导体激光治疗后进行龈下刮治（图2-147）。

a

Dr. Marisa Roncati Parma Benfenati
Graduated in Dentistry
Corso della Giovecca 155/A
44121 Ferrara
Phone: +39 0532 210522
e-mail: info@studioparmabenfenati.it
Web Site: www.studioparmabenfenati.it

亲爱的朋友：

在就诊期间，已经检测到一定程度的炎症。牙周炎症状态下的治疗必须包含用传统方法从牙根面或种植体表面去除生物膜和钙化沉积物。推荐以下病因学相关牙周非手术治疗：

牙周检查	€ 100.00
全口X线片（21张口内根尖片）	€ 155.00
微生物检测	€ 50.00
局部抗生素治疗	€ 70.00
N° ...3...预约病因相关牙周非手术清创	€ 110.00
N° ...1...预约病因相关激光辅助牙周非手术治疗	€ 150.00
总费用	€ 735
后续的随访治疗	€ 90.00
微生物检测再评估	€ 50.00

最初牙周非手术治疗阶段消除龈上、龈下菌斑和牙垢后，需要进一步的治疗。

您的配合程度对疗效有很大的影响：

> 1. 严格遵守我们推荐的家庭护理程序。
> 2. 密切坚持个性化维护治疗计划，按照我们建议的频率定期复诊。

牙周非手术治疗第一阶段完成后，将会安排一次复诊进行再评估，以便于评估该病因学治疗在特定部位或整个口腔的治疗效果，判断是否需要进一步治疗，最终会在您的知情下，决定治疗方案。

b

Dr. Marisa Roncati Parma Benfenati
Graduated in Dentistry
Corso della Giovecca 155/A
44121 Ferrara
Phone: +39 0532 210522
e-mail: info@studioparmabenfenati.it
Web Site: www.studioparmabenfenati.it

亲爱的朋友：

在就诊期间，已经检测到一定程度的炎症。牙周炎症状态下的治疗必须包含用传统方法从牙根面或种植体表面去除生物膜和钙化沉积物。推荐以下病因学相关牙周非手术治疗：

牙周检查	€ 150.00
全口X线片（21张口内根尖片）	€ 155.00
微生物检测	€ 50.00
局部抗生素治疗	€ 70.00
N° ......预约病因相关牙周非手术清创	€ 110.00
N° ...4...预约病因相关激光辅助牙周非手术治疗	€ 150.00
总费用	€ 855
后续的随访治疗	€ 90.00
微生物检测再评估	€ 50.00

最初牙周非手术治疗阶段消除龈上、龈下菌斑和牙垢后，需要进一步的治疗。

您的配合程度对疗效有很大的影响：

> 1. 严格遵守我们推荐的家庭护理程序。
> 2. 密切坚持个性化维护治疗计划，按照我们建议的频率定期复诊。

牙周非手术治疗第一阶段完成后，将会安排一次复诊进行再评估，以便于评估该病因学治疗在特定部位或整个口腔的治疗效果，判断是否需要进一步治疗，最终会在您的知情下，决定治疗方案。

图2-146（a和b）

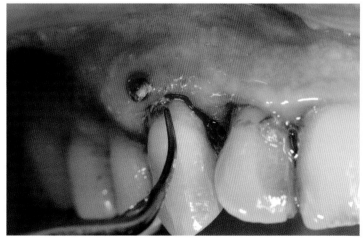

图2-147

临床医生应尽可能在每一次诊疗中都进行全口牙周治疗，这一点非常重要。通常一次治疗很难清除所有龈下牙石，特别是在第一次诊疗时，但这样做可以明显减少牙石的量。如图2-148和图2-149所示（同样见图3-209～图3-224），一些菌斑和牙石难以避免地会残留下来，这些残留的菌斑、牙石一定是成斑块状分布的。要注意的是不要只去除龈缘下方几个毫米处容易去除的牙石，这是一个很容易犯的错误。这可能导致牙周非手术治疗后炎症的急性发作，称为"袖口效应"，如图2-150和图2-151所示。在这个初始阶段使用半导体激光，能减少治疗后并发症的发生（图2-148和图2-149）。由于激光的杀菌作用，残留牙石上的细菌会被杀灭，从而降低其致病性。

对全口进行均匀彻底的牙周非手术治疗可去除大量牙石及减轻局部软组织的炎症。虽然在刮治后仍会有牙石残留，但它们的数量减少，体积变小，分布稀疏（图3-217～图3-223）。复杂的牙周病例中用于控制牙周感染的常规方法是分区域治疗，患者口腔被分成4个象限，每周只进行一个象限的治疗。如果决定按象限进行治疗，则应该在治疗下一个象限之前完成上一个象限的治疗，这是很重要的原则，以降低治疗后发生牙周脓肿的风险。冠方已彻底清创但根方未彻底清创，带来的结果就是在愈合的早期阶段可能发生"袖口效应"（图2-150和图2-151）[125]。在牙科文献中，许多研究对各种类型的方案进行了比较，以确定最佳临床方案[7,126-127]。

比利时牙科学院已经引入了快速方案，其中包括在24h内进行2次诊疗，每次诊疗时间约2h。可选择使用或不使用抗菌剂（主要是氯己定），目的是防止细菌从口腔其他未经处理的部位再次感染治疗部位[128]。存在于口内如舌头、黏膜、唾液、扁桃体和牙周袋等部位的牙周病原体可以传播到不同的部位，甚至可以传播到不同的人身上[129-130]。

在器械治疗过程中，已经清创过的牙周袋可能会被未治疗的牙周袋或除

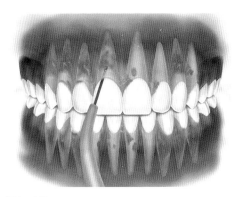

图2-148

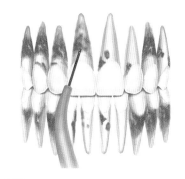

图2-149

牙齿以外区域定植的牙周病原体再次感染。

牙周治疗结束数月后，对患者口腔情况进行重新评估，以确保牙龈组织有足够的愈合时间[131]。

瑞典牙科学院最近提出了一种可以定义为"快速"的治疗方案，因为它只需要进行1次至少2h的治疗[132-133]。该治疗方案包括以下内容：初诊，在初诊期间要测量患者牙周参数（探诊出血指数、菌斑指数、探诊深度、临床附着水平），给患者进行个性化口腔卫生宣教，并进行龈上和龈下的牙周非手术治疗。建议在治疗1个月后再次检查患者牙周情况，因为临床医生需要确定患者是否掌握了口腔卫生技能和/或是否要

提供必要的额外家庭护理措施。在单次治疗或最近一次治疗的2个月后，医生通过记录患者牙周参数（探诊出血指数、菌斑指数、探诊深度、临床附着水平）来重新评估患者临床情况。

这些生物特征参数的变化与文献报道中使用常规方案后获得的值相似[134-135]。在快速方案中，探诊出血指数显著下降。探诊后出血是炎症的标志，对判断预后具有很高的价值。如果是需要预防性使用抗生素的病例，可以使用该方案，以避免多次给药，但应该

在牙石量明显减少的情况下使用。在有限的操作时间内，建议使用超声刮治和手动刮治相结合的方法。但快速方案并不适用于所有患者，这种方案禁用于特别焦虑或以前对牙科治疗有心理阴影的患者。

快速方案可能尤其适用于所有形式的侵袭性牙周炎，在侵袭性牙周炎中细菌的致病性很强。牙周非手术治疗应在细菌繁殖的急性期进行，此时细菌微环境pH为酸性，这样能促进防御细胞和修复细胞的参与。

每一种治疗方案都有可能成为最终的推荐方案。没有哪种方案是绝对意义上的理想方案。临床医生应根据患者的需求、倾向、医生个人专业技能和经验、治疗方案的合理性以及治疗费用等因素来选择治疗方案。

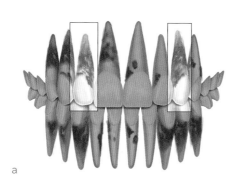

a

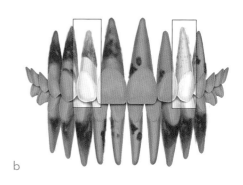

b

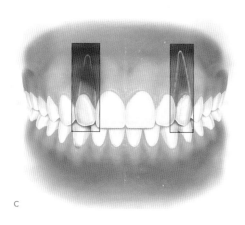

c

图2-150（a~c） 袖口效应：上图表明上颌左侧尖牙进行了全面的牙周清创，而上颌右侧侧切牙没有进行全面的牙周清创。不全面的牙周清创意味着仅去除了龈下数毫米的所有钙化和非钙化的冠部沉积物，这与深层清创不彻底有很大关系。不彻底的清创下，部分虽然可以一定程度上使软组织仍能重新附着在具有生物相容性的冠方牙齿表面，但是此时致病因子仍然残留在根尖方向的深牙周袋中，在缺乏引流的情况下可能会导致治疗后牙周脓肿的产生。

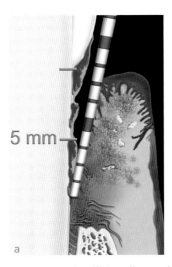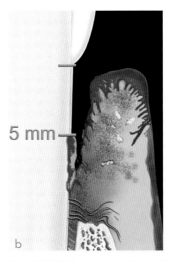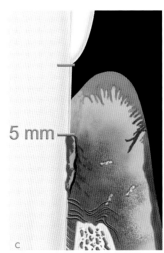

图2-151　袖口效应细节图。（a）牙周袋深约为9mm。（b）不恰当的牙周非手术治疗后，仅位于冠方5mm处的牙石等沉积物被清除，而在根方5mm的牙石等沉积物被遗留。（c）因此，在牙根表面形成牙周再附着后致病性因素仍存在于牙周袋深部，导致牙周脓肿的形成。

推荐方案

通常情况下，一个快速方案会在一周内进行3次治疗（图2-145），这样一般能够同时满足患者和临床医生的需要，即患者希望迅速解决问题，医生希望能够实现更有效的治疗。此外，它可以减少患者取消预约的可能性，也可以更有效地评估患者口腔卫生状况，在约诊时视患者口腔情况再次进行口腔卫生宣教，同时去除所有探查到的残留牙石。

在第一次约诊时，临床医生最好留出额外的时间来拍摄全口X线片并对患者进行动机教育（图2-145）。因此，在可能的情况下，第一次治疗时间最好为2h，而第二次和第三次治疗时间为1h，3次治疗都在同一周内（表2-2）。如果患者的牙周袋非常深，治疗时会引起明显疼痛的话，临床医生可

表2-2　推荐方案

第一次约诊，2h	第二次复诊，1h	第三次复诊，1h
● 全口X线片。 ● 完善的口腔卫生宣教。 ● 进行全口牙周非手术治疗，可以根据不同部位需要和临床医生偏好，使用超声仪器或手动器械进行。治疗的关键在于，清创不能局限于龈上，而必须涉及整个牙周袋。在条件具备的情况下，可在龈下刮治前使用半导体激光。	● 基于上一次就诊时的口腔卫生宣教对患者的执行情况进行评估以进行再一次的宣教。 ● 根据需要使用半导体激光以及超声仪器和手动器械对整个口腔进行牙周非手术治疗。一般建议在清创之前进行彻底和细致的牙石探查，此阶段必须始终具有针对性、特殊性和有效性。	● 根据需要调整家庭护理的方法和工具，并评估其家庭护理效果。 ● 炎症位点仔细地探查残留的牙石。 ● 根据所需，选择激光、超声或者手动器械来对残留牙石进行清创。 ● 最后抛光去除任何残留的色素和美白。

以选择使用局部麻醉，以确保患者的舒适感。但是，操作者也必须根据自己的操作水平以及患者的疼痛阈值来谨慎决定是否使用麻醉剂。如果需要使用局部麻醉的话，建议使用常规的四分法刮治。在全口牙周治疗时，也可以根据需要注射一定量的麻醉剂。

或者，临床医生可以用钝的冲洗注射器，在牙周袋内局部注射2.5%利多卡因或2.5%赛罗卡因（Oraqix，Dentsply）等进行局部麻醉，可将多余的麻醉剂喷在黏膜表面，以增强镇痛作用（图2-152和图2-153）。

第四次治疗是病因学治疗——牙周

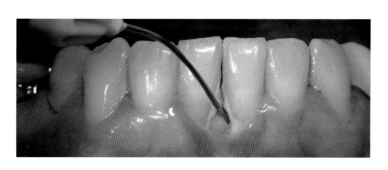

图2-152

非手术治疗的最后一个阶段，约在第三次治疗结束30天后进行（图2-144）。选择这个时间段是因为此时牙周组织已经开始愈合，组织不同程度地收缩，有利于探查和去除残留的牙石，特别是那些不再位于龈缘深处而是出现在龈缘附近的牙石，如图2-154～图2-158所示。在第四次治疗之前进行牙周清创的目标一般是清除整个牙周袋内的牙石，使牙石变小，数量减少，分布稀疏。

图2-157a和b在下颌右侧侧切牙的

远中面上有一块特别明显的针状牙石。这种针状牙石容易用牙周探针或普通牙科探针以一定角度探到，因为它现在已经肉眼可见，不再位于龈下。

- 评估患者是否有效掌握口腔卫生技能，根据患者情况决定是否要提供额外的家庭护理。
- 更容易发现残留的牙石。
- 更容易清除残留的牙石，因为它会出现在牙齿表面（图2-157a）。

在第四次治疗时，建议按照以下步骤进行：

第四次治疗，1h
- 在对口腔卫生状况进行评估后，如有需要尽可能对患者进行鼓励和宣教。
- 使用牙周探针探查所有残留的龈下沉积物。
- 根据临床医生的个人习惯和不同治疗位点的需求，选择半导体激光（如果需要）、手动器械和超声器械进行牙周非手术器械治疗。
- 抛光牙面去除色素，以此达到美白的效果。
- 预约和安排未来每3个月1次的复诊时间。

图2-153

- 最重要的是，医生可以弥补之前的技术性疏漏，比如说去除之前刮治时遗漏的龈下牙石等。如果残留的牙石数量少且分布稀疏，则这些牙石不会造成严重的炎症并且可以被有效地去除。

换句话说，牙周基础治疗后产生的

组织收缩可以使呈黑色或褐色的硬化龈下牙石显露在牙齿表面，使它们更易被发现，如图2-154～图2-159所示。

在第四次牙周非手术治疗结束时，医生会和患者预约首次随访复诊的时间。建议在完成病因学治疗后约3个月安排第一次复诊。对患有中-重度牙周炎的患者，一定要按照以上顺序进行牙

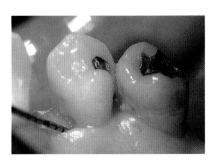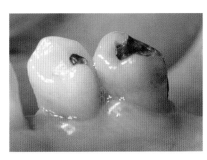

图2-154 在3次病因学治疗的30天后进行第四次牙周非手术治疗，此时褐色牙石位于距离牙面更近的地方。

图2-155 在3个月后的随访复诊中拍摄的临床图像，图2-154中牙龈的局部炎症已消退。

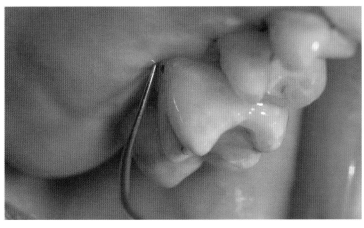

图2-156 拍摄的临床图像显示，由于牙周非手术治疗后软组织收缩，一块褐色的牙石出现在龈缘上。此时超声工作尖可探查到牙石的位置和形态特征，以便更有效地进行清创。

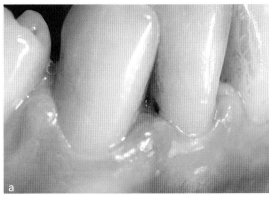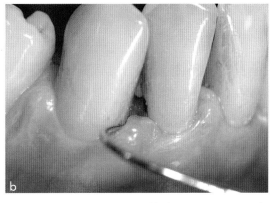

图2-157（a和b） 在下颌右侧侧切牙的远中面上有一块特别明显的针状牙石。这种针状牙石可以用牙周探针或普通牙科探针以一定角度容易地探到，因为它现在已经肉眼可见，不再位于龈下。

周治疗。相反，对于不太严重的牙龈炎或局限性和轻度的牙周炎，治疗方案可能只需要包括两次专业的牙周非手术治疗（图2-144和表2-3），具体安排如下：在第二次治疗结束后，如果需要进一步治疗或者医生需要再次跟患者强调口腔卫生，那么临床医生可在30天内跟患者预约一次复诊。反之，理想的复诊时间应在3个月后。

如果临床医生没有发现任何问题或患者没有任何特殊需求，建议在病因学治疗后的第一年内进行牙周支持治疗。该治疗计划应包括定期随访复诊以及每隔3个月进行专业牙周维护治疗。

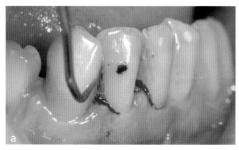

在病因学治疗后的第一年应该每3个月定期进行随访复诊，进行专业的检查和预防处理。

图2-158 （a）使用镰形刮治器，医生可以轻松地将工作尖贴合到牙石上并有效地去除。（b）下次复诊时，牙周探诊将评估治疗的有效性。

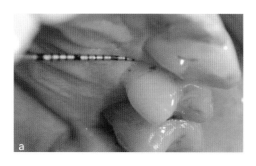

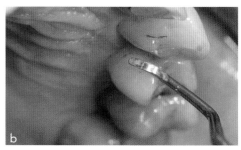

图2-159 临床图像展示了3次病因学治疗1个月后的复诊情况，牙周探诊明确之前治疗残留的牙石（a）。检测到残留的牙石是正常现象，关键在于临床医生能够识别仍然存在的牙石并将其彻底去除（b）。

表2-3 病因相关的牙周非手术治疗复诊安排

第一次复诊，2h	第二次复诊，1h
● 全口X线片。 ● 完善的口腔卫生宣教和指导。 ● 进行全口牙周非手术治疗，可以根据不同部位需要和临床医生偏好，使用超声仪器或手动器械进行。 ● 在条件具备的情况下，可使用半导体激光。	● 评估患者家庭口腔卫生措施执行情况，根据需要调整口腔卫生措施和工具。 ● 在炎症位点全面地探查残留牙石。 ● 有残留牙石的位点，根据治疗需要和临床医生偏好，选择半导体激光、超声和手动器械进行清创。 ● 最后抛光去除任何残留的色素和保持美观光泽。

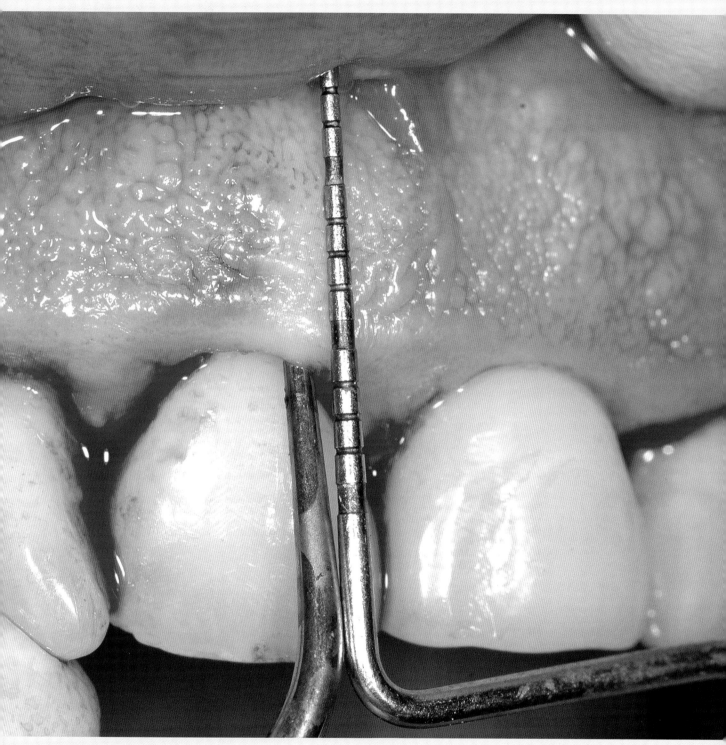

图2-160

侵袭性牙周炎清创治疗后的美学影响

1989年，Miller认为，基础治疗后炎症的消退可能导致黏膜退缩，从而限制牙周组织再生[4]。他描述了一个案例，患者在确诊为慢性牙周炎后，接受了传统的病因学治疗。然后患者的牙周炎得到了缓解，同时牙周袋深度也有效地减少。虽然患者在长时间内能维持一个健康的牙周状况，但这造成了一个问题，就是患者出现了美学区域的牙龈退缩，这对患者和临床医生来说都是无法接受的。

图2-161 54岁男性患者。就诊的主要原因为出血、肿胀、口臭以及醒来时枕头上有血迹。

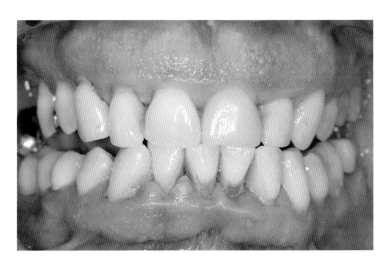

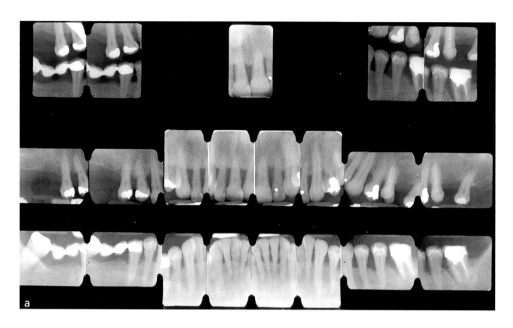

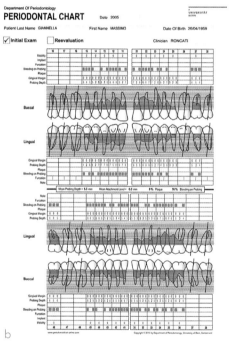

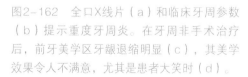

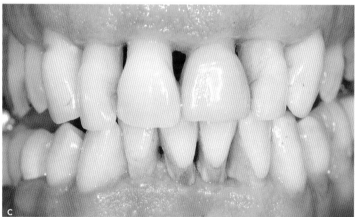

图2-162 全口X线片（a）和临床牙周参数（b）提示重度牙周炎。在牙周非手术治疗后，前牙美学区牙龈退缩明显（c），其美学效果令人不满意，尤其是患者大笑时（d）。

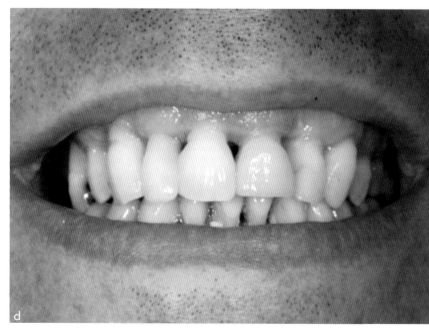

注意：在进行牙周非手术治疗前应评估患者微笑时的牙龈外形和质地，并且预估治疗后发生退缩的可能（图2-160～图2-163）。

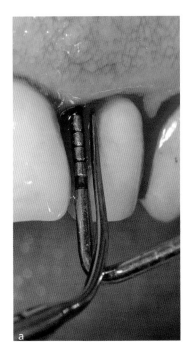
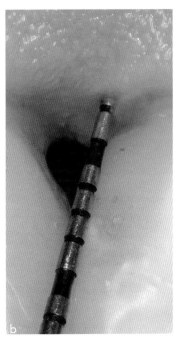

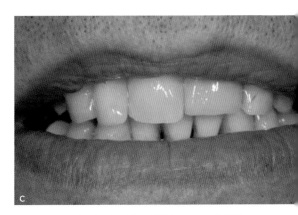

图2-163 （a）初诊探诊深度10mm且伴有探诊出血；笔者建议选择精细的超声工作尖插入牙周探针旁。（b）10年后重新评估探诊深度为3mm，无探诊出血。（c）患者微笑的照片，评估治疗的美学效果很重要。

牙周非手术治疗能够非常成功地减少牙周袋深度。在本病例中，初诊时探诊深度≥10mm的位点（图2-163a）在治疗后探诊深度减少到3mm（图2-163b），但在初始愈合阶段，重要的美学区域中牙龈出现了明显的退缩（图2-162c和d和图2-164a）。治疗

前必须将这种可能的并发症告知患者。患者必须了解并接受牙龈炎症愈合后可能出现的任何牙龈退缩。在这个特殊的病例中，患者之后进行了修复治疗以改善他的笑容外观（图2-163b，图2-164b，图2-165和图2-166）。

即使患者微笑并不是很自然，但

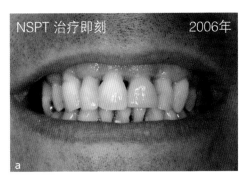
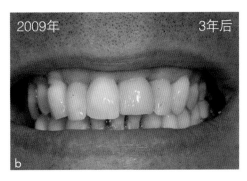

图2-164 牙周非手术治疗后（NSPT）（a）和治疗3年后（b）微笑照片。

仍可以看出患者的笑容外观得到了显著
改善（图2-164）。 患者微笑时通常
只能看到牙齿边缘而不是牙龈组织（图
2-163c）。患者的牙龈组织纤维化程
度高，而且牙石也很多，这就解释了为
什么牙周破坏如此严重（图2-160，图
2-163a，图2-165a和b）。

牙周非手术治疗后会发生组织
收缩，明显影响美观：牙齿间形成了
3mm的明显牙间隙，并伴有龈乳头退
缩（图2-165c）。

修复性治疗使牙龈的美学效果得到
改善，并且其临床稳定性可保持超过10
年（图2-166）。

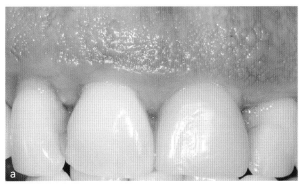
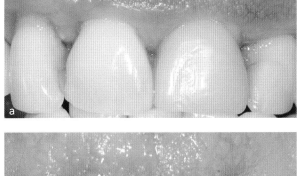
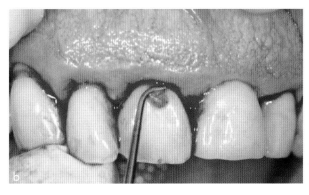
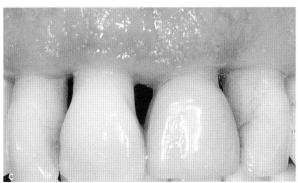

图2-165 （a）治疗前的临床表现。（b）在牙周非手术
治疗过程中，从龈缘去除了大量牙石。（c）治疗后发生
了明显的软组织收缩。

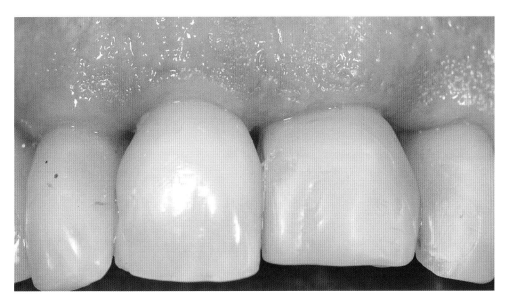

图2-166 图2-165
中的病例治疗10年
后的临床表现。与图
2-165c相比，微笑
美观度有所提高。

不做基础治疗的再生手术

初次诊断时发现有严重牙周炎症的美学区域，通过非手术治疗后软组织发生了显著退缩，而这种退缩很难在后期通过膜龈手术或非手术治疗获得满意的效果。这时只进行病因学治疗并不能够解决这一问题。当然，口腔的其他区域仍然需要进行病因学治疗。

临床经验表明，当患者的美观需求急剧增加时，使用腭侧转移瓣和屏障膜可以在一定程度上满足患者的需求。

图2-167（a和b） 上颌右侧中切牙的近中位点探诊深度正常，无探诊出血或牙龈退缩。

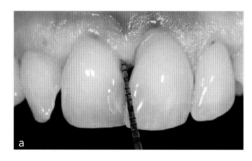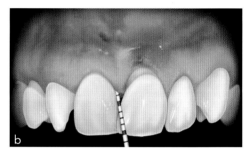

图2-168（a和b） 显示上颌左侧中切牙近中位点探诊深度10mm和牙龈退缩2mm。

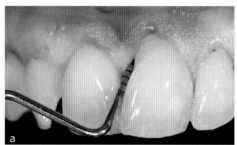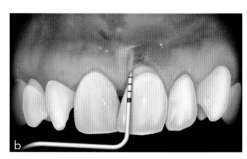

图2-169（a和b） 颊侧中央位点探诊深度2mm，伴有2mm牙龈退缩，无探诊出血。

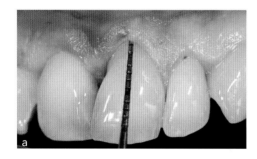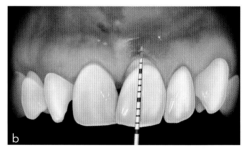

图2-170（a和b） 上颌左侧中切牙的远中位点探诊深度1mm，在正常范围内，无探诊出血。

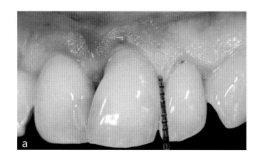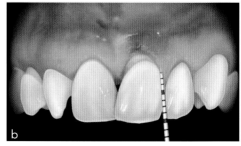

以下病例的患者仅在前牙美学区接受牙周手术,以保持龈缘的完整和美观。在初诊阶段收集临床指标(图2-167~图2-171),在明确诊断后,需要为患者确定治疗方案。在该病例中,治疗计划是牙周再生手术。

患者在计划进行手术之前,接受了一次牙周非手术治疗,涉及除手术区外的所有区域。在手术区域,操作人员只需使用如图2-172所示的半导体激光,避免使用手动器械或超声器械。侵袭性牙周炎的牙周非手术治疗将使患者面临软组织收缩的风险,从而增加初始切口

设计阶段到缝合阶段的手术过程和组织保护的难度。专业的预防措施的实施只在手术当天,即在手术步骤开始之前进行。

图6-2~图6-9(第6章,牙周维护)显示,从临床和美学以及影像学来看,手术结果非常令人满意,在上颌左侧中切牙近中面观察到了骨再生。

在回访期间,临床医生需强化口腔卫生宣教,特别是在术后早期。在牙周再生手术后的前9个月内不推荐对术区进行探查。

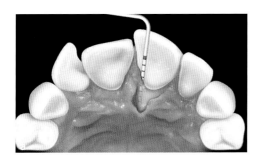
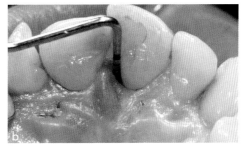

图2-171(a和b) 在腭侧,上颌左侧中切牙近中位点探诊深度约为12mm。图示的牙周缺损可能与局部因素(如解剖异常)相关,即腭侧沟(见图6-2和图6-3,第6章"牙周维护治疗")。

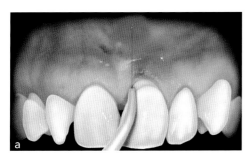
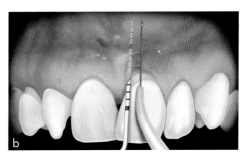
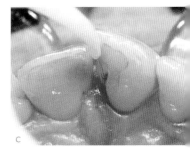

图2-172(a~c) 在术前专业预防中,用半导体激光对术区进行杀菌净化,之后不再进行牙周刮治,以改善软组织状态,而不会改变软组织体积。在牙周手术当天,半导体激光再次用于消毒和杀菌,然后使用超声刮治获得较少受生物膜污染的术区。

腭侧沟：非手术治疗

以下图片显示了由于严重的全身状况而无法进行手术治疗的病例。上颌左侧侧切牙存在腭侧沟，初诊探诊深度约为9mm（图2-173a）。图2-173e显示了这一病例在牙周非手术治疗1年后的情况，在此期间还使用了半导体激光（图2-173b），探诊深度已减少到 3mm，无探诊出血。

如果存在腭侧沟，应告诉患者该区域需严格控制菌斑（图2-174）。虽然这些区域也可以保持健康，但这种异常解剖结构的存在会使这些区域更易发生牙周感染。

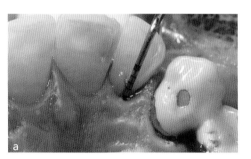
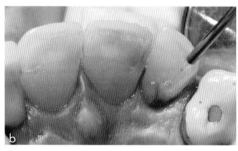
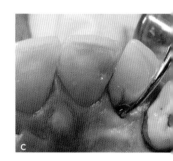
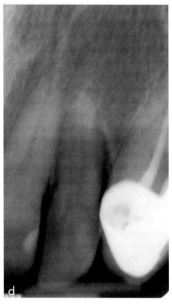
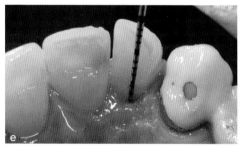
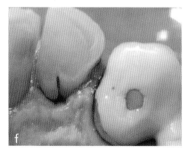
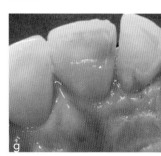

图2-173 牙周探针（a）探查到局部9mm的深袋，与腭侧沟有关。沿该解剖异常的长度（f）使用半导体激光（b）。根尖片（d）显示垂直骨吸收。（e和g）牙周非手术治疗后的位点的临床表现。1年后，探诊深度为2mm（e）。这两张图比较了牙周非手术治疗前后的腭侧沟的临床状态（f和g）。值得注意的是，试图通过金刚砂车针修正腭侧沟形态（c和h），以去除"微小滞留位点"，这指的是菌斑生物膜的滞留因子，其可以加速菌斑的复发，诱发感染。

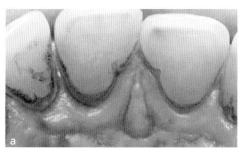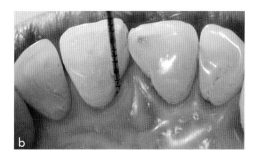

图2-174 （a）在腭侧沟处已形成牙石，全口炎症明显。因为患者吸烟，所以除了牙石外也有尼古丁的色素沉着。这张照片在第一次病因学治疗前拍摄。（b）3年后的临床照片。患者在最初的病因学治疗后每6个月进行定期随访复诊。在腭侧沟处，即上颌右侧中切牙的近中腭侧，测得探诊深度2mm。如图2-173所示，可能检测到"微小滞留位点"，这是形成局部深探诊深度的一个诱发因素。

牙周非手术治疗前的美学评估

建议在进行牙周非手术治疗前让患者微笑以评估牙龈解剖结构，一些患者可能会出现露龈笑而影响美观。如前所述，告知患者牙周非手术治疗可能会导致牙龈退缩，这一点很重要。在存在更深牙周袋的情况下，必须告知患者牙龈不再受牙槽骨的支持，该牙槽骨位于更靠根尖的位置。这点可以在影像学上显示，但在临床影像上并不明显。如果患者已经做好准备，他们通常会同意这一点，特别是在他们微笑时牙龈没有显露出来的情况下。

患有严重牙周病的患者接受了非手术治疗后，即使是微笑，也会露出部分牙龈边缘（图2-175）。患者之前已被告知发生牙龈退缩的可能，他也做好了心理准备。

在临床图像（图2-176a）中，

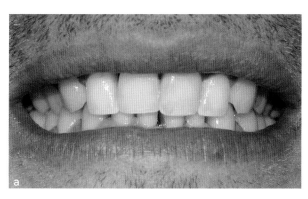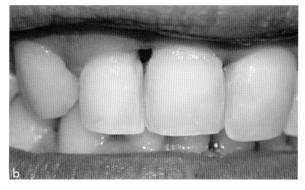

图2-175 患者在牙周非手术治疗前（a）和之后（b）的微笑照片。

牙周探诊显示上中切牙远中位点的探诊深度为9mm。另外，X线片（图2-176b）显示了上颌右侧中切牙和侧切牙之间有严重的牙槽骨水平吸收。图2-177和图2-178分别显示牙周非手术治疗后1年和6个月的治疗结果。

邻接点与龈缘之间存在5mm的间隙（图2-179），邻接点牙槽嵴顶至少位于龈缘根方2mm以上（图2-180）。在X线片上可计算出牙槽嵴顶与龈缘之间有4mm的距离（图2-180）。因此龈乳头几乎不可能恢复到原来水平。

Tarnow等的一项经典研究结果显示，当邻接点至牙槽嵴顶的距离≤5mm时，98%病例的龈乳头会恢复。然而，当这个距离增加到6mm时，只有56%的

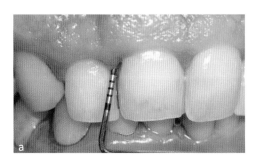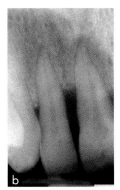

图2-176 治疗前的临床和影像学图像。（a）初诊探诊深度9mm。（b）在上颌右侧中切牙和相邻侧切牙之间可见牙槽骨严重破坏。

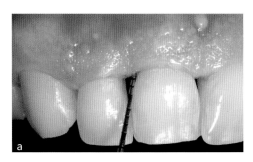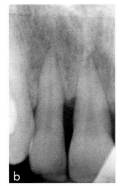

图2-177 牙周非手术治疗1年后的临床和影像学资料。临床图像显示即使探诊深度明显改善，其从9mm（图2-176a）减小到2mm（a），龈乳头形态还是未能很好恢复。值得注意的是，根尖片显示骨量有所改善（b）。

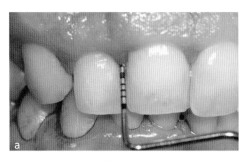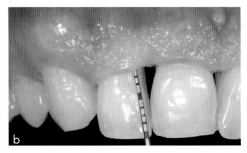

图2-178 治疗前临床图像显示上颌右侧侧切牙近中位点探诊深度约为8mm（a）。治疗6个月后探诊深度2mm，无探诊出血（b）。

病例其龈乳头可以填充邻间隙，而当距离达到7mm或更大时，只有27%的病例表现出这样的结果[136]。

当患者做出大幅度面部表情时，龈乳头的美观非常重要，因为它在91%以上的老年患者和87%的低笑线患者中可见。因此，这种美学因素很重要，需进行早期评估[137]。

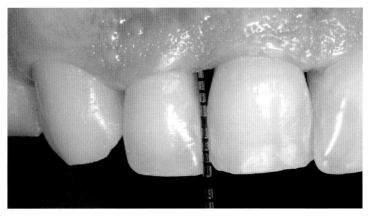

图2-179 邻接点至龈缘距离5mm。

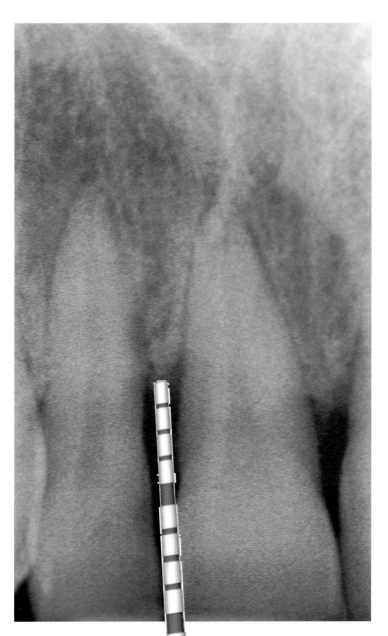

图2-180 X线片显示了邻接点与牙槽嵴顶之间的距离大约9mm，这意味着在非手术治疗之后，龈乳头几乎不可能充填间隙，即使是部分充填也不大可能。

病因学治疗的再评估

笔者多次强调牙周病是炎症性疾病。在免疫易感的宿主中，可通过减少致病菌的"临界量"来控制疾病。"临界量"是会表现出临床症状的残留生物体的最小数量或质量。这是宿主免疫系统与微生物侵害之间必须建立的微妙平衡（图2-181）。因此，临床医生需要在牙周非手术治疗之后检查每个部位，

图2-181 牙周健康状况是致病菌致病作用与宿主免疫防御之间平衡的结果。

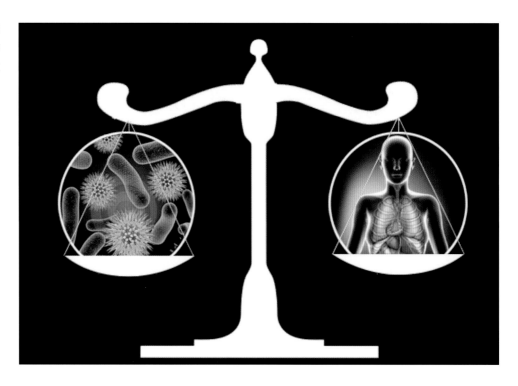

并且密切监测随着时间变化的治疗效果。

再评估牙周非手术治疗的疗效前，需要有足够的时间让组织完全愈合。这种愈合过程比4~6周更长，虽然在治疗后4~6周之内，初始临床症状会明显改善。但如本书所展示的许多病例所示（图6-40~图6-46），随着时间的推移，这些临床表现可能会发生变化。

值得注意的是，与其说临床医生是评估治疗疗效还不如说是评估牙周健康的稳定性[138]。

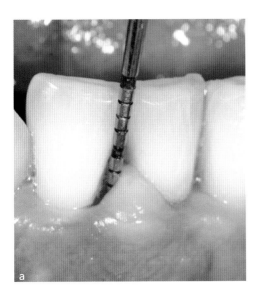
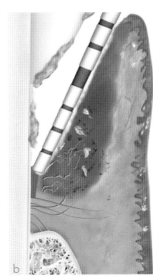
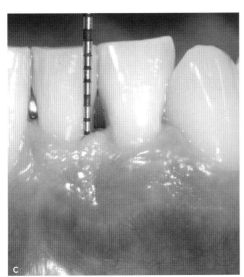
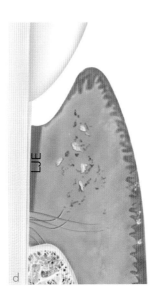

图2-182 下颌中切牙初诊探诊深度为8mm（a）。除临床附着丧失外还存在假性牙周袋（b）。1年后，探诊深度2mm，无探诊出血，这是临床情况稳定的一个重要标志（c）。图像显示由于再附着（d）形成了长结合上皮（LJE）。

图2-182说明了愈合过程，包括长结合上皮的形成。随着牙龈退缩，探诊深度也降低。在这种情况下，有丰富牙石沉积的单根牙一般而言治疗后的效果较好。

必须给予足够的时间使生物学过程得以进行以促进牙周组织愈合[4,37]。在牙周非手术治疗后，愈合的基本阶段发生在病因学治疗后的前3~4周。在此期间，长结合上皮形成，血管形成减少，纤维化形成增加，组织间液减少，这意味着整体牙龈体积减小，有助于减小牙周袋深度。还需要考虑到初始记录牙周临床生物指标的过程中，由于炎症的存在，使牙周探针穿透上皮屏障，到达了发炎的结缔组织（图2-69和图2-93b）。

因此，测量的探诊深度往往比实际组织学深度大1~2mm，这在一定程度上解释了3~4周后探诊深度减少，有时甚至减少了相当大一部分的原因，正如本书中展示的许多病例。

最重要的是，如果单根牙存在非常深的牙周袋，临床医生能够成功有效地清除生物膜和牙石，则通常对愈合非常有利。这种清创可能导致长结合上皮形成，通过半桥粒结合至根面（图2-182d）。这种长上皮结合在某种程度上具有明显的脆性。使用正常的探诊力记录初始探诊深度将意味着穿过长结合上皮，使其脱位（图2-183和图2-184）。

医生通常会要求患者在完成病因学治疗的3个月后复诊。在预约专业治疗

图2-183 （a）牙周非手术治疗后形成长结合上皮（LJE）。（b）在治疗后的最初几个月内，周围结缔组织仍处于愈合阶段，正常的探诊压力可能会对其产生一定的影响。因此，在治疗后的第一年的维护治疗期间，建议探诊时施加更温和的力度。

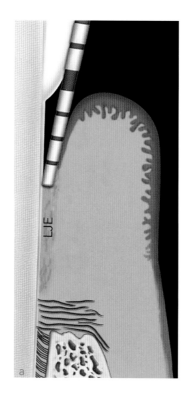
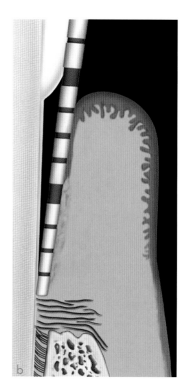

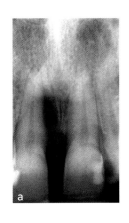
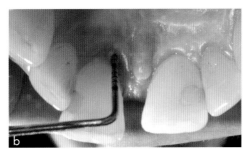
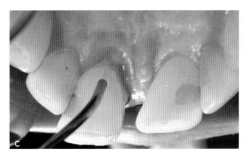

图2-184　患者初诊根尖片。在上颌中切牙的近中位点观察到严重的垂直骨吸收（a）。初诊探诊深度7mm，伴有腭侧近中位点的出血和溢脓（b）。治疗包括激光治疗（980nm，Wiser，Doctor Smile，Lambda）（c）。

时，必须先进行牙周探查。下面描述的临床方法是笔者个人经验的总结，尚没有循证医学和口腔文献的支持。

建议首先将牙周探针作用于软组织，作用角度与牙齿长轴成直角，以评估牙周支持组织的质量和张力，从而确定组织是否易于黏附或易于脱位。

在此之后，笔者建议在愈合期间小心地将牙周探针插入龈沟内（图2-185和图2-186）。如果牙龈组织没有炎症且附着在根面上，同时没有其他临床症状出现，则应该使用非常小心谨慎的探查力。换句话说，如果牙周探针在施加非常温和的压力插入龈沟几毫米后遇到弹性阻力，笔者建议不要施加更大的

力，因为这会导致新形成的结合上皮脱落。

接下来的步骤是根据需要进行清创操作，非常谨慎、温和地去除生物膜。然后预约下一次复诊。建议在病因学治疗后的第一年内每3个月进行1次复诊[139]。随后的复诊临床路径类似，当

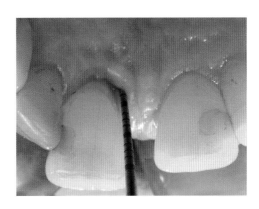

图2-185　该图显示了使用牙周探针对个别位点进行轻度探查（约0.20N）。轻度探查可检测到残留的牙石，然后将其去除，轻柔而彻底地去除生物膜。

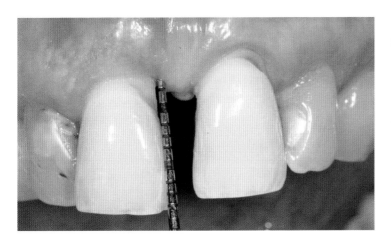

图2-186　轻柔的探诊力显示探诊深度（3mm）小于初始临床评估的探诊深度（7mm）（图2-184b）。

需要行牙周非手术去除可能形成的生物膜和牙石时，需提醒患者在家进行适当的口腔卫生维护。

在病因学治疗完成后约1年的随访治疗中，临床医生应通过行使相当于约0.30N的正常压力探诊来评估探诊深度，并将读数记录在牙周探查表上。此时，临床医生和患者应该决定是否继续进行

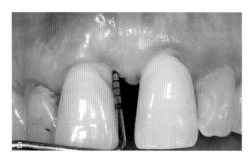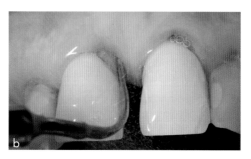

图2-187 （a）正常的探诊力度测量的探诊深度与初诊探诊深度（10mm）一致。（b）如果发现存在残留的牙石，则在后续治疗时根据需要进行清创。

牙周维护治疗或根据是否已达到令人满意的临床稳定性来制订其他治疗方案。

如果在后续随访治疗中注意到还存在持续性的炎症，则执行另一套治疗方案。如果轻微的探诊压力就导致探诊出血和其他临床症状如红肿、水肿和疑似存在残余的牙石，临床医生仍需使用大约0.30N的正常探诊力继续探查，以评估实际的袋深（图2-187a和图2-196）。在进行牙周清创之前再根据需要将牙周探针倾斜以探查牙石（参见图2-209、图2-245、图2-248、图2-256和图2-262）。下面的图片展示了一例初始探诊深度约为14mm的患者的临床病例（图2-188），该患者还使用半导体激光进行辅助治疗（图2-189）（808nm，Quanta System）。

图2-188 牙周探诊深度为14mm。

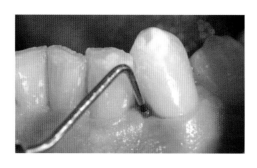

图2-189 使用牙周探针显示插入牙周袋中的半导体激光光纤达到的深度。

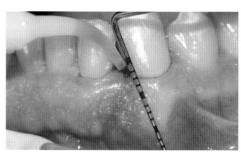

在接下来的随访复诊中，如果还能探查到炎症反应，则根据需要进行治疗。在维护治疗后期，建议最好使用半导体激光进行生物刺激，这有利于治疗后组织的愈合，用氯己定凝胶进一步对该部位进行消毒，鼓励患者使用该药物浸泡过的牙间隙刷（图2-190）。

基础治疗1年后，牙周组织炎症明显改善（图2-191a）。

在探诊深度很深的情况下，基础治疗后期随访进行牙周维护治疗时需进行严格的探查。

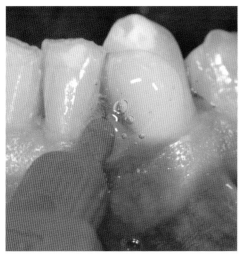

图2-190

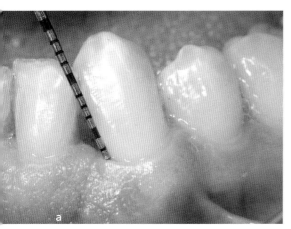
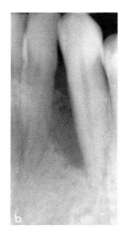
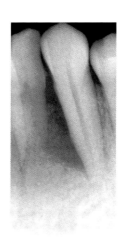
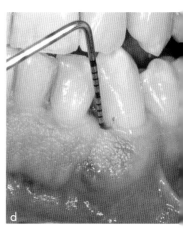

图2-191 基础治疗后1年复诊，临床表现有所改善（a），但是影像学检查看起来较之前无明显改善（b和c）。适当力度探诊出血时（d），仍然需要进行牙周非手术治疗。鼓励患者做好自我清洁也很重要（e）。

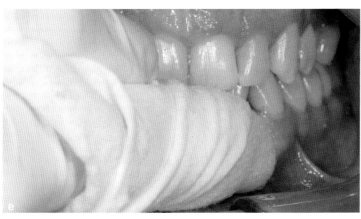

在接下来的复诊中，牙周探诊深度约5mm（图2-191b～d）。2个月后，患者发现少量出血，因此建议他复诊进行牙周维护治疗。

拍摄根尖片，当发现病变进展时，用特殊器械轻柔而有效地对脓肿位点进行处理（图2-191e）。该类患者尤其适合使用指套刷（图2-192），或氯己定浸泡过的纱布，因为这种方法允许手指施压于脓肿位点以排出脓性分泌物。窦道示踪片（图2-193），及牙髓电活力测试阳性，提示了牙周脓肿的可能。临床医生建议1周后行牙周手术治疗。在本次就诊中，对该位点同时进行半导体激光治疗以降低牙周袋内的细菌量（图2-194）。在该病例中，牙周非手

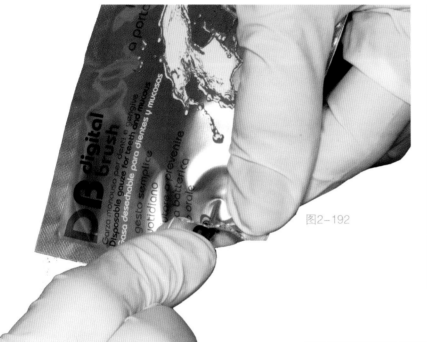

图2-192

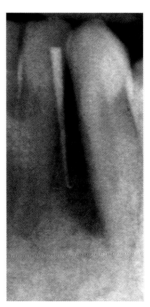

图2-193

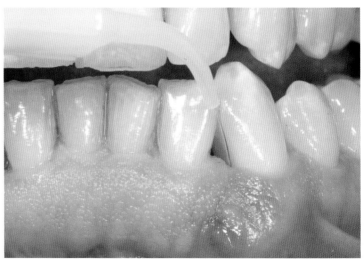

图2-194

术治疗是为牙周再生手术做准备的基础治疗（图2-195）。

如果患者没有表现出特殊的治疗急迫性，或临床医生未指出，则在进行手术治疗之前至少延长1年的基础治疗以改善临床状况并减少炎症，同时反复鼓励患者执行严格而彻底的家庭口腔卫生维护（图2-196～图2-198）。

如果有手术指征，积极配合的患者可以提高任何牙科治疗的长期疗效。

文献中的共识是，应该避免探查，尤其是病因学治疗后的4周内[139-141]。在接下来的几个月内，软组织的变化可能会继续发生，包括牙周生物学参数的改变，并伴随结缔组织的成熟，这可能需要6～12个月不等的时间[134,142-143]。

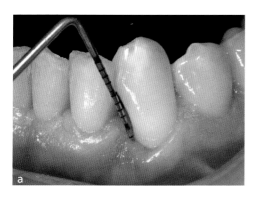

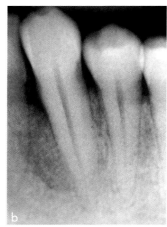

图2-195（a和b）　牙周再生手术1年后的临床表现及影像学表现。

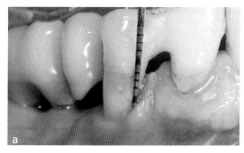

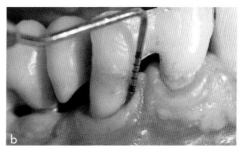

图2-196（a和b）　当施加轻柔的探诊力度进行探诊，组织表现出不稳定性并且易出血时；建议使用正常的探诊力度来探诊牙周袋，这样能更准确地探及深牙周袋。

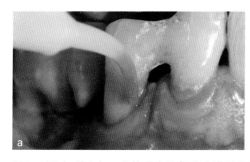

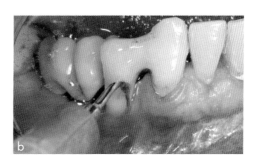

图2-197（a和b）　在接下来的复诊中进行了清创，使用很细的工作尖进行超声刮治后进行半导体激光处理。

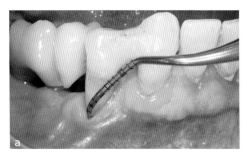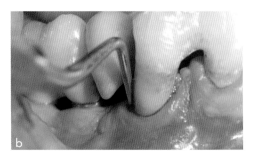

图2-198 复诊时联合使用手动器械，包括通用型刮治器（a）和牙周挫（b）。

　　牙周非手术治疗的疗效也即牙周基础治疗以及随访复诊阶段龈下刮治的效果，在定期复诊时再次进行龈下刮治是非常有必要的（图199~图202）。

图2-199 探诊深度9mm，约3mm的牙龈增生。因此，有效的临床附着丧失为6mm。

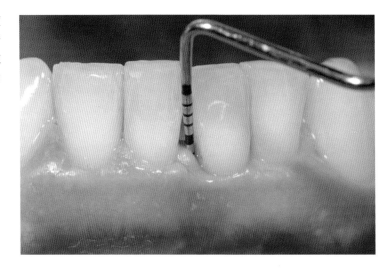

图2-200 1年后重新评估，1mm探诊深度和3mm牙龈萎缩。临床附着丧失减少到4mm。

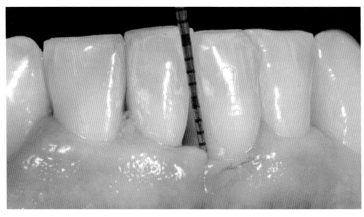

图2-201 病损区的根尖片。

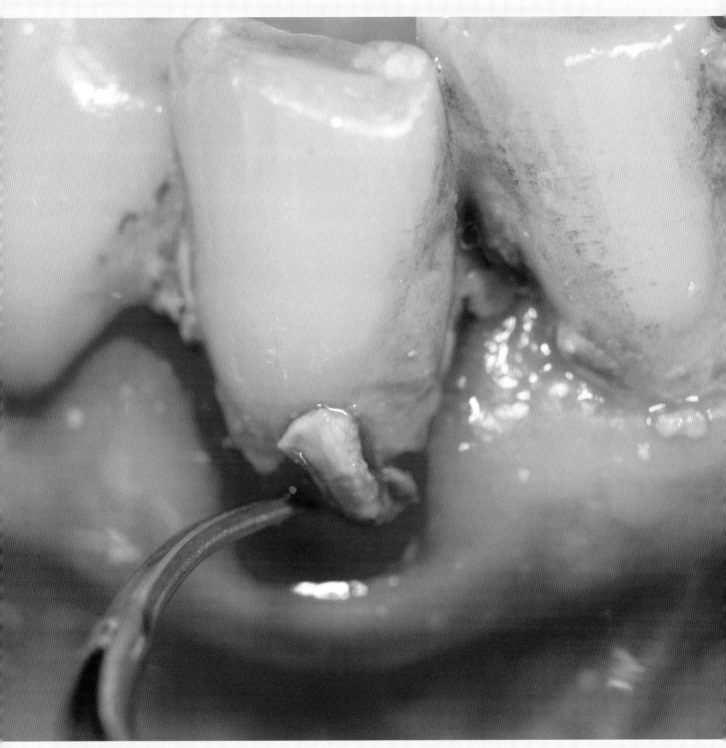

图2-202

二期治疗方案的示例：治疗方案明确（图2-203～图2-242）

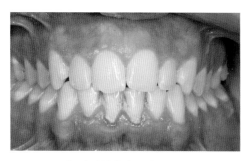

图2-203 初诊时的临床图像。

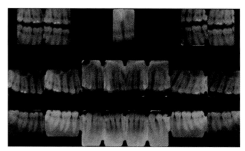

图2-204 确诊牙龈炎的全口X线片。在牙龈炎的情况下，并不总是需要拍摄X线片，但仍建议医生对患者的整个口腔健康状况进行全面的评估。

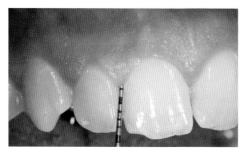

图2-205 龈乳头临床表现良好，牙龈结构为扇形和抛物线形。牙周探诊检测到袋深3mm，该值通常用③表示。在接下来的30s内该位点出现了探诊出血，因此它必须用红色环显示，如图2-206所示。

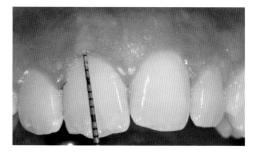

图2-206 在颊侧中央，探诊深度为1mm。此值已在牙周探查表上输入，标记为黑色。值得注意的是，颊侧远中位点已经开始出血，所以3的评分用红色圈出以表示探诊出血，即使出血推迟了30s才出现。右侧中切牙和侧切牙之间的龈乳头表现出轻微炎症与水肿的迹象。

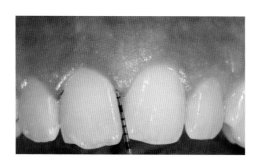

图2-207 有轻微的牙龈炎症，但没有探诊出血，近中面探诊深度为2mm。

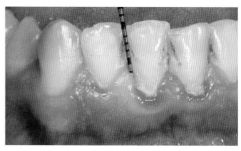

图2-208 将牙周探针平行于牙齿长轴插入以测量牙周袋/龈沟的深度，在这种情况下为3mm。因为存在探诊出血，探诊深度3用红色圈出。

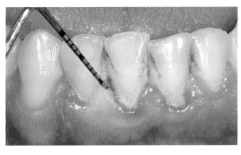

图2-209 对每个位点进行牙周非手术治疗之前，建议使用牙周探针，将其与牙齿长轴成一定角度插入，使探针在牙槽嵴顶和底部之间滑动，以便在探查牙石时增加触觉灵敏度。

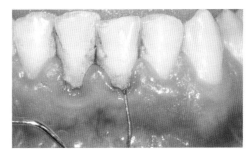

图2-210 牙科探针可用作牙周探针的替代品，特别是用于检测龈缘下方的牙石时。

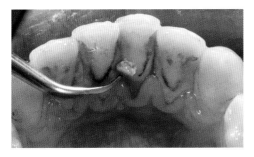

图2-211 建议使用带有标准工作尖的超声器械，以去除舌侧的大量牙石。

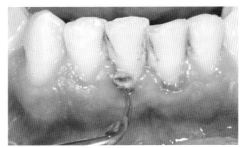

图2-212 也可以在龈缘附近使用工作尖的尖端，以便快速有效地去除牙石，应始终遵守第3章中详细描述的操作方法和技术。

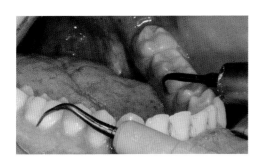

图2-213 在病因学治疗的早期阶段，使用超声波洁牙机，可以是磁致伸缩式，如图中左侧的亮蓝色工作尖，或压电陶瓷式，如图中右侧的工作尖。用于第三象限舌侧的清创，它们都很合适且有效。操作技术比选择的仪器类型更重要。对于龈上洁治术而言，建议选择标准尺寸的工作尖。

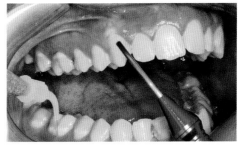

图2-214 半导体激光治疗也同样适用于牙龈炎，因为它的杀菌作用以及对之后的牙周非手术治疗的有利作用是不可或缺的。为了利用其镇痛效果，建议在龈下刮治术之前使用半导体激光。

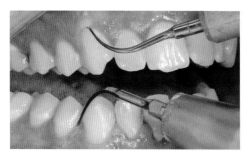

图2-215 依次探查牙石,除了建议在进行龈下刮治术之前进行探查之外,还建议在进行龈下刮治术之前先进行龈上洁治术,但是要更换工作尖。根据所使用的超声波洁牙机的类型是磁致伸缩式还是压电陶瓷式,临床医生应选择最合适的工作尖,优先选择长、直且非常精细的龈下器械。

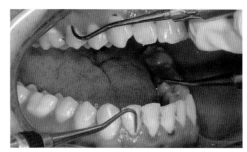

图2-216 建议使用手动器械作为超声波器械的辅助,或在使用精细的工作尖后立即使用,这应该始终作为牙周机械清创的补充。第一支器械建议选择通用型刮治器或镰形刮治器,用于早期对口腔所有位点进行水平移动式清创。然后可以根据需要使用其他手动器械。

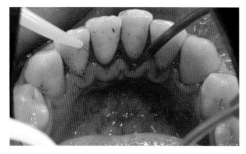

图2-217 超声器械和手动器械总是与半导体激光交替使用。如果使用激光技术,将精细的光纤插入牙龈下而不踩下启动踏板,就可利用它来感知残余牙石。在该步骤之后,半导体激光用于辅助牙周非手术治疗清创及发挥杀菌效果。

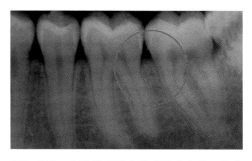

图2-218 在进行牙周非手术治疗之前,临床医生可能会发现仔细检查现有的影像学图像以识别比较明显的牙石(紫色圆圈)是有用的。该步骤将提高临床操作者使用牙周探针探查牙石的效率。

图2-219 在这种情况下,在X线片上能清晰地发现上颌左侧第一磨牙近中邻面龋坏(顶部白色圆圈)。在该片中,牙周膜的结构是完整的,并且硬骨板非常明显。在下颌左侧第一磨牙的远中面存在微小的牙石(底部白色圆圈),临床医生将借助牙周探针对其进行探查。

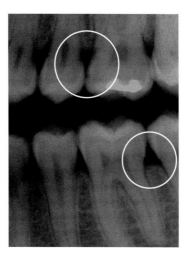

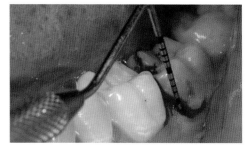

图2-220 探诊深度3mm并伴有探诊出血,此外,该器械还探查到龈下牙石的存在。

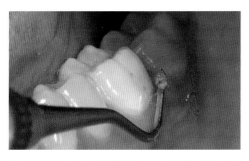

图2-221 如本例中所示，临床操作者可决定是否使用手动器械，或使用超声波洁牙机。重要的是有效地去除用牙周探针检测到的和在X线片上观察到的牙石。

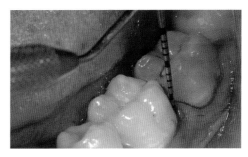

图2-222 临床医生将继续进行牙周探查以确保牙石完全去除，并在必要时根据需要继续清创。

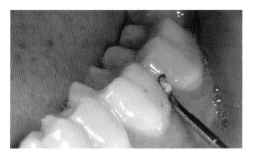

图2-223 根据临床操作者的偏好，也可以使用手动器械（例如通用型刮治器或Gracey刮治器）去除牙石。

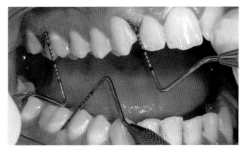

图2-224 可以暂时中断清创以评估清创效果。探查是必不可少的，用于帮助临床医生制订仍需要进行的牙周非手术治疗的类型或评估整个治疗的效果是否已经达到治疗目标（即是否已经去除相关病因）。此评估必须逐个位点进行。

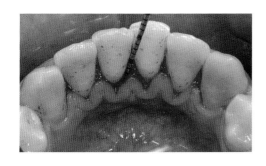

图2-225 如果在第一次病因学治疗时，下颌舌侧存在大量的牙石，这可能会妨碍临床医生记录第一次就诊时的初始探诊深度，但必须添加该位点的值完成牙周探查表。每颗牙齿都应收集6个值：舌侧3个，颊侧3个（上图示下颌中切牙的近中舌侧位点）。在此案例中，牙龈炎症明显，但探诊深度不深。

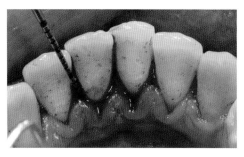

图2-226 测量同一牙齿远中舌侧的探诊深度，完成牙周探查表。

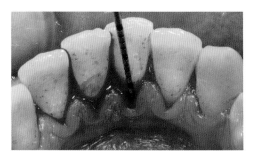

图2-227 牙周探针测量探诊深度在正常范围内，但伴有明显的探诊出血。

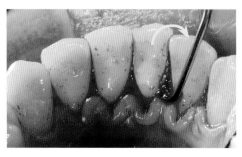

图2-228 应始终遵守手动器械的操作技术原则（即在插入工作尖后进行探查，将器械的手柄远离被测牙面，如黄色箭头所示）。

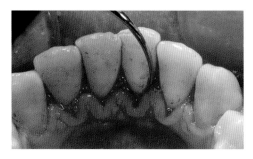

图2-229 作为替代或更好的方案，可以使用尺寸小于标准工作尖的超声工作尖作为手动器械的补充，该图显示了磁致伸缩式的工作尖。

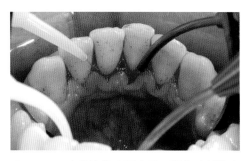

图2-230 半导体激光再次用于评估清创的有效性，因为光纤比牙周探针的尺寸更精细，触觉灵敏度也更高，且如果仍探查到残留牙石的话，便于进行后续的清创治疗。也可以在诊疗的最后阶段使用激光，将工作模式从牙周清创模式调整为生物刺激模式。然后与患者预约下一次的牙周非手术治疗，结束此次的就诊。

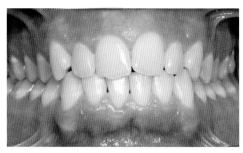

图2-231 在第一次治疗6天后的第二次病因学治疗，临床图像显示整体健康状况显著改善。

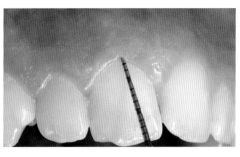

图2-232　上颌右侧中切牙的颊侧中央面的探诊深度在正常范围内，因此不需要在该位点进行清创。

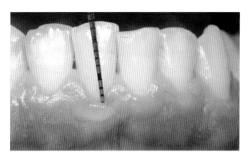

图2-233　下颌前牙颊侧显示正常的探诊深度，无探诊出血。

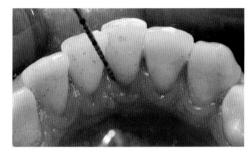

图2-234　牙周探针显示正常的探诊深度，没有探诊出血，舌侧中央有轻微的牙龈退缩。

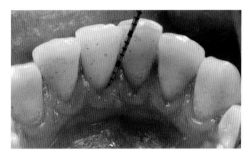

图2-235　牙齿周围的探诊显示牙周状况健康。

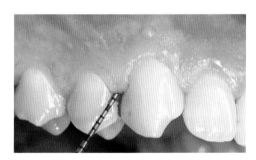

图2-236　临床图像显示上颌右侧颌尖牙和前磨牙的邻间隙内存在残留牙石。

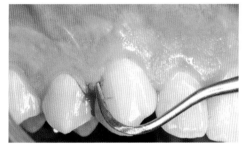

图2-237　建议使用手动器械，如镰形刮治器，在水平方向上移动。

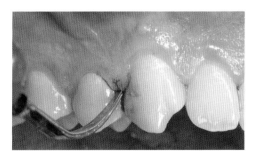

图2-238　在有效去除牙石之前，必须在仪器关闭的情况下先用超声波工作尖探查牙石。

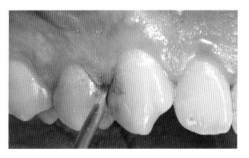

图2-239　如前所述，推荐在所有情况下将机械和手动器械与半导体激光交替使用。

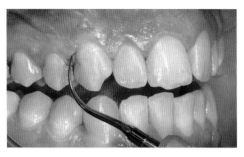

图2-240 即使认为已经进行了足够的清创，在这之后仍然推荐使用非常温和的超声波仪器来冲洗该区域，去除任何可能已经从根部分离但仍位于龈沟/牙周袋中的牙石。

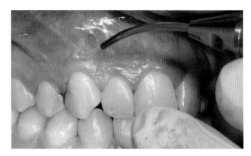

图2-241 可以使用相同的光纤，只需将操作模式从牙周清创模式改为生物刺激模式（808nm半导体激光，Picasso，AMD LASERS）。受影响位点的范围将有所减少。

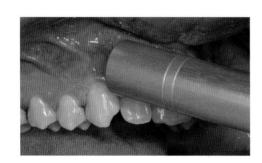

图2-242 用600nm光纤替代320nm光纤，临床医生将其向各个方向移动（808nm半导体激光器，Quanta System）。建议将其在软组织表面上环形移动，距离受影响位点约1cm。临床操作者应根据生物刺激区域的大小，选择使用生物刺激模式，或0.5W脉冲模式或0.1W连续模式，持续约60s，重复操作2~3次。

二期治疗方案的示例：治疗方案不明确（图2-243~图2-274）

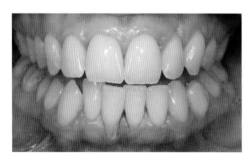

图2-243 初诊时的临床图像。

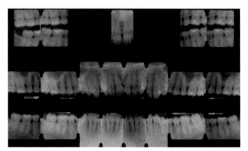

图2-244 全口X线片。

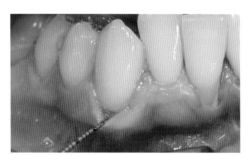

图2-245 当牙周探针与下颌右侧尖牙的中央面保持一定角度时，可以显示龈下牙石。

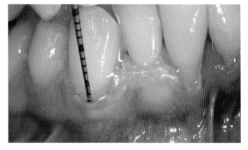

图2-246 牙周探诊深度2mm。由于牙石特征性的深着色，可以透过牙龈识别牙石。

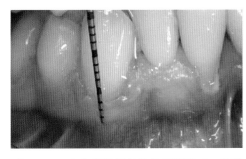

图2-247 当将牙周探针从外部测量时，发现角化黏膜的总量为3mm。从该测量结果中减去2mm的探诊深度，即得到1mm的附着龈宽度（图2-246）。

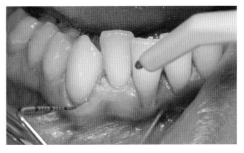

图2-248 为了更有效地显示牙石，建议将牙周探针与牙齿长轴保持一定角度，并用气枪的压缩空气吹干，以使干燥的结石看起来更明显。在使用此方法之前必须先告知患者可能出现敏感的情况，并且在敏感的情况下可以用纱布替换压缩空气来干燥组织。

图2-249 X线片显示下颌右侧颌尖牙的近中牙槽骨吸收。当用放大镜观察该区域时，在邻面可以看到非常微小的牙石。然而，X线片不能显示牙齿颊面上牙石的存在。因此，临床医生应该使用与牙齿长轴保持一定角度的牙周探针来进行非常彻底的牙石探查，如图2-245和图2-248所示。

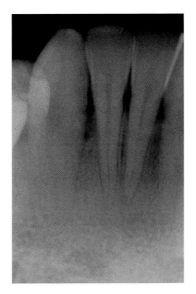

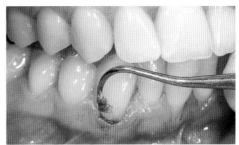

图2-250 在第一次病因学治疗过程中，临床医生去除了龈下牙石。该图像显示了使用通用型刮治器或镰形刮治器在水平方向进行移动。

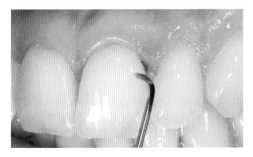

图2-251 特定位点器械（Gracey curette 1/2）的正确移动。通过手动器械有效地去除存在的牙石，而不会损伤软组织。

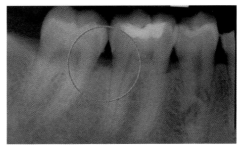

图2-252 下颌右侧磨牙和前磨牙的X线片显示牙间隙（紫色圆圈）内存在牙石。该影像信息指导临床医生进行后续清创治疗。

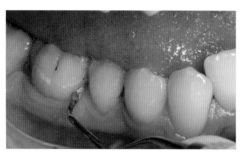

图2-253 当牙石存在并且在X线片上可见时，临床操作者在牙周清创中必须验证移除的牙石的大小和特征是否与X线片上的相一致。

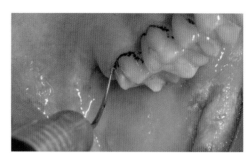

图2-254 如前面的图像所示，牙周非手术治疗必须始终将手动器械和超声波仪器相结合（图2-250、图2-251和图2-253）。该图还显示了使用磁致伸缩式超声洁牙机的精细工作尖去除色素沉着。

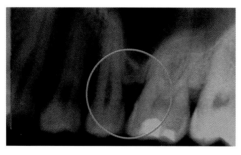

图2-255 X线片显示在邻面存在牙石。

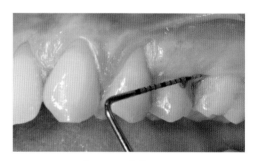

图2-256 根据X线片收集的信息进行评估，临床医生使用与牙齿长轴保持一定角度的牙周探针系统地探查龈下牙石。该图像显示当组织被探针移开时牙石明显可见。

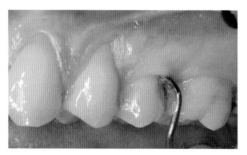

图2-257 在这种情况下，选择通用型刮治器，用于垂直方向的移动。

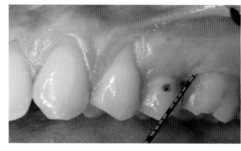

图2-258 建议在未重复使用牙周探针探查牙石前，不要认为已经去除了牙石，完成了清创。如临床图像所示，残留牙石仍可能存在。

第二次牙周非手术治疗在第一次治疗后6天进行。根据医生所在牙科诊室的工作效率和患者自身的时间，建议应尽可能将2次治疗安排在1周之内并且缩短时间间隔，甚至2次治疗隔天进行。

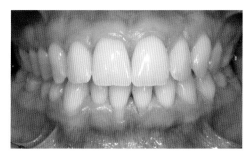

图2-259 第一次病因学治疗几天后进行第二次牙周非手术治疗时的口内情况。口腔条件一般，结合患者更有效的菌斑控制，可以注意到口腔卫生状况显著改善。

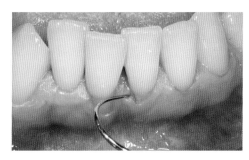

图2-260 牙科探诊尖端可用于探查牙石，特别是在龈缘下方的牙石。它必须沿着根面在牙槽嵴顶和牙周袋底的方向进行滑动。

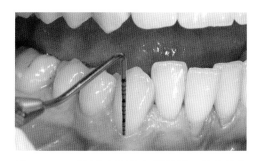

图2-261 通过将牙周探针轻轻插入龈沟并非常小心地施加压力来探查下颌右侧尖牙的颊面。如果没有残留牙石，临床医生不会进行任何额外的清创，而只需抛光牙面以去除残余菌斑。

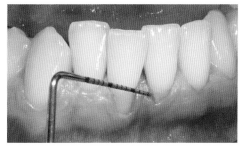

图2-262 该临床图像记录了牙周探针对残留牙石的探查，牙周探针始终与牙齿的长轴保持一定角度。

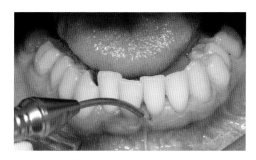

图2-263 临床操作者可以选择使用半导体激光来辅助后续的牙周非手术治疗，如图所示（808nm，Picasso，AMD LASERS）。

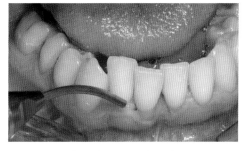

图2-264 半导体激光具有杀菌作用，可削弱牙石与根面间的化学结合，以促进牙周清创，它在牙周非手术治疗中仍是必不可少的。

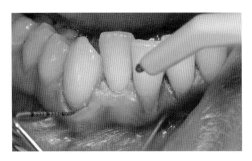

图2-265 牙周探针以一定的角度探入来检测黑褐色的龈下牙石，此时使用牙科综合治疗机上的气枪有助于更好地显示牙石。

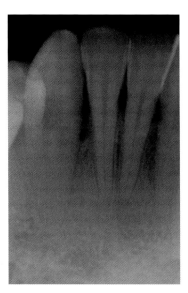

图2-266 临床医生在进行牙周非手术治疗前应仔细分析患者的影像学资料，以确定牙齿邻面牙石的影像学征象。

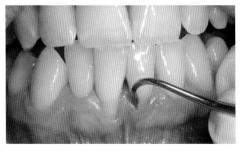

图2-267 使用镰形刮治器在颊舌方向进行水平运动。这种手动器械可以非常有效地去除邻面和颊侧中央之间线角处的牙石。然而，临床医生在进行这一方向的刮治时一定要小心谨慎，器械要与牙根的解剖结构贴合，严格贴着牙根的轮廓进行操作。此外，谨慎地进行节段性刮治也是很重要的，这样可以规避医生对器械控制不佳、损伤软组织的风险。

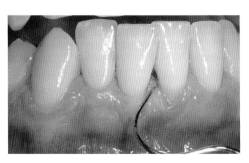

图2-268 如图2-267中所示去除大块钙化牙石后，临床医生必须使用牙科探针或牙周探针来确定之前检测到的牙石已被完全去除。如果牙石还有残留，则需要继续进行牙周非手术清创。

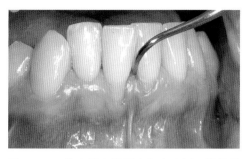

图2-269 临床医生可能会如本病例一样使用同一种器械进行不同的操作，或者使用不同的器械。本临床照片显示，镰形刮治器尖端一开始需要插入检测到的牙石的最根方。

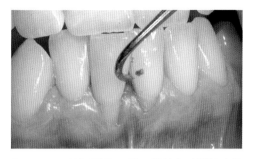

图2-270 检测到牙石后，器械尖端需紧贴着牙面，进行严格的垂直向运动的刮治，这样可以更有效地去除牙石。

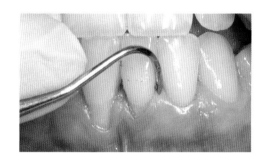

图2-271 接着可能会进行水平向的刮治。临床医生应该主要使用这种运动方式进行刮治，因为它非常有效，并且不会增加抛光牙石的风险。不过，在去除结石前，还是建议用器械进行初步的探查，即用非常轻柔的压力去感知牙石的存在和其确切位置。

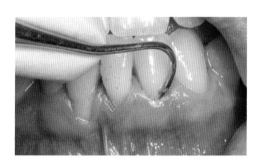

图2-272 利用牙周探针和后续去除牙石的刮治器械非常细致地探查龈下结石，并规划好后续器械移动的方式，探查与刮治交替进行，直到完全去除所有的结石。

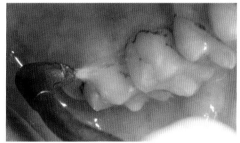

图2-273 在牙面出现明显变色的情况下，建议使用一种与碳酸氢钠、甘氨酸或赤藓糖醇粉末合用的气-粉装置（即喷砂，译者注）。在牙面广泛性色素沉着的情况下，这种喷砂装置尤为适用。临床医生在这一阶段之前，在图2-254中所示的预约就诊的第一次牙周非手术治疗时，就应该使用超声器械去除部分的牙面色素。

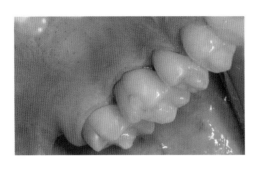

图2-274 临床照片记录了通过抛光有效去除色素后的口内情况。

根据患者的需求，患者接受了2次病因相关的复诊治疗，2次复诊之间间隔数天。对该患者安排2次复诊是非常必要的，原因如下：

- 评估口腔卫生状况，并在有指征时重复宣教以强化额外的家庭护理是非常有必要的。特别是在牙周治疗的早期阶段尤其推荐这种做法，以确保患者口腔卫生习惯向正确的方向彻底改变。
- 本例患者应通过手术治疗来解决前牙区存在的膜龈问题。成功的手术治疗的长期疗效主要取决于患者的配合以及在家中进行的口腔卫生维护技能。因此，需要给出非常明确且具体的指示。

患者出现了局部的牙龈退缩，这可能是由菌斑引起的炎症或不恰当的家庭口腔卫生维护操作引起的创伤性病变所造成的。在该病例中，患者的症状在病因学上怀疑是炎症性因素和创伤性因素的联合作用所致，并由于解剖学上的牙体突出而加重。在下颌右侧尖牙的颊面也可见大量的钙化牙石（图2-245～图2-248），如果不去除的话，可能会为菌斑生物膜的形成提供基底，转而成为与中切牙区域相似的膜龈损伤的病因。牙周非手术治疗不仅可以消除目前的炎症状态，而且还可以达到预防的目的，维持对膜龈问题易感的患者的临床稳定状态。

三期治疗方案示例（图2-275～图2-290）

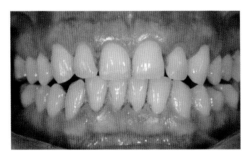

图2-275 治疗前临床照片。

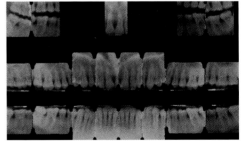

图2-276 初诊时全口X线片。可见轻微的局部骨缺损，同时在多数牙齿邻面可见大量的钙化牙石。

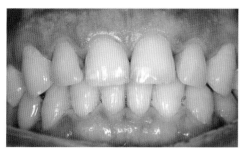

图2-277　在第一次治疗数日后预约进行第二次牙周非手术治疗。

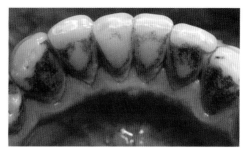

图2-278　在下颌前牙区，由于唾液腺导管来源的钙离子和磷酸离子的沉积，第一次约诊时该区域牙齿的舌面可见大量的钙化牙石。明显的色素沉着则是由吸烟导致的。

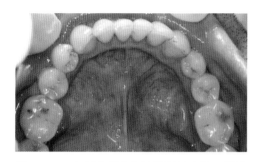

图2-279　大部分龈上牙石已经被去除，可见剩余的黑褐色龈下牙石。

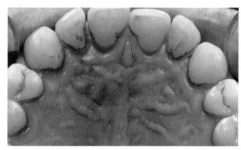

图2-280　上颌前牙腭侧图。第一次预约就诊时，可见黑褐色的龈下牙石、吸烟导致的色素沉着以及黏膜的临床改变和吸烟者的特征性表现。

图2-281　与第一次病因相关的牙周非手术治疗时的照片相比，患者的临床状况有了明显的改善。

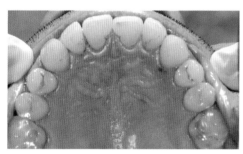

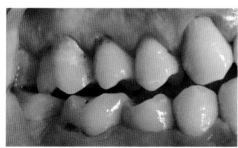

图2-282　第一次病因学治疗时的右侧牙齿颊侧面临床照片。

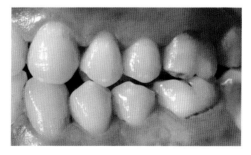

图2-283　对侧照片显示龈缘上下存在大量牙石。

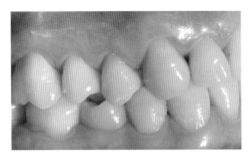

图2-284　治疗后一侧牙齿颊侧的临床照片。

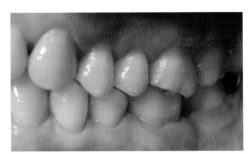

图2-285　三期牙周非手术治疗后对侧牙齿临床表现。

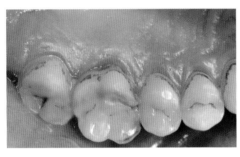

图2-286　牙周非手术治疗前，第二象限（上颌左侧区）牙齿腭侧观。

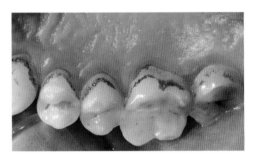

图2-287　病因学治疗前，第一象限（上颌右侧区）牙齿腭侧观。

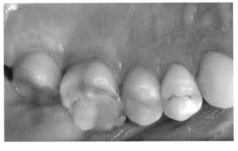

图2-288　牙周非手术治疗后的上颌牙齿腭侧观。

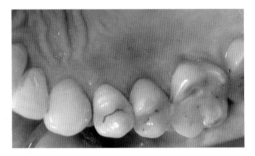

图2-289　口内可见临床状况普遍有所改善。

本书展示的大多数复杂的案例均在1周内实施了三期治疗，大约30天后再补充第四次复诊。不过，这种方案的实施方式与之前所介绍的二期治疗方案是类似的（请参阅第3章"复杂临床病例中的牙周非手术治疗方案"）。

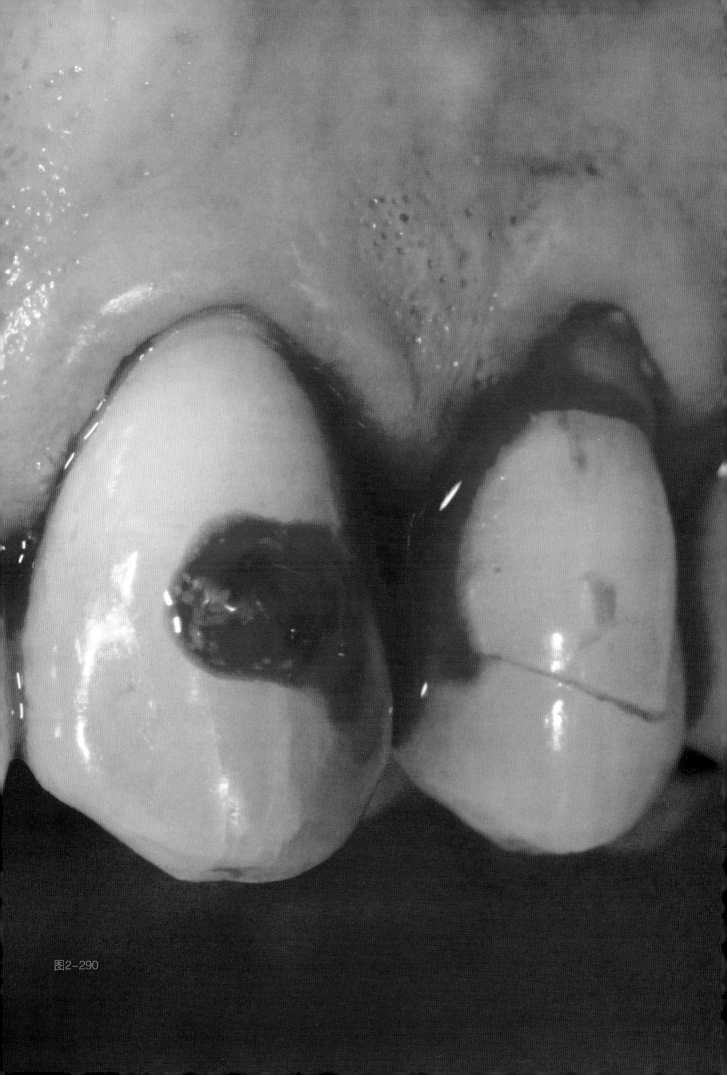
图2-290

第3章

病因学治疗
CAUSE-RELATED THERAPY

家庭口腔卫生维护技巧

个人口腔保健（例如控制龈上菌斑）在牙周疾病的治疗和口腔健康状况的维护过程中至关重要[1-4]。不可否认，能否取得长期的临床疗效取决于患者的配合程度[5]，然而患者往往没有意识到他们在其中所发挥的重要作用。因此，我们宣教的主要目标是告知并教育患者积极配合治疗的必要性[6]。

家庭口腔保健说明

我们应该指导患者选择最适合他们自身需求的工具，并训练他们正确使用，以便他们能够合理地进行日常口腔卫生维护。在随后的所有约诊中，都必须评估口腔卫生状况，检查他们使用的清洁程序是否恰当，从而按需为患者提供额外的家庭保健强化方案或更换工具和方法（图3-1~图3-17）。

应该花多少时间在宣教上？

建议在第一次就诊时至少花20min的时间来向患者宣教，并在随后的复诊中每次进行约15min的宣教（表2-2）。在牙周支持治疗期间，根据患者依从性水平，宣教的持续时间从5min到15min不等。这些时间长短都是大概的；所有的患者都应在有指征时进行个性化的重复宣教。留出足够的时间来讲解家庭口腔保健技术是非常重要的；医生需要确定患者已经掌握了口腔保健技能。我们推荐视听教材[4,7-8]作为家庭口腔保健的补充说明；这些材料可以更详细地阐明口腔保健方法（图2-47）。医生应向患者做出如下建议：

- 刷牙方法（使用手动或电动牙刷）。
- 邻间隙清洁工具（最好根据邻间隙的特点选择牙间隙刷、牙线或二者联合使用）。
- 药制纱布的使用（例如，指套刷，Enacare，Micerium），特别适用于患者外出时的个人口腔保健。

手动牙刷还是电动牙刷？

手动牙刷种类繁多，但目前没有发现哪种类型的牙刷明显优于其他类型。不过，最好选择软毛或中软毛的牙刷，这种牙刷对组织损伤小，且同样能有效地去除菌斑生物膜。选择的牙刷应具有如下特点：

- 刷毛软。
- 尼龙或聚酯纤维的刷毛，顶端圆钝，直径≤0.23mm。
- 刷头与患者口腔大小相称。
- 刷柄与患者年龄以及使用技巧相适应。

牙刷使用的效率主要取决于患者的灵活度和对牙面施加的力，这种力不宜超过300~400Pa[9]。目前，电动牙刷的使用也变得越来越普遍。

近期的系统综述从牙龈健康，去除菌斑、色素沉着和结石的能力，可靠性，不良影响以及费用方面对手动牙刷与电动牙刷的功效进行了比较，结果发现老一代的电动牙刷和手动牙刷的效果相当[10]。根据几项研究报道，最新一代的电动牙刷，即振动-旋转式电动牙刷（图3-1），与手动牙刷相比，可以更加有效地去除牙菌斑和维持口腔健康[11-14]。以环形、旋转或振动形式运动，并有柔软的刷毛不会损伤组织或任何修复体的电动牙刷是一个不错的选择。包括Cochrane回顾在内的系统的、独立的综述验证和确认了振动-旋转式电动牙刷技术的优越性、有效性和安全性，尤其是相较声波牙刷或手动牙刷而言[11-14]。2014年发表的一篇报道对1964—2011年间发表的56篇研究进行了回顾，根据刷头运动模式的不同，研究了超过7种的电动牙刷技术。回顾的研究中超过50%的研究集中在振动-旋转技术上，增强了Oral-B相较于其他电动牙刷技术更佳的科学证据；应用这种技术的牙刷是唯一一种在减少菌斑和降低牙龈炎症方面都优于手动牙刷的牙刷类型[11]。笔者还研究了关于电动牙刷安全性的证据，发现使用电动牙刷和软组织损伤之间并没有显著关联[11]。

关于使用方法，可以将牙刷摆放成与牙齿的长轴成90°[13]。缓慢振动，刷牙时动作平稳，同时用力要轻柔，以免刷毛过度弯曲。对于牙膏，建议使用磨耗度控制在30~45个放射性牙本质磨损值（radioactive dentin abrasion, RDA，它代表了对牙釉质/牙本质的磨耗能力，也称为相对牙本质磨耗值）的牙膏（请参阅"牙膏"部分），因为使用较旧式的电动牙刷会增加牙齿磨耗和牙颈部敏感的风险。

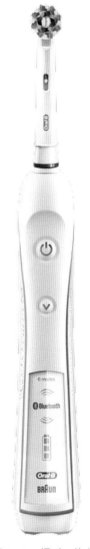

图3-1 振动-旋转式电动牙刷。

刷牙

由于在文献中没有哪一种刷牙方法被证实是绝对理想化地可以适用于所有情况[1]，所以当患者刷牙时既能有效地去除菌斑微生物又不损伤软组织的方法就是最好的[6]。**简而言之，效果比方法更重要**[15]。

刷牙频率必须根据个人情况而定，但每天至少要刷2次才是有效的刷牙行为[16]。事实上，研究发现每天刷牙2次的人清洁后的牙面仍有超过2/3（69%）还存在明显的菌斑，这相较于每天刷1次牙的人来说仅仅降低了10%[17]。

对患者进行适当的鼓励并重复宣教是至关重要的，这可以作为加强其菌斑控制、促进口腔卫生，并提出可以改善患者家庭日常保健中无效操作的策略[17-18]。

口腔保健程序的持续时间也会影响菌斑清除的效果。在一项研究中，视频记录了大约4000名患者的刷牙过程，发现他们平均刷牙时间为46s[19]。在8年后一项类似的研究中，平均刷牙时间增加了4s，达到了50s[6]。作为参考，手动牙刷的适宜刷牙时间应为5min，而振动-旋转式电动牙刷则为2min，但我们认为，最重要的因素仍然是采用正确的刷牙方法，或者更确切地说，是刷牙的效果。

最佳的刷牙方法可通过评估患者龈缘的角化龈量和牙龈生物型来确定[21]。Lindhe等[22]引入了"牙周生物型"一词来描述牙齿颊舌面的牙龈厚度，将"厚平型"的组织与"薄扇型"组织区分开来。

厚平型牙龈（图3-2b）组织体积较大，一般更耐刷牙的压力。相反，薄扇型牙龈（图3-2a）与牙龈退缩更有关[23]。对于薄扇型牙龈，最适合的刷牙方法是刷毛尖端朝向根尖方向放置的竖转动法（图3-5和图3-6）[20]。对于厚平型牙龈，可以使用改良Bass刷牙法（图3-7和图3-8）。

由于使用刷毛剥脱、磨损过度，

图3-2a 薄生物型。

图3-2b 厚生物型。

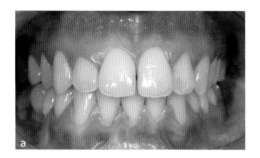

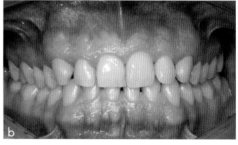

薄生物型

- 组织非常薄。
- 临床冠较长。
- 非常明显的牙龈扇贝状外形。
- 牙齿外形呈三角形。

厚生物型

- 组织非常厚。
- 临床冠正常或较短。
- 牙龈扇贝状外形较不明显。
- 牙齿外形呈方形。

或过硬的牙刷，或使用的刷牙方法不当而对软硬组织造成的危害已经越来越常见[24-26]。解剖上的诱发因素有时会促进这种损伤的形成，例如牙齿颊倾、附着龈不足，以及系带位于牙冠之间。

这些解剖因素有时会出现比较严重的不良反应，临床上可能表现为糜烂或溃疡形式的点状损伤。这种情况下，特别适合使用竖转动法和药制一次性纱布（图3-18和图3-19）来进行口腔清洁[15,20]。

稳定和不稳定的膜龈复合体

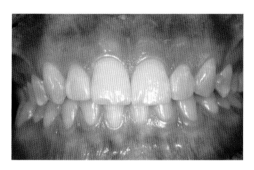

图3-3 膜龈复合体可以维持其生物形态完整性，并能稳定地黏附于其下层组织。

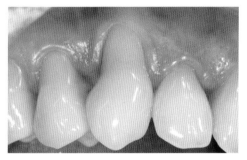

图3-4 膜龈复合体发生了非生理性改变，不再能维持其生物形态完整性，且无法稳定地附着在下层组织上。

组织不稳定的诱因

1. 菌斑。
2. 局部解剖异常。
3. "创伤性"的菌斑控制。
4. 医源性因素。

在下面的部分，我们将对两种最常见的刷牙方法进行简要分析，包括竖转动法和改良Bass刷牙法。

竖转动法[3-4]

这种刷牙方法可以很有效地清除菌斑，且不会对组织造成创伤。这种方法的操作要领包括将牙刷刷毛置于龈缘处的牙槽黏膜上，使其与牙齿长轴平行，刷毛朝向根尖方向（图3-5a和图3-6a）。然后将牙刷向牙冠方向旋转（图3-5b和c、图3-6b和c）。这样刷毛就到达了龈缘和牙齿结构之间的过渡

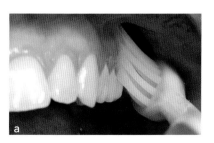
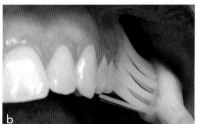
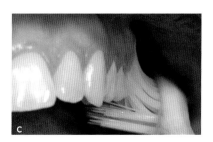

图3-5 （a）竖转动法操作时，将牙刷刷毛朝向根尖方向放置，放在龈缘上方的牙槽角化黏膜上。（b和c）将牙刷刷毛向冠方旋转。

区，从而去除菌斑生物膜而不损伤组织。为了有效去除前牙舌面的软垢，必须使用牙刷短的一边，而不是长的一边，或者将牙刷头竖起来使用，并检查确保牙刷的刷头全部位于口腔内（图3-13）。刷下颌牙时，牙刷柄面向下握持；而对于上颌牙弓，则面向上握持，然后将牙刷向冠方旋转，进行能够利用到所有刷毛的刷牙动作[27]。

竖转动法适合于以下6种特定的口腔

情况：①牙龈退缩；②牙齿敏感；③被牙槽黏膜包绕的种植体；④易受创伤的薄生物型牙龈；⑤适宜的龈下边缘美学修复体；⑥牙周手术后。

正确地进行旋转操作，可以使刷毛与要清洁的整个表面保持良好的接触（图3-11～图3-14），这一点是影响沉积物清除效率的重要因素。操作时，忌用中毛和硬毛的牙刷，因为这些牙刷有造成创伤性损伤的风险。

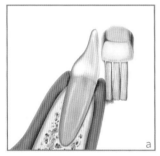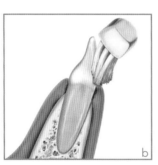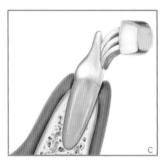

图3-6　竖转动法的示意图。刷毛最初与牙长轴平行，超过龈缘放置，（a）然后将牙刷向冠方旋转（b和c），从而轻柔并有效地清洁龈缘与临床冠之间的过渡区。

改良Bass刷牙法

在20世纪40年代，Bass博士[3-4]首次提出了这种方法并广受欢迎。该方法也可以被称为一种龈沟刷牙法，因为操作过程中要将刷毛以与牙长轴成45°放置到龈沟内（图3-7a和图3-8a），然后在该区域轻微颤动，从而破坏龈沟内已经形成的菌斑（图3-7b）。

Bass刷牙法最常用的是它的改良版，改良版包括一个刷毛向冠方旋转的动作，以去除龈沟或牙周袋内被颤动运动破坏的菌斑。这种方法适用于强韧的

厚平型牙龈（图3-2）。相反，对于薄扇型牙龈，如果使用不当，Bass刷牙法会导致组织退缩、牙龈擦伤以及由不当的刷牙法引起的各种损伤[3-4,20]。因此，竖转动法的6种适应证反而是Bass刷牙法的禁忌证。

此外，牙齿的咬合面也需要进行仔细地清洁。临床医生倾向于建议患者以环形旋转运动的方式（图3-10）而不是水平运动的方式来清洁咬合面。因为水平运动虽然有效，但患者在操作时可能会不慎横刷到口腔其他区域，很可能会损伤到周围组织，所以应该要避免。

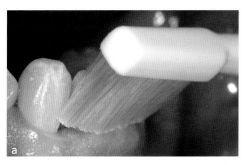 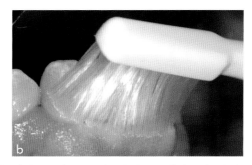

图3-7　当使用Bass刷牙法时，牙刷要以与牙长轴成45°角插入到龈沟或牙周袋中，（a）然后在该区域来回反复颤动，从而破坏龈下的菌斑生物膜（b）。

图3-8　改良Bass刷牙法。（a）刷毛能够进入龈沟，通过来回往复的颤动来轻柔有效地破坏菌斑生物膜。对此建议使用龈沟专用牙刷，这种牙刷的刷毛行数较少，可以更有利于刷毛以与牙长轴成45°角插入到龈下。（b）接着将刷毛向冠方进行旋转运动，从而有效地清除微生物菌斑。

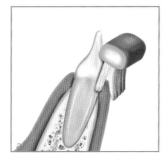 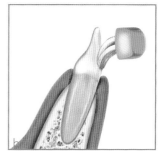

由于前牙区更易于清洁，而后牙区易被忽视，因此建议医生推荐患者先从后牙舌侧面开始清洁（图3-9）。

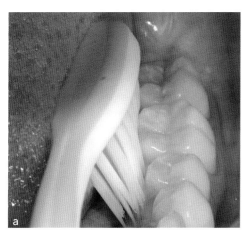 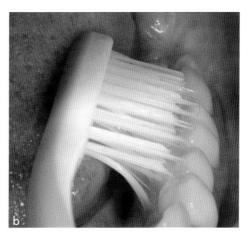

图3-9（a和b）　在家庭口腔保健中，刷牙通常作为一种日常活动来进行，因为前牙区的美学效应，患者倾向于先从前牙开始刷起，并在前牙区停留。然后，他们会以更匆忙且更不彻底的方式来清洁后牙。因此，建议患者从口腔中的下颌牙舌侧区域开始刷牙。

咬合面清洁

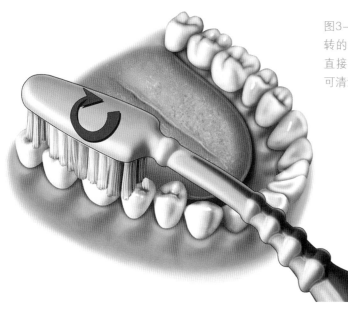

图3-10　要清洁咬合面，建议使用环形或旋转的动作，刷毛与咬合面垂直放置，使刷毛直接进入牙齿的窝沟和点隙进行清洁，一次可清洁2~3颗牙。

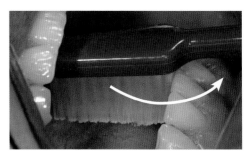

图3-11　错误的刷牙示范：刷毛在牙齿上叉开，因此刷牙效果如图3-12中所示，未能对牙面进行彻底的清洁。

图3-12　牙齿只有部分被清洁：刷毛可到达的牙齿冠部大部分区域未见钙化沉积物，但是在近牙龈的位置却可见大量钙化沉积物，而该区域也是易发生炎性疾病的区域。

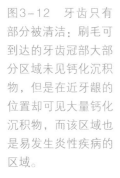

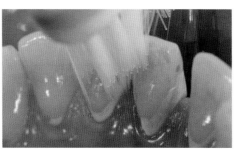

图3-13　为了彻底清洁下颌前牙的舌面，牙刷刷头必须完全放入口中。所有的刷毛都要保证在口腔中，也就是说在清洁下颌牙弓时，牙刷柄首先必须面向下放置。如图中箭头所示，刷毛必须顺次从牙龈到牙齿的方向转动以清洁整个舌面。

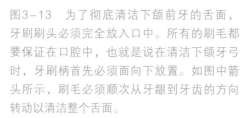

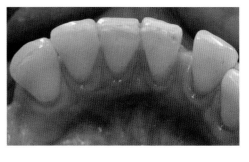

图3-14　图3-12所示的同一名患者的口内照片。只有采用这种严格的方法才能全面有效地去除菌斑生物膜。

舌部清洁

为了彻底清洁口腔，舌也应该像牙齿一样进行清洁[28]。建议握住牙刷柄，使它与舌体中线成直角，并将刷毛朝向喉咙。力量轻柔地将牙刷向前旋转到舌尖，然后重复该动作4~5次（图3-15）。

舌的解剖结构可能会有助于沉积物的滞留：舌头的裂隙和裂纹可能深达几毫米（图3-16b），是引起口臭的细菌的藏身之所[29]。由于微生物会影响整个口腔的生态系统，所以有必要通过清洁舌部来减少细菌数量，从而延缓菌斑的形成。尤其是舌背部分，该区域含氧量较低，且难以做到良好的自我清洁，因而导致舌垢和口腔异味的形成（图3-16a）。

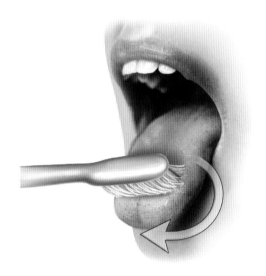

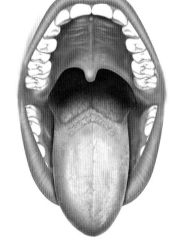

a

图3-15 在刷舌部时，建议如箭头所示，使用转动的方法。在晨起之后就应该进行舌部的清洁。

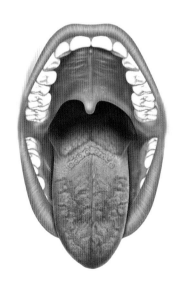

b

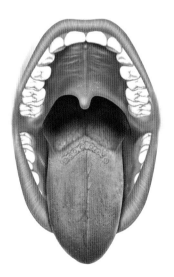

c

图3-16 （a）早晨醒来时舌体常常被舌垢覆盖。（b）舌上有能藏匿细菌的裂纹、裂隙和裂沟。（c）去除这些细菌是很重要的，可以预防口臭、异味和其他与生物膜形成相关的问题。

单束刷

对于非常难以清洁的位点，医生可以建议患者使用一种只有单簇刷毛的牙刷，当有炎症时，还可联合使用氯己定凝胶或其他抗菌剂。

单束刷特别适用于所有患者无法有效接触的表面，即：

- Ⅰ度和Ⅱ度根分叉病变的开口处。
- 磨牙远中区域的凹陷，尤其是在截根术后。

- 任何其他的凹陷区域。
- 后牙远中面（图3-17a）。
- 缺牙区的邻近表面。
- 骨结合的种植体支持的修复体。
- 正畸后保持器周围的区域。

由于这种牙刷刷头很小，可以避免咽反射的发生，因此也特别适用于咽反射敏感的患者。

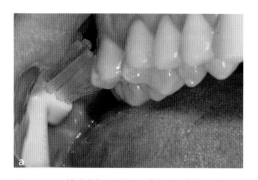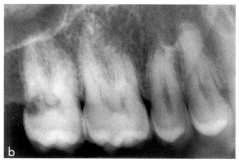

图3-17 单束刷可以用于难以清洁的区域，如牙弓最末端牙齿的远中面（a），该区域易患龋坏（b）。单束刷可以让这种区域获得最理想的清洁，且还可以预防龋病和牙周疾病的发生。

药制纱布或一次性毛巾、指套刷

药制纱布或一次性毛巾可以缠绕在惯用手的食指上，通过从牙龈到牙冠的旋转运动来去除牙面的软垢（图3-18～图3-20）。这种方法可以简单有效地去除菌斑，还可作为牙刷的补充使用，提高其清洁效率[30-37]。

研究数据[18,26,30-37]显示患者的菌斑控制和理想标准相比还存在很大的差距（刷牙后还有58%的菌斑残留），而平时的临床观察也证实了这一点。

人们通常会特别注意刷前牙区牙齿，这不仅是出于习惯，也是出于美观考虑。因此，对后牙的清洁，尤其是腭侧和舌侧面，常常草草了事（图3-12）。软垢、结石最易堆积的区域是下颌磨牙和前磨牙的舌面[25]。此外，人们握着牙刷柄的时候，并不能检查牙刷刷毛是否有效地接触到了所有牙齿表面。相反，指尖含有触觉感受器，可以精细地控制包住手指的纱布的清洁范围。拿出一块纱布或药制一次性毛巾并展开[30-37]，把惯用手的食指放在纱布中央，将其完全包绕在手指上（图3-19）。然后用纱布清洁所有的牙齿。正确的清洁动作是从牙龈到牙齿方向的垂直运动（图3-18），一次清洁一颗牙齿。

当出现严重的局部敏感，或是刷毛引起不适因而产生回避反应时，常建议使用纱布。在这些情况下，患者往往会避开敏感区域，从而导致菌斑大量堆积，形成恶性循环并加重疼痛症状。相反，纱布或药制一次性毛巾的使用是无创的。其他的适应证还包括不便于使用常规牙刷、嫌麻烦或不能获得充分效果

的所有临床情况，例如进行口腔、牙周或种植手术的患者[33-34]和开口困难、灵活性差[35,37]，或卧病不起、患有残疾的患者[36]。

如图3-21所示，用纱布或药制一次性毛巾绕在牙冠周围也可有效地清洁缺牙区邻近的牙面。所使用的摩擦动作，类似于擦鞋或将毛巾横绕过脖子的动作。对于医生来说，建议患者使用这种易于包绕在种植体支持式的固定修复体上的药制或普通的纱布是非常有用的。这种手用方法非常有效，可以用来清除种植体暴露的螺纹上的菌斑。

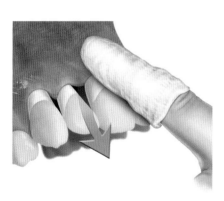

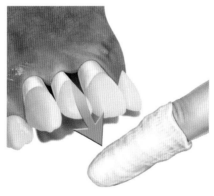

a   b

图3-18 纱布缠绕在惯用手的食指上，首先放在角化龈或牙槽黏膜上（a），然后沿根冠方向进行旋转动作（箭头所示）（b）。这种操作可以在顾及黏膜组织完整性的同时有效清除菌斑。

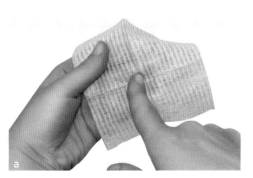

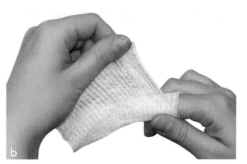

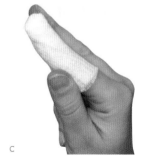

a   b   c

图3-19 （a）一块纱布被剪成合适大小，将惯用手的食指放在纱布中间。（b和c）然后如图所示，将纱布包绕在食指周围。

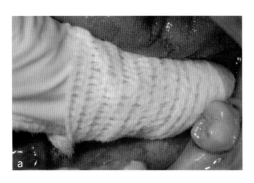

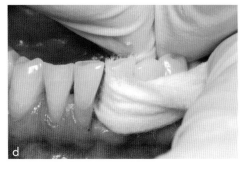

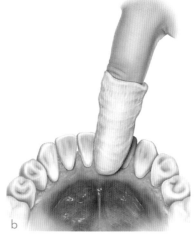

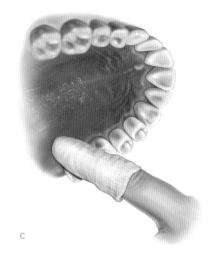

图3-20（a~d） 纱布、指套刷或一次性毛巾易于获得且价格便宜，最重要的是，可获得更好的触感（例如，握持牙刷柄的时候很难感知刷毛的准确位置，相比而言，这种方法的灵敏度更好），这有助于进行彻底的清洁。建议患者在三餐间，或者是离家且不能使用牙刷的时候采用这种方法。

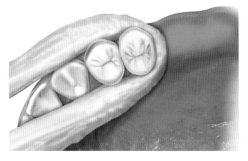

图3-21 将纱布、指套刷或一次性毛巾包绕在牙弓中现有的最末端牙齿的远中面。

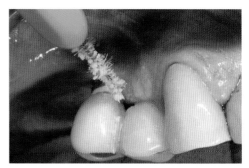

图3-22 建议使用牙间隙刷来去除种植体暴露的螺纹上的菌斑，如该临床照片所示，这种方法是非常有效的。

　　浸泡在0.12%的氯己定中的药制一次性毛巾或纱布（例如Enacare这种指套刷）目前已上市。在清洁有炎症的区域时，或者是进行手术后的口腔清洁时，这些药制纱布或一次性毛巾非常有效且实用（图3-23a）[33,37]。由于这种产品降低了氯己定的浓度，还联合使用了预防变色的方法，而且氯己定主要残留在纱布中而不是口腔内，所以里面含

有的氯己定似乎并不会像漱口水或凝胶状的氯己定相关抗菌制剂一样引起牙齿表面的色素沉着。这种方法的临床效果就类似于用布和一种特定产品去清洁物体时的效果：清洁剂会通过清洁动作去除。如果产品只是在表面喷洒而没有后续的清洁措施，那么就会留下污点和色素沉着。

　　最近，引进了一种浸泡在生理溶

液中的一次性毛巾产品（Enacare；图3-23b）。这些专利产品是无菌的，在对黏膜、牙齿和牙龈进行温和有效的清洁时，并没有禁忌证。它们主要适用于对婴儿口腔黏膜进行温和的家庭护理。

意大利卫生部关于龋病的预防指南建议，在每次喂食后，用浸泡在生理溶液中的纱布或简单地用自来水打湿的纱布来清洁婴儿的口腔[38-39]。

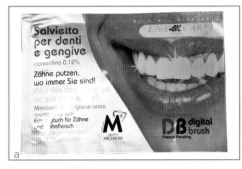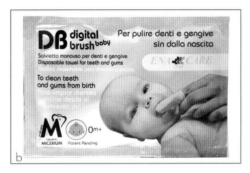

图3-23　浸泡在0.12%的氯己定溶液中的药制纱布、指套刷或一次性毛巾（a）和浸泡在生理溶液中的一种新型的指套刷或无菌的一次性毛巾（b），这两种产品符合笔者的观点并已经申请了专利。由于刷牙的效率只有42%[19]，因此指套刷可以作为一种辅助工具来改善家庭口腔卫生清洁情况。

牙间隙刷

要想获得并维持一个令人满意的牙龈健康状况，去除牙邻面的菌斑至关重要[2]。牙周病和龋病主要发生在邻面，尤其是在后牙区[40]。因此，要特别重视这些关键区域菌斑的彻底去除[41]。

由于传统的牙刷无法对这些区域进行清洁，所以必须要使用特殊的工具：牙线、牙间带、牙间隙刷（装在金属丝上的刷子）或者电动清洁工具[35]。最适清洁工具的选择取决于解剖特点和个人因素[40]，即牙间乳头的存在与否、牙间隙的大小以及患者的灵活性和积极主动性[41]。然而，人们使用相关的工具进行邻面的菌斑控制似乎并不普遍，说明牙间隙的清洁还没有成为人们日常口腔卫生清洁活动中的一部分[42-43]。临床照片（图3-22）可见大量菌斑沉积，这些菌斑使用牙间隙刷容易去除。建议临床医生向患者展示种植体螺纹间的菌斑生物膜，这样会激励患者进行更有效的口腔家庭保健（图3-24～图3-26）。医生需要确定患者已经掌握了预防疾病所需的口腔卫生清洁的技能。

文献表明，只有2%～10%的患者日常使用牙线[43-44]。而这一数据是否准确甚至被高估有待考证。尤其是，有多少声称使用了牙线的人真的正确地使用了牙线，换言之，有效而无创地使用了牙线清洁技术？

口腔卫生清洁技术是维持组织健康

的关键，而修复体的存在会让牙间隙的家庭清洁变得更加困难（图3-24c）。修复体邻间隙区域的大小约为2mm，以让牙间隙刷可以顺利通过，而牙间隙刷也是清洁这些部位的首选工具。

后牙邻面存在明显的凹度，尤其是在上颌第一前磨牙近中面（图3-24b和图3-30），在这些区域，显然牙间隙刷比牙线更适用[4,45]。牙间隙刷也适用于前牙区存在间隙、缺少牙乳头、外展隙大或合并有牙龈退缩的情况[46]（图3-25和图3-26）。

这些工具只要遵循配图中阐明的一些简单方法就很容易使用（图3-25和图3-26）。在骨结合种植体支持式的修复体中，有必要使用带有塑料涂层的牙间隙刷（图3-24c和d）。

建议患者使用必要有效的工具，而不要为患者设计一系列在短期试用后就会放弃的苛刻而困难的方法[47]。

为了获得良好的依从性，为患者提供一个简单、个性化的工具使用说明是一种好方法。然而，主要的困难在于鼓励患者并提高他们的技巧。刷牙联合牙

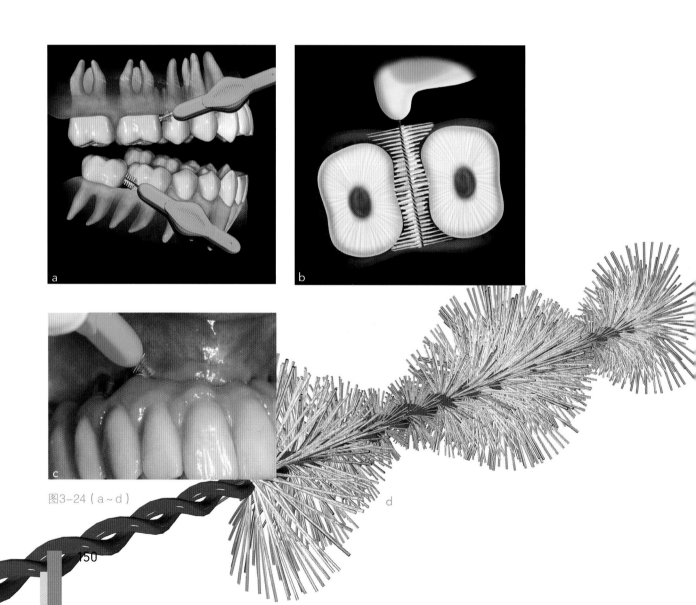

图3-24（a~d）

间清洁可以获得较好的菌斑控制效果，可减少67%的探诊出血，而单独刷牙只能减少37%[41]。由于正确并坚持进行牙间清洁就能够获得满意的菌斑控制效果，因此，需要新的技术和工具来促进牙间区域的清洁[48]。

在进行口腔卫生清洁指导时，临床医生必须仔细考虑关于各种牙间清洁辅助工具有效性的科学证据[43]。引进创新性的清洁工具有可能提高家庭口腔卫生

清洁水平[20,43]。

许多患者的菌斑控制是不足的，需要改进[18]，其中最大的挑战就是有效的邻面清洁。对医生来说，建议患者使用改良的牙间隙刷（例如Enacare，一种基于笔者理念的专利刷；图3-24d），并提供详细的使用说明是非常有益的。短期研究显示，即使是一次简单地介绍工具使用的口腔卫生指导，也可以对减少牙龈炎症产生积极的影响。

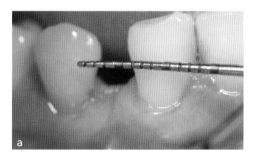
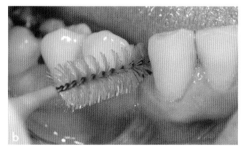

图3-25（a和b） 当牙齿的邻间隙非常宽时，可选用较大的牙间隙刷来有效地清洁邻面。

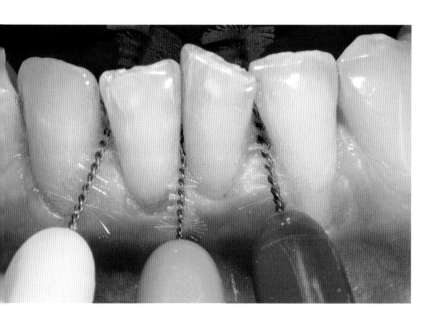

图3-26 将牙间隙刷正确地放入邻间隙，并把刷子朝向根冠方向，这一点尤为重要。换言之，该工具必须持以一定的角度，以便从下到上插入下颌牙弓，或以相反方向（即从上到下）插入上颌牙弓（牙间隙刷，Enacare）。

牙线

建议龈乳头完好的所有患者都使用牙线，在此基础上指导患者牙线的使用，尤其是清洁效果更佳的前牙（图3-27）。如果后牙区牙列拥挤，牙间隙刷无法通过邻间隙时，牙线仍是清洁后牙邻间隙的首选工具[50]。

如前所述，有2%～10%的患者定期有效地使用牙线。牙线的类型，例如有蜡或者无蜡，似乎并不会影响沉积物清除的效果[1]。但是，还是建议使用一种轻度上蜡的牙线，因为这种牙线与牙面接触的面积更大。高品质的产品包括超强力聚四氟乙烯牙间清洁带（Enacare）和带中央海绵的牙线（Superfloss，Oral-B；用于种植体的一种特制的牙线）。后者特别适用于清洁半固定修复体的邻间隙、黏膜支持的桥体以及连接体下方的区域。然而，最重要的仍是熟练掌握使用这些工具的技能[6]。

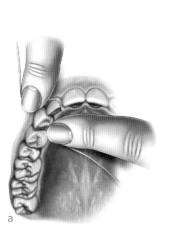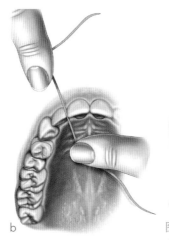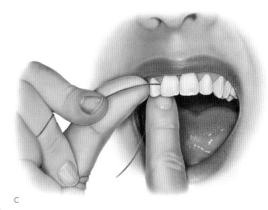

图3-27　牙线的正确使用（a和c）。错误：牙线如果没有包绕在牙齿上（b）来形成一个"C"形（a），极易造成损伤，且无法使邻面获得有效的清洁。

牙线的使用

首先应该将牙线缠绕在双手的中指上，并且不宜过紧以防造成手指局部缺血。然后用两只手的拇指和食指抓住牙线。使用牙线时，要轻柔地插入牙间，将牙线与牙弓成一定的角度，然后在牙齿间以小幅度的前后运动的方式向龈方通过接触区。当到达邻间隙时，牙线必须以滑动的方式运动（首先围绕一颗牙，然后围绕相邻牙齿的相对表面）从而形成字母"C"的形状（图3-27a和c）。牙线还必须在颊舌和舌颊方向进行轻柔的往复运动以通过龈缘下区域。这一运动应该在每个牙面上重复。最后，通过水平方向上的小幅度前后运动来取出牙线。

错误地使用牙线可能会造成损伤（图3-28和图3-29），即所谓的牙线割伤，如果患者接受了正确的操作技术的指导，这一点通常可以很容易得到纠正。

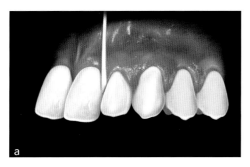
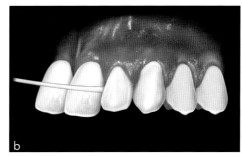
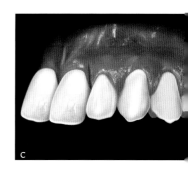

图3-28　牙线的错误使用（a）会导致牙龈割伤（c）。牙线的正确使用方法（b）。

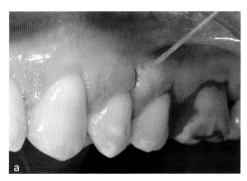
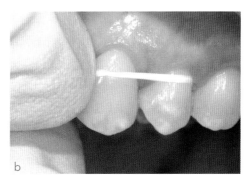

图3-29　（a）临床照片显示了由于牙线使用不当而造成的损伤。（b）在接受适当的指导后，患者正确地使用了牙线。

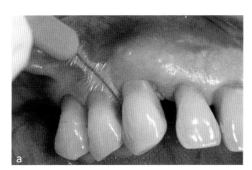
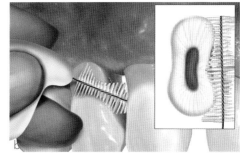
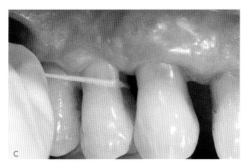
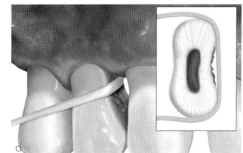

图3-30　注意，如果牙邻面的根面上有明显的凹陷，呈肾形或豆状，那牙线就不能有效清除其表面的菌斑生物膜。在这种情况下，牙线会像桥梁一样架在两端，并悬在凹陷上（c和d）。因此，此时最合适的工具毫无疑问是牙间隙刷（a和b）。

牙膏

牙膏是表面活性剂，可以提高牙刷的机械作用。牙膏内含90%～98%的摩擦剂，即二氧化硅、氧化铝和氢氧化铝颗粒，以及抛光剂，例如碳酸盐或磷酸钙[6]。它们的作用应该是以轻微摩擦的方式来去除菌斑而又不损伤牙釉质[25]。这一作用由摩擦颗粒的特性和颗粒大小决定，并可通过RDA来测量[14]。遗憾的是，大多数的牙膏都不会公布它们的磨损值，如前所述，这个数值应该在30～120RDA之间[6]。美国牙科协会和国际标准化组织声明，产品的磨损值只要不超过250RDA都是可以接受的[3-4,51]。需要指出的是，牙齿的磨损是多因素的，牙膏在体外的磨损值水平只代表了影响它的一个潜在变量[25]。刷牙方法、施加的压力以及牙刷的质量都可能影响牙膏的潜在磨损性。因此，临床安全必须综合评估这些因素，而不仅仅是RDA[51]。

牙膏中所含有的任何药物如果分散在已经用干牙刷清洁过的牙齿上，就可以更有效地发挥作用。不过，牙膏的主要作用还是预防牙齿的污渍和变色。有些牙膏内含有抗菌物质，如麦卢卡和西吡氯铵[52]，可选用来作为传统口腔清洁方法的补充，对牙龈起消毒、镇静和杀菌的作用（图3-31）。

因此，建议患者刷牙先不用牙膏（即干刷），而且最重要的是，从后牙的舌腭面开始刷起，并对这些区域投入更多关注，从而达到更有效、更彻底的刷牙效果。

漱口

漱口在菌斑控制中起补充作用。需要说明的是，漱口必须配合日常的基础口腔清洁程序来使用，这一点很重要。漱口水内含有各种抗菌物质，包括氯己定，尽管长期使用会产生诸如牙齿色素沉着等副作用，但仍是最有效的抗菌成分。不过，这种色素沉着可以通过专业治疗得以去除。笔者不建议使用漱口水，而是建议使用含0.12%氯己定的药制一次性毛巾或指套刷（Enacare）。

菌斑显示剂

菌斑显示剂是一种植物性物质，主要用来显示菌斑的存在，提高患者控制菌斑的积极性。它们可以是药片或液体的形式，而后者更适用于临床。在涂菌斑显示剂之前，建议先将凡士林涂在嘴唇上，保护嘴唇，避免嘴唇的长期着色。

操作人员应该用棉签将菌斑显示剂沿龈缘涂布，接着让患者冲洗掉多余的试剂。然后，医生应该让患者将试剂吐到牙椅的痰盂内，并保证水流冲洗，这样试剂就不会在牙椅的痰盂壁上着色。之后，再给患者一面镜子，让医生和患者都可以检查生物膜被染色后呈现的红色区域。这些工具可有效地激励患者，并让患者参与识别他们在日常家庭口腔护理中最易忽视的区域。

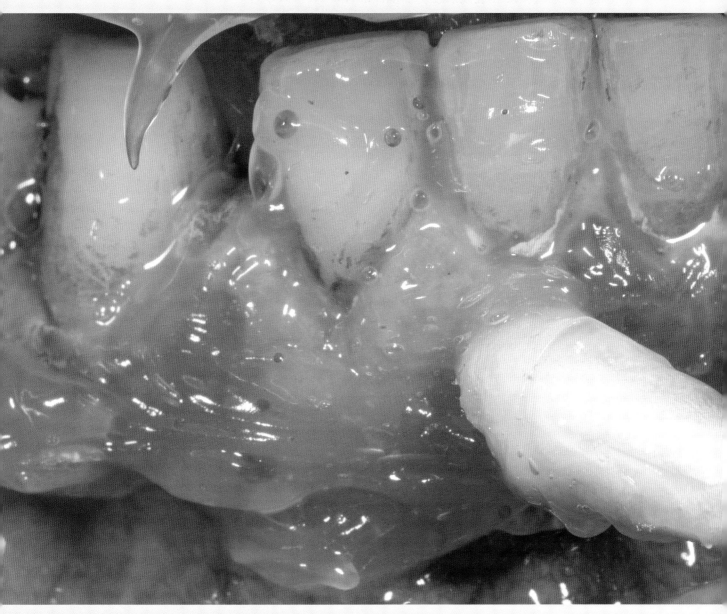

图3-31

牙周非手术治疗

牙石探查

为什么牙石探查至关重要？应该用什么工具来探查?

在进行病因相关的牙周非手术清创之前，必须要确保这一治疗的必要性[35,53]。牙周探针是探查龈下牙石是否存在的理想器械（图3-32）。

即使是在只有2mm的龈沟中，也可能存在大量的棕色或黑褐色的牙石。在将探针沿与牙长轴平行的方向插入、测量龈沟或牙周袋的深度后，医生应该将器械倾斜，用牙周探针的尖端来检测龈下牙石的存在（图3-33）。

图3-32 黄色圆圈显示了深棕色、黑褐色牙石的存在，这些结石在龈缘处很明显。

图3-33

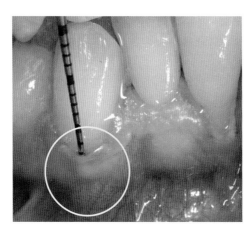

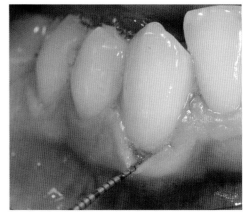

建议临床医生使用气枪，将其直接放置在龈沟/牙周袋处，以便使牙石更容易识别（图3-34）。对牙石的正确定位可以促进器械治疗的有效进行。通过牙周探针的使用，可以获得关于牙根形态特征以及牙石位置和分布的信息，从而制订出能有效去除钙化沉积物，同时又兼顾牙体组织完整性的操作策略。

必须要准确地识别出牙石，以尽量减少去除这些牙石所需的操作（即只实施那些严格必要的操作，避免在根面进行不必要的重复动作）。牙齿不应该被过度刮治或过度治疗（即过度器械治疗），因为去除过多的牙齿结构，将会带来术后根面敏感的风险。现有的证据均建议医生按需要进行全面、细致、温和/或积极的器械治疗来尽可能彻底地去除牙石[54]。

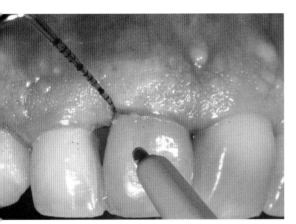

图3-34

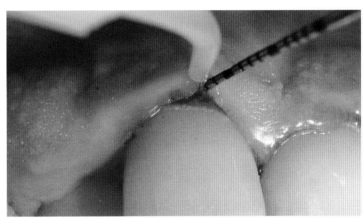

图3-35

应该怎样进行牙石探查？

龈下的探查动作必须非常慢，从而尽可能地多收集临床信息，并且操作要涵盖各个方向（垂直、水平和倾斜，对器械的握持要轻柔）。图3-35显示了随着半导体激光工作头的关闭或开启，临床医生是如何用它来检测牙石的[8,55]。

最适合探查龈下牙石的器械仍是牙周探针，探查时探针与牙长轴成一定角度（图3-35~图3-39）。即使是在厚生物型牙龈的情况下（图3-2），黑色的结石也很容易识别。不过，对临床医生来说，能轻微移开黏膜组织以更好地显示沉积物的位置和范围仍是很重要的（图3-35）。一旦探查到沉积物（即器械"偶然发现了"障碍物），医生应该通过一些探索运动来更好地感知其轮廓，并始终对牙周探针施加最小压力，以促进和增强触觉感知。探查应该重复多次，最终目的是获得一个关于牙根面上牙石分布情况的清晰且精确的轮廓或关于钙化沉积物现状的地图（图3-37和图3-38）。探针的尖端应该始终朝向根面（图3-36和图3-37）。

图3-36

图3-37

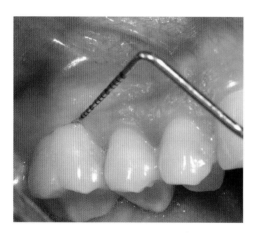
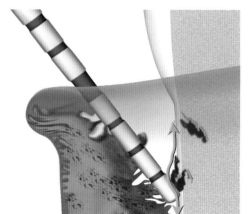

临床医生应该将牙周探针的尖端沿着根冠-冠根方向滑动，动作要非常缓慢而轻柔。对器械的握持始终要轻，从而提高触觉灵敏度。

牙科探针也可以用作牙周探针的替代物。

什么时候需要探查牙石？

在牙周的病因学治疗相关阶段的开始、器械治疗前以及治疗结束时，都必须对牙石的堆积情况进行探查，以评估刮治操作的效果。即使是在非手术器械治疗期间，经常使用牙周探针都是很重要的，这样就不会有多余的去除牙石的操作（多余的操作对牙面有过度器械治疗的风险），而是有针对性地去除轮廓清晰、明确的沉积物。

与测量探诊深度相比，在探查牙石时，用不同的方法使用探针是很重要的。对于探诊深度的测量，探针必须与牙齿长轴平行（图3-32），而对于牙石探查，则建议探针与牙面保持明显角度，与牙面的接触点由两个减少为一个，并将尖端沿根冠—冠根方向运动，目的是增强触觉灵敏度（图3-36和图3-37）。

图3-38 散在分布的结石。

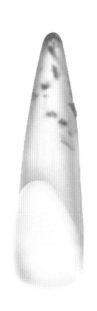

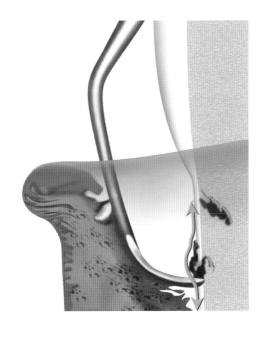

图3-39 笔者建议在进行牙周洁刮治操作前，器械按箭头所示的方向进行探索性移动。

临床建议

要想用手动器械或超声器械进行有效的牙周清创，必须要识别出钙化沉积物的存在（图3-40~图3-49）。即在使用牙周探针探查牙石之前，也建议先进行X线检查以了解需要被去除的沉积物情况。X线片非常有用，它可

图3-40

以为邻面的牙周袋深度和沉积物的存在提供参考。因此，要仔细检查X线片，且最好配合使用放大镜来读片，因为放大镜可以促使医生以正确、严谨的研究态度对每位患者的X线片投入时间（图3-40）。此外，放大镜可用来显示沉积物，并为之后的器械治疗收集有用信息。

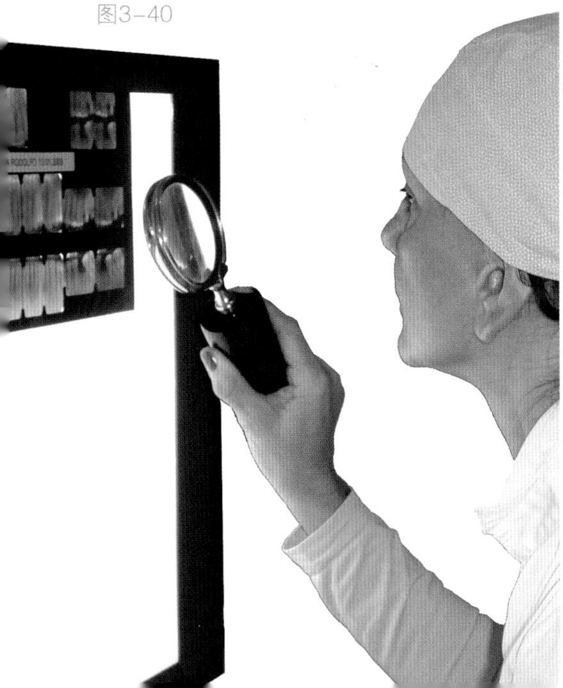

要注意的是，X线片上并不能识别出颊侧或舌腭侧的牙石。因此，在这些位点，建议最好进行细致彻底的临床检查，因为这是探查这些位点牙石的唯一方法（图3-33和图3-35）。图3-41a是一张显示了修复体根方的黑色龈下牙石的X线片，片中在上颌左侧第二磨牙修复体根方残根的远中面可见明显牙石影像。X线片对于牙石的定位是很重要的，它可以将牙石与修复体边缘区别开来。该位点探诊深度为10mm，且有探诊出血现象。如图3-41b所示，使用Langer 1/2小型通用刮匙在颊腭方向上

做水平运动。这种操作可以有效地去除牙石。如果该位点在X线片上发现了沉积物，则其尺寸一定与分析X线片时所怀疑的大小成比例。

龈下钙化沉积物可能尺寸极小，

因而在X线片上也较不明显。所以，为了更有效地定位牙石，建议使用放大系统。然后，将探针与牙齿长轴保持一定角度通过探查来分析沉积物的位置、形态特征和大小，随后根据每个位点的具

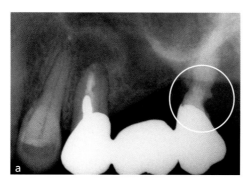

图3-41 X线片对于邻面位点牙石的定位来说非常有用，尤其是在修复体存在的情况下（a），有助于牙石的机械去除（b）。

体情况采用个性化设计的牙周器械进行有针对性的、细致的治疗。

在用牙周探针探查到牙石后（图3-37~图3-45），临床医生应该选择超声或手动器械来去除它（图3-46~图3-49）。最开始，将这个被选定的器械当作牙周探针一样使用（即轻微的握力和轻柔的压力），这一点是非常有用的。这样，被选定用来有效清除牙石的器械虽然可能比较笨重，但遇

到沉积物时仍能感知到（图3-39）。尽管使用手动器械或超声工作头时，触觉敏感度必然会降低，但这一检测阶段对于后续治疗操作的规划仍是有意义的。

只有在已经使用牙周探针和选定的器械进行了几次探查操作后，临床医生才应该放入器械进行积极、有效的器械运动来清除牙石。

图3-42 患者后续每一次复诊中，在进行牙周非手术器械治疗前，彻底的牙石探查也是很重要的。

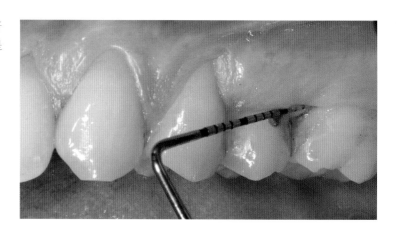

作者的临床建议

总而言之，在实施洁、刮治操作之前，需要进行如下程序：

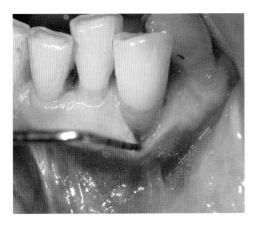

操作提供指导。

- 同一个位点在完成牙石探查之前，不要使用器械（超声或手动）治疗。
- 使用牙周探针（笔者建议选用长15mm的探针）围绕每颗牙进行根冠-冠根方向的圆周运动。
- 通过谨慎、缓慢和重复的动作来确保后续操作有效而不会过度；临床医生不应该害怕花费时间，因为这些时间将会在操作效率上弥补回来。
- 牙周探针的握持力度要轻而温和，从而增强触觉的敏感度。
- 在牙石探查阶段，探针保持一定的角度。
- 在选择好去除牙石的、最合适的牙周器械后，先用选定的器械进行牙石探查，目的是识别牙石并仔细检查。

按照这些步骤操作将会让后续的器械治疗变得更加有效和有益。

- 检查根尖片和𬌗翼片（最好使用放大镜或放大系统），以识别大到足以出现在X线片上邻面区域的牙石，从而为用牙周探针进行牙石探查的

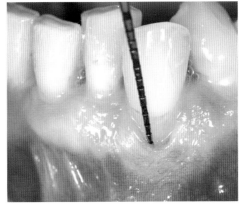

图3-43　患者最初的临床表现。牙周探诊揭示了附着龈缺失的情况下大量龈下牙石的存在。

图3-44　牙周探诊检测结果显示，探诊深度为1mm，伴3mm的牙龈退缩；同时，可见至少2mm的附着龈存在。

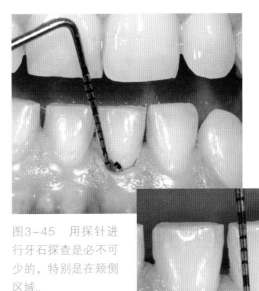

图3-45　用探针进行牙石探查是必不可少的，特别是在颊侧区域。

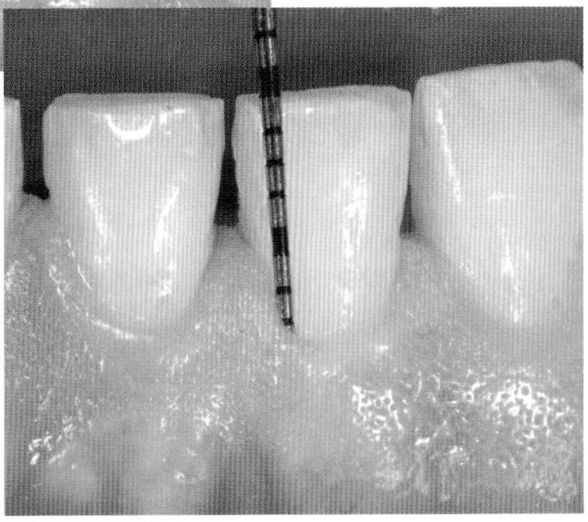

图3-46　图3-45中的同一患者在术后1年的临床表现。

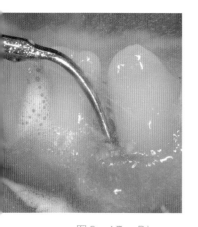

图3-47 Piezon Master 700，EMS。

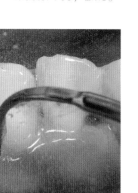

图3-48 Multipiezo，Mectron。

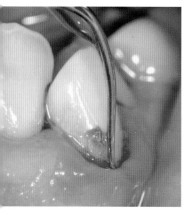

图3-49

器械治疗

机械或超声设备以及手动器械都可用于牙周非手术器械治疗。文献表明它们在去除致病因素方面效果相当[56]。尽管如此，还是建议两种器械联合使用，因为它们的器械使用适应证通常是互补的，因此可以起到协同作用，促进更全面、有效的软硬沉积物的去除。

机械性电动设备

根据所使用的频率，机械性电动设备可分为声波和超声两种。

• 声波设备

声波设备是通过空气压缩系统来操作的。机头通过机头联轴器直接连接到牙科治疗椅上。工作尖端的运动轨迹和磁致伸缩式的超声设备一样是椭圆形的，振动频率在每秒2000～8000次（Hz）。

• 超声设备

在超声设备中，通过电动换能器引起工作尖的振动，从而去除沉积物。此过程中，还需要使用冷却系统充分灌洗来散热，而且重要的是，要将冷却水直接作用于工作尖的尖端（图3-50和图3-51）。

当冷却水中的空气粒子破裂并释放出能量时，可产生空穴效应，有助于破坏生物膜[57]。根据工作尖的形状，工作尖的运动轨迹可以是线性、椭圆形或圆形[58]。

根据原理的不同，超声设备可分为磁致伸缩式和压电陶瓷式。

磁致伸缩——磁致伸缩式设备会产生一个磁场，从而引起工作尖的振动，每秒的振动频率为18000～45000次（Hz）。它是由插在手柄中的金属镍等强磁性材料薄片堆叠而成，并配合工作尖使用[35]。

压电陶瓷——压电陶瓷式设备的工作频率在每秒25000～50000次（Hz）之间。工作尖的振动是由手柄中的晶体尺寸变化而产生的。Vector系统（Dürr牙科）配备了直或弯曲的灵活的Vector碳素纤维工作尖，配合含羟磷灰石颗粒（颗粒尺寸大约为10μm）的Vector液体抛光剂的喷雾使用，是一种特殊的压电陶瓷式设备，可产生温和的"喷砂"效果。有证据表明，这一设备的性能与传统的手动设备或超声设备相似[59-62]。不过，这种Vector设备在去除大量牙石方面效果相对欠佳，而且不适用于种植体周围炎的治疗[3,59]。

• 机械设备的共同特性

• 声波和超声设备具有加快牙周非手术清创治疗程序的优点，倘若严格遵循了"牙周机械治疗：一步一步的操作技术"这一章节中所描述的原则，那么在一些情况下就可以简化治疗程序。这些设备在使用时还需要进行充分的冲洗，从而为龈下给予各种抗菌溶液提供了可能[60]，

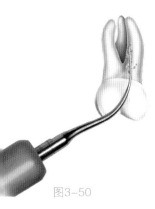

图3-50

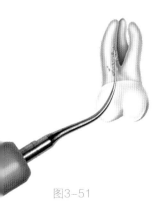

图3-51

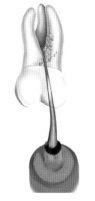

图3-52

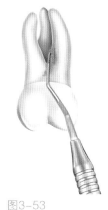

图3-53

尽管其临床效果还有所不足，但目前在临床上已被普遍认可[56]。

- 声波与超声设备所使用的各种工作尖都具有非切削式的尖端；因此，切勿锐化这些工作尖以免对牙周组织结构造成损伤，这一点至关重要。

- 超声设备可以去除弱附着在根面上的细菌内毒素。

- 虽然与手动的牙周清创相比，超声设备的学习曲线较短[56]，但这些设备的使用对手部灵活性仍有要求，且需要遵循本章所详细描述的程序。

- 与手动器械相比，超声设备在根分叉区的器械治疗中更有效[62]，这归功于工作尖的尺寸。不过，在治疗根分叉区域时，仍建议联合使用两种器械（即手动和超声）（图3-50~图3-53）。

- 除去20世纪80年代中期之前使用的起搏器，现代的心脏起搏器都是经过屏蔽处理的，因此可以免受电磁干扰。文献报道并未发现由使用压电陶瓷式设备（而非磁致伸缩式设备）所引起的并发症[56]。在询问病史时，必须确保后续操作对患者不会产生任何风险。

- 由于所有的声波和超声设备都有产生气溶胶污染的缺点，因此建议进行严格的无菌控制。此外，建议患者用氯己定或精油漱口2次，每次30s，从而可以在接下来的40min内减少气溶胶中92.1%的微生物量[63-64]。或者，鼓励临床医生使用浸泡在抗菌溶液的纱布，或如"药制纱布或一次性毛巾、指套刷"这一章节中所述，使用药制纱布、一次性毛巾进行根冠方向的转动运动。建议使用能适当减少气溶胶的强力吸引器（图3-54）。

- **不同类型的工作尖**

- 标准工作尖用于去除大块牙石，特别是龈上牙石（图3-55和图3-56）。

- 细长的工作尖适用于清洁深而窄的牙周袋中特别硬和顽固的牙石（图3-57和图3-58）。

- 细工作尖（成对的），通常分为左侧和右侧，可与深牙周袋中的根面轮廓达到理想的贴合（图3-59）。

- 非常细、尺寸与牙周探针相似的工作尖（图3-60和图3-61），不适用于牙石的去除，而只适用于菌斑的去除。当患者的依从性非常好时，可用它们来进行牙周维护。

- 也可用不同粒度的金刚砂工作尖。如果临床医生想要进行牙成形术，或是在牙根存在龈下凹陷时想要对牙根解剖形态进行修整（图3-62和图2-173），那么就可以选用金刚

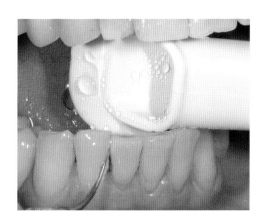

图3-54

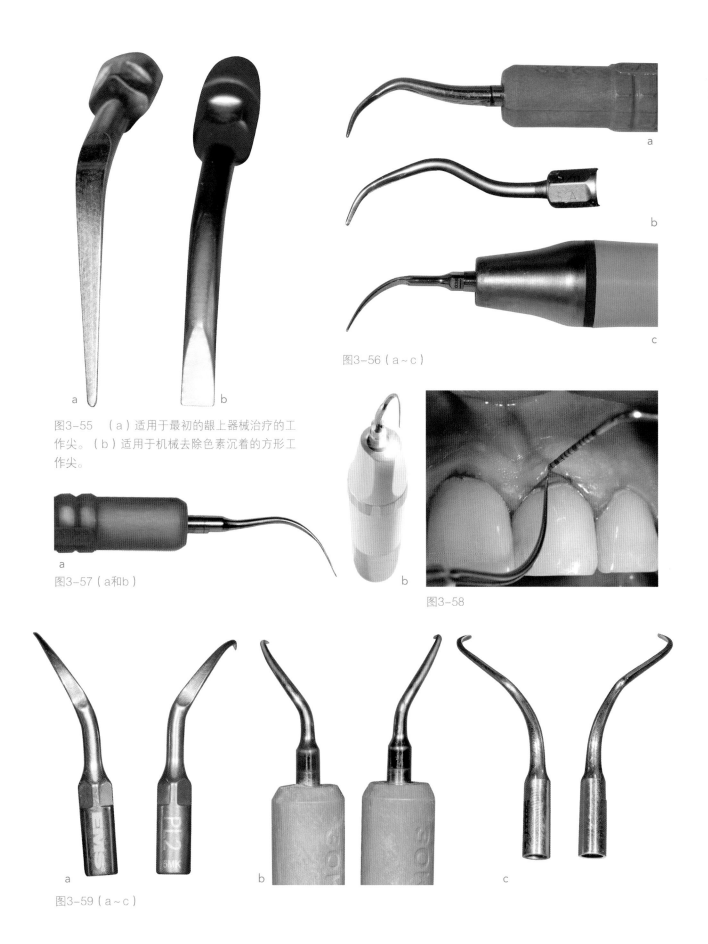

图3-55 （a）适用于最初的龈上器械治疗的工作尖。（b）适用于机械去除色素沉着的方形工作尖。

图3-56（a~c）

图3-57（a和b）

图3-58

图3-59（a~c）

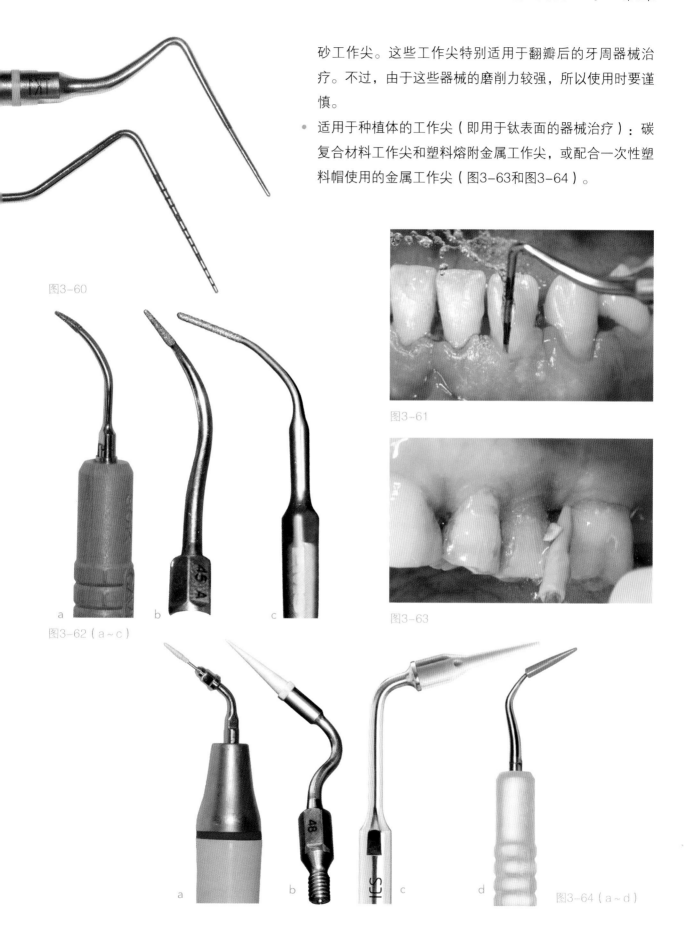

砂工作尖。这些工作尖特别适用于翻瓣后的牙周器械治疗。不过，由于这些器械的磨削力较强，所以使用时要谨慎。

- 适用于种植体的工作尖（即用于钛表面的器械治疗）：碳复合材料工作尖和塑料熔附金属工作尖，或配合一次性塑料帽使用的金属工作尖（图3-63和图3-64）。

图3-60

图3-61

图3-62（a~c）

图3-63

图3-64（a~d）

器械治疗：操作技术（图3-65～图3-280）

超声器械治疗也必须要有选择性（即去除非牙齿原有的所有物质并避免破坏生物物质）[65]。换言之，不是所有的沉积物都必须被去除[62]。软垢、牙石及色素沉着都应该被去除，但不要进行过度的根面平整[62,66]。因而有必要在去除沉积物前对它们进行鉴别。

如果龈上存在大量的钙化沉积物，则应使用配备标准工作尖的超声设备，目的是快速去除牙石。在这种情况下，首先将工作尖尖端放置在牙石最前端。在激活控制踏板之前，将器械工作尖来回移动是一种很好的做法。经过工作尖的几次运动后，牙石的"壁垒"会被粉碎掉（图3-227～图3-230）。器械治疗的操作技术分为龈上和龈下部分，具体见下文。

• **龈上结石**

• 选择标准工作尖。
• 如果有大量的牙石存在，可将设备的功率调整到中-高模式；如果牙石较局限或患者出现敏感现象，则使用中-低模式。

• 检查水路系统的效率：当工作尖与沉积物或牙面接触时，水流必须要对其进行冷却。基于这个目的，要核对水流是否直接朝向工作尖尖端，然后调整水流以获得良好的喷雾效果和令人满意的冲洗作用（图3-47、图3-48和图3-68）。

• 在患者口内置入吸唾管，或者更好的是使用强力吸引器（图3-54），这样可以更有效地减少气溶胶的产生。

• 用改良执笔式的方式握持器械（图3-65），握力要轻柔，就和使用牙周探针时一样。

• 将工作尖尖端放置在钙化牙石上，特别是有大量的大块牙石时（图3-80，图3-228～图3-230）。

• 用惯用手的无名指在口内找一个牢固的口内支点。

• 在没有开启超声设备的情况下，用工作尖在需要清洁的位点进行往复运动。

• 踩下控制踏板来激活超声设备，确保工作尖已经处于运转状态。

• 用非常小而迅速的动作进行中-高速的短距离运动。

• 用力必须非常轻柔，足够安全握持器械即可，而不需要对沉积物施加压力（记住，分离牙石的是超声波的振动，而不是操作器械运动所使用的力）。

• 不时地通过控制踏板来终止设备的运转，从而暂停刮治操作。即使在停用的时候，工作尖也要时刻保持运动。

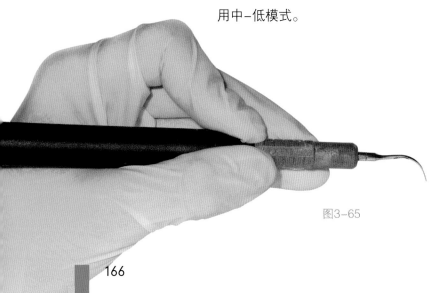

图3-65

这样，临床医生可以保障患者的舒适度，因为这可以防止任何静态压力产生的不适击打作用，并且可以减少产生敏感反应的冲洗水流量。

- 操作的运动方式可能是水平向（图3-66a）、近远中向、垂直向（图3-66b）的，又或者是根冠-冠根向的，此时工作尖的尖端转向牙冠切缘，并朝冠方运动来去除牙间接触区下方的沉积物（图3-66c）。

- 如果沉积物特别坚硬且顽固，不要在这一个区域停留太久；相反，先换下一颗牙，稍后再回到这颗牙继续完成对其的刮治，此时可在不同的位点使用不同的方法。

- **龈下牙石**

- 选择合适的工作尖来去除龈下沉积物，这种工作尖与适用于龈上洁治的工作尖相比，要更细一些，同时

根据要治疗牙根表面的解剖形态可选用直的或成角度的工作尖。

- 初期先将仪器功率设置为中-低挡；在刮治期间，必要时可加大功率（有的设备配有踏板控制的功率调节系统）。

- 使用牙周探针或牙科探针来探查牙石。将器械与根面成一定角度，在冠根-根冠方向以有效的垂直运动的方式滑动（图3-37）。

- 用改良执笔式的方法轻轻握住超声器械后，先用它来检查之前已通过牙周探针确定（图3-37）的牙石（图3-67和图3-69），从而更有效地规划后续的治疗操作。

- 通过使用控制踏板激活设备的运转，此时工作尖在一个小区域内保持短距离的往复运动，以确保患者没有任何不适（图3-68）。

- 牙周探针的使用和超声刮治操作要不时地交替进行，以探查可能仍然存在的牙石（图3-37和图3-38），从而实施有目标性且有效的刮治。

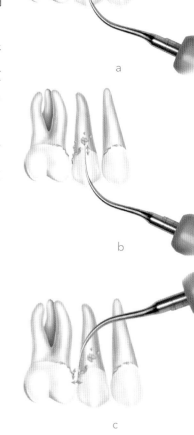

a

b

c

图3-66（a～c）

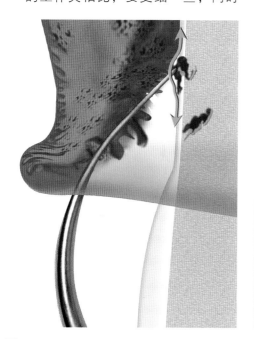

图3-67

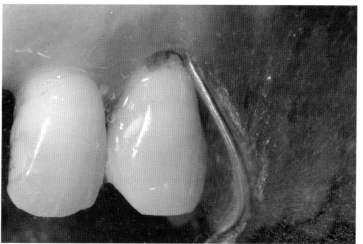

图3-68

- 为了避免被刮治的牙齿过热，可先移动到邻近的牙齿，稍后再回到该位点继续完成该处的刮治。

医生应该先对一组相邻的牙齿的同一牙面进行刮治，例如，近中面（图3-72a~c）；然后，再转向该组牙齿的远中面（图3-72d~f）。这种方法改善了对邻面区域的刮治效果，因为操作者能以更舒适的体位确保器械到达牙面从而彻底地进行牙周非手术器械治疗。对于接受刮治的牙齿，如先在近中位点进行刮治的牙齿，当医生回过头来刮治其远中位点时，这颗牙也已经充分冷却[67]。

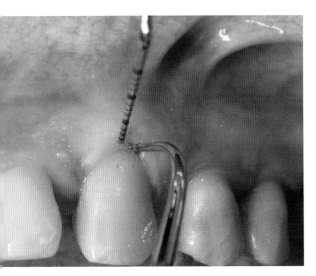

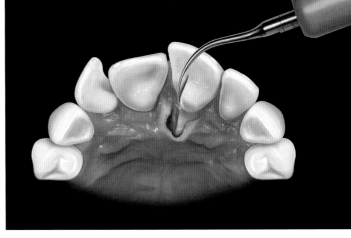

图3-69 用牙周探针及超声工作尖尖端来探查牙石。 图3-70

超声设备配合特别细的工作尖使用，尤其适用于窄而深的牙周袋的器械治疗，如腭侧沟（图3-70）。

- 使用口内和口外支点（图3-73）。对于探诊深度远远>5mm区域的复杂洁刮治，特别推荐使用口外支点。
- 在刮治过程中需要经常改变体位，因为这样可以获得不同的视角，从而更易于去除所有沉积物（图3-74）。通过频繁改变体位，也可降低医生职业性肌肉劳损的风险[67]。对于改良的牙周器械治疗，建议临床医生既使用牙椅右侧的体位，也

使用牙椅左侧的体位（图3-74）。
- 超声治疗常适用于根分叉区域（图3-75）。
- 在存在修复体的情况下，超声器械在基牙周围使用时一定要非常小心谨慎，要避免对修复结构造成损伤或干扰。

超声工作尖从尖端算起大约4mm的部分是其工作段（图3-76和图

3-78），记住这一点很重要。在深牙周袋的情况下，必须使用工作尖的末端，首先顺应缺损区的最冠方区域插入（图3-78a），然后以渐进的方式移动到最根方的牙面上（图3-78b和c）。不论器械是压电陶瓷式（图3-77）还是磁致伸缩式（图3-80），在圆锥形、锥形的器械工作尖中，作用最强的

部分都是尖端区域，其次是前面（即内面或凹面）、背面或凸面，以及侧面（图3-83）。

图3-79中所示工作尖用于钙化沉积物量特别多的情况。超声工作尖的尖端可用的区域包括龈下位点，使用时需要非常谨慎和小心。它还可以用来清除局部的大块沉积物[67]。

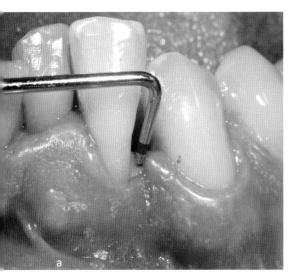
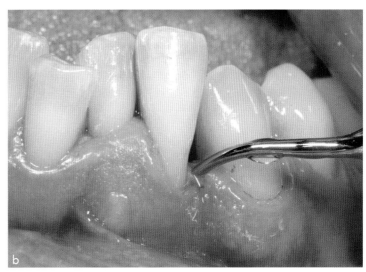

图3-71（a和b） 用牙周探针检测袋深，结果显示深度为13mm。必须选择非常细直或带角度的工作尖。

图3-72（a~f）

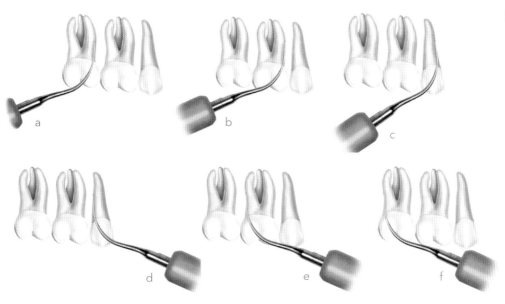

无论使用的是磁致伸缩式设备（图3-80）还是压电陶瓷式设备（图3-77），只有在临床医生能确定工作尖尖端位于牙石上时，才能使用工作尖尖端集中运动所产生的力量。无论如何也切勿把运动延伸到没有牙石的牙面上，并要遵守本章详细解释的器械治疗的原则，这些是很重要的。

相反，对于三角形的工作尖，其作用最强的部位除了尖端外，是它的侧面（图3-84）。

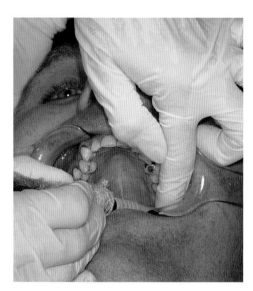

图3-73

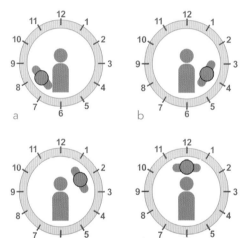

图3-74（a~d）

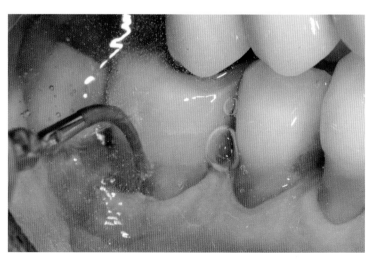

图3-75

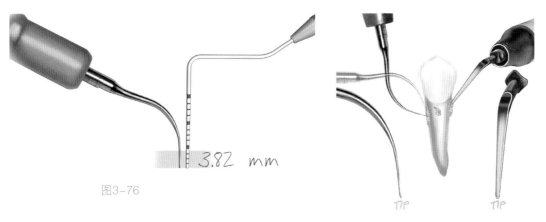

图3-76

图3-77 首先将压电陶瓷式超声器械的尖端作用于牙石上。

图3-78（a~c）

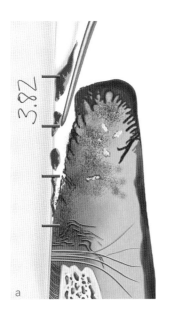

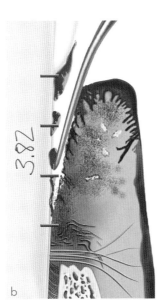

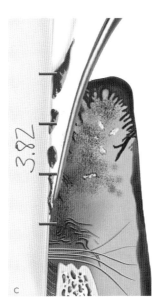

a

b

c

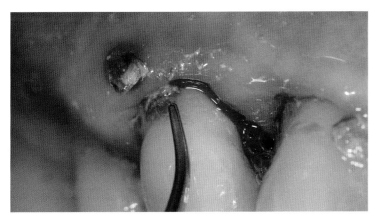

图3-79

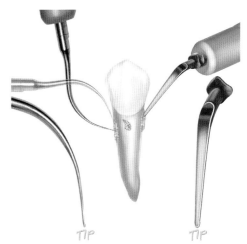

图3-80 首先将磁致伸缩式超声器械的尖端作用于牙石上。

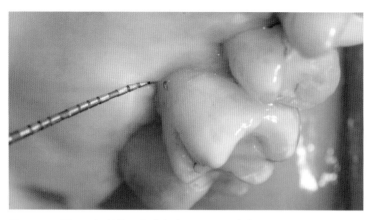

图3-81 用牙周探针掀开龈缘组织后，可见残余牙石。

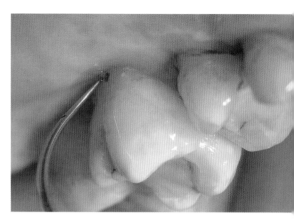

图3-82 首先使用超声工作尖的尖端作用于牙石，这样牙石将可以得到有效地去除。

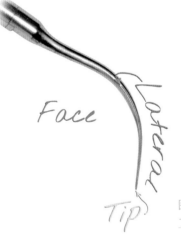

图3-83 圆形曲面的圆锥形超声工作尖的结构图。

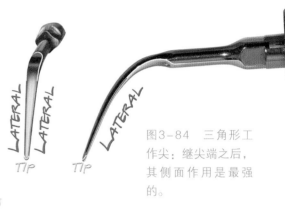

图3-84 三角形工作尖：继尖端之后，其侧面作用是最强的。

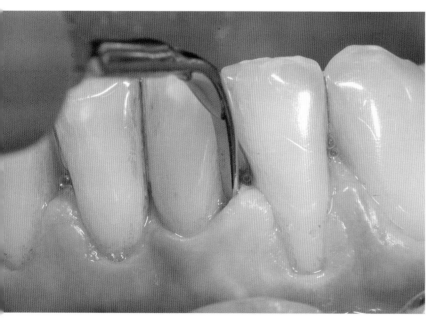

图3-86 三角形工作尖的侧面的正确使用。

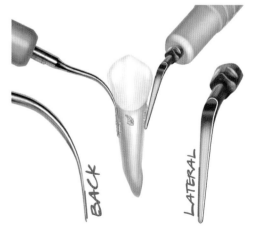

图3-85 两种类型工作尖的正确应用。两种都是磁致伸缩式设备，但应用方法同样适用于压电陶瓷式设备。对于三角形的工作尖，将侧面用于牙石时是最有效的，而对于圆形、锥形、圆锥形的工作尖，最有效的方法则是使用其凸面。

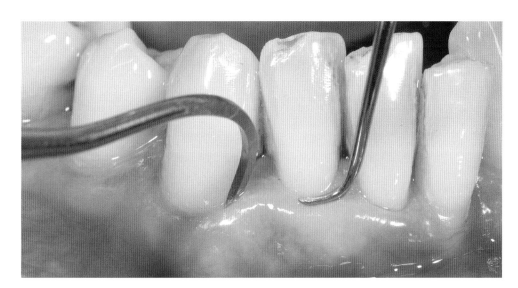

图3-101

根据干部的类型，刮治器又可以分为直型或成角度型（图3-102）。

C——工作端

工作端是指器械的最末端部分。

通用型器械具有两个工作刃，而位点特异型刮治器械为单边工作刃（例如Gracey匙形器和Curvette匙形器）（图3-103）。对于后者，工作刃位于工作端面部的最低边缘，且面部与干下端成70°角（图3-103b）。

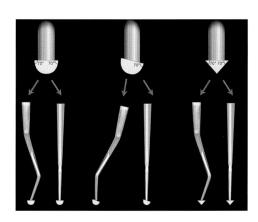

图3-102 牙周器械，包括匙形器和镰形洁治器，根据干部的类型可以分为直型或成角度型。

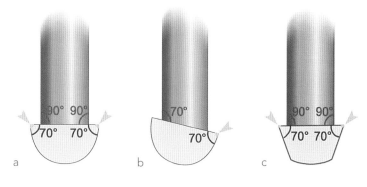

图3-103 假设将图中的器械直立并保持干下段与地面垂直（如图3-96所示的动作），第一支器械，即通用型匙形器（a）和第三支器械（c）都有两个工作刃（黄色箭头所示），且工作端的面部与器械的下干成直角；而第二支器械，即位点特异型匙形器（b）只有一个工作刃（黄色箭头所示），位于工作端面部的最低边缘，且面部与干下段成70°角。

牙周非手术器械的分类

1. 镰形洁治器（即镰形器）。

2. 匙形器：

　　①通用型。

　　②位点特异型。

3. 牙周锉。

4. 锄（本书未介绍，它已基本被超声设备取代）[45]。

图3-104

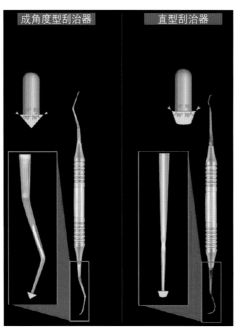

1. 镰形器（图3-104）

- 该类器械为通用型。

- 器械两端各有2个工作刃（总共4个工作刃）。

- 从横截面观察，其工作尖的截面接近三角形，但在背部是圆钝的。

- 适用于全口各个位点的治疗。

- 它的工作端末端呈尖锐的锥形（与匙形器的尖端不同）。保养时通过磨削工作端两侧的工作刃来保持其锐利度，不需要对其尖端进行专门磨削。

- 该类器械根据干部类型可分为直型和成角度型。

2. 匙形器

（1）通用型（图3-105～图3-107）

- 器械两端各有2个工作刃（总共4个工作刃）。

- 适用于全口各个位点的治疗。

- 将器械直立保持其下干与地面垂直，此时工作端的面部朝向右侧，面部的两个边缘都是工作刃。

- 除了Langer 5/6匙形器（直型）（图3-106），其他大多数通用型匙形器的干部都是成角度型的（图

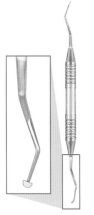

图3-105

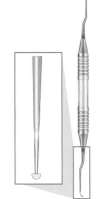

图3-106

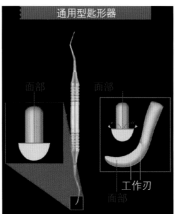

图3-107

图3-108

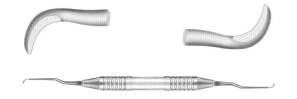

3-105）；一般情况下不推荐使用前者。

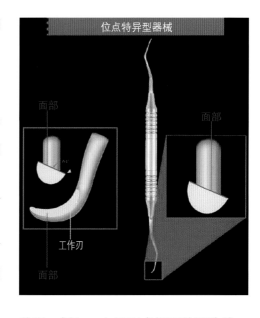

图3-109

（2）位点特异型（图3-108和图3-115）

- 器械的两端分别只有1个工作刃（总共2个工作刃）（图3-108和图3-109）。
- 不同型号的位点特异型匙形器分别适用于特定的牙面。例如，11/12匙形器适用于后牙的近中面（图3-110），13/14匙形器（图3-111）适用于后牙的远中面。

　　这些不同型号的器械通常是为特定的牙面所设计，但是临床医生在实际的操作中，也可以根据具体情况酌情选择使用，例如，在牙面或根面的凹陷处，该牙面的专用器械反而无法达到，往往需要灵活应用一个或多个其他牙面的专用器械尽可能覆盖到这些"角落"。

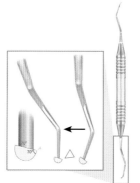
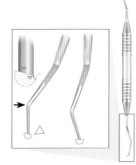
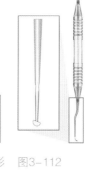
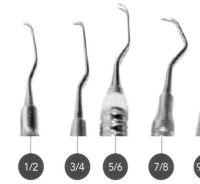

图3-110　Gracey匙形器的11/12或15/16器械。工作刃（黄色箭头所示）在干部第一弯曲（黑色箭头所示）的同侧。

图3-111　Gracey匙形器的13/14或17/18器械。工作刃（黄色箭头所示）在干部第一弯曲（黑色箭头所示）的对侧。

图3-112

图3-113

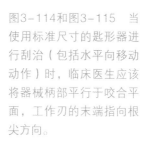
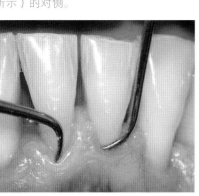
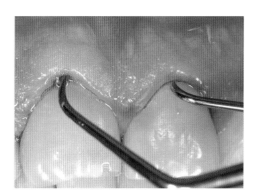

图3-114和图3-115　当使用标准尺寸的匙形器进行刮治（包括水平向移动动作）时，临床医生应该将器械柄部平行于咬合平面，工作刃的末端指向根尖方向。

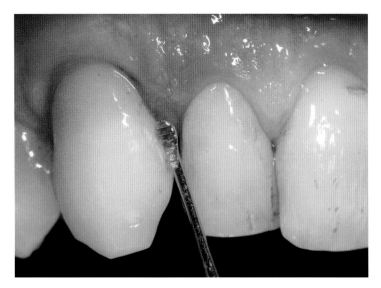

图3-116

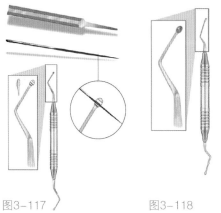

图3-117　　　　图3-118

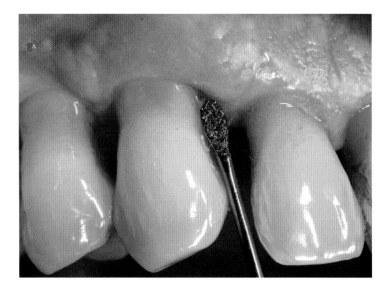

图3-119

图3-120

- 位点特异型器械的面部（如图3-109中的红色部分所示）与器械的下干不垂直，而是成一定角度，因此面部的两边不在同一水平。
- 面部较低的一边为工作刃（由图3-109中的黄色箭头所示）。
- 位点特异型器械根据干部的形状，也分为成角度型（图3-110和图3-111）和直型（图3-112和图3-113）两种。

Gracey刮治器的1/2、3/4、5/6、7/8和9/10器械均为直型的位点特异型匙形器（图3-113）。1/2匙形器最适合用于前牙根面的刮治，通常采用垂直移动动作（图3-100）。3/4和5/6匙形器也采用垂直向移动进行操作，这2个型号的迷你型器械尤其适合这种刮治动作。7/8匙形器干部的第一弯曲角度特别大，9/10匙形器的这一特点更明显，因此这类器械在操作时多采用水平向移动动作（图3-113～图3-115）。

3. 牙周锉

（1）Hirschfeld

Hirschfeld牙周锉由以下型号组成：3/7、5/11和9/10。这些治疗器

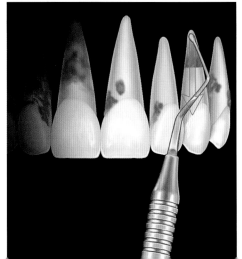

械可用于非手术治疗时根面清创术最后的平整步骤，特别是窄、深牙周袋（图3-116和图3-117）[69]。这些牙周锉需要特殊的磨锐设备进行保养（图3-117）。

（2）Roncati

Roncati锉（Martin KLS）是另一种牙周非手术器械，其适应证与Hirschfeld牙周锉相似，由于该器械的工作面材质是金刚石，无须磨锐（图3-118）[69]。在临床中多应用于窄、深牙周袋（图3-119和图3-120），可作为Hirschfeld锉的替代或与之联合使用（图3-116）。

4. 锄

如前所述，这种牙周非手术器械基本已被超声器械或本章所述的其他器械代替（图3-121）。

极简套件

牙周非手术器械的工作刃越锋利，工作效率越高，前提是刮治操作准确无误，使用过程仔细谨慎。牙周刮治最主要的目的是有效地去除牙石（整块彻底去除，而不能只是"抛光"牙石表面，留下平整的残余牙石），但在操作过程中应该尽可能避免过度治疗（过度去除根面牙骨质或牙本质）。

治疗盘内除了常规使用的口镜、牙周探针、纱布和磨石之外，还可以根据临床医生的操作习惯配备一些牙周非手术器械，推荐以下3种器械（极简套件）（图3-122）。

如果想要尽可能减少治疗过程中的器械更换，那么选用的刮治器一定要同时适用水平向和垂直向移动动作，从而充分发挥每支器械的功能，详见图3-123～图3-125。

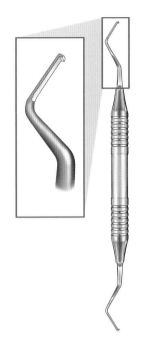

图3-121

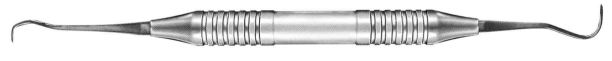

a　1 直干刮治器

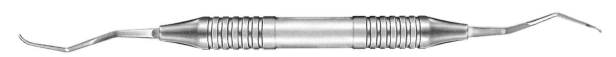

b　2 成角度型通用型匙形器

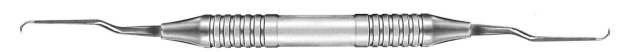

c　3 直型位点特异型迷你型匙形器

图3-122（a～c）　极简套件。

极简套件治疗盘
（3支刮治器 + 1支牙周探针）

进行中、重度牙周袋探查时，建议使用以下器械：

15mm的牙周探针
任何规格的牙周非手术器械套件都必须包含牙周探针

1. RIGID MINI Langer 3/4
　或
　RIGID MINI Columbia 2R/2L
　或
　RIGID MINI Columbia 4R/4L
　或
　RIGID MINI Barnhart
　或
　RIGID MINI Langer 1/2

1

通用型牙周刮治器适用于后牙的各个面，可采用垂直和水平提拉动作进行刮治。它也适用于前牙的邻面，配合水平提拉动作（图3-122b和3-124）。

RIGID MINI Langer刚性刮治器的操作性更强，特别适用于窄、深牙周袋。它们也适用于牙周组织炎症减轻、袋口收紧的位点。

2. RIGID MINI Gracey匙形器1/2
　或
　RIGID MINI Gracey curette 3/4
　或
　MICRO Gracey curette 1/2
　或
　Sub-0 curvette
　或
　Curvette 1/2

2

对于前牙的所有表面（多采用垂直提拉动作），后牙的线角区域以及窄、深牙周袋。也可以采用水平提拉动作（图3-122b和3-125b）。

3. 镰形器
　H 5-33（直型器械便于磨锐）
　或
　M23 XP或204 S
　或
　SIUFW 204-7或H 6-7
　（成角度型器械磨锐难度较大）

3

通用型器械适用于前牙和后牙，操作时通常先水平提拉（根据探诊深度，将工作刃的尖端或全部工作刃贴合牙面），之后垂直提拉，以器械的尖端更好地探明牙石位置（图3-122a和3-125a）。

位点特异型器械治疗盘
推荐Gracey套装

如果医生更喜欢使用位点特异型器械，建议使用以下套件：

牙周探针，用于探查牙石

1. Rigid MINI Gracey curette 13/14用于刮治后牙远中面。
2. Rigid MINI Gracey curette 11/12用于刮治后牙近中面。
3. After Five Gracey curette 7/8用于刮治后牙和前牙的唇颊面或舌腭面，多采用水平提拉动作。
4. Rigid MINI Gracey curette 1/2适用于前牙各个面，多采用垂直提拉动作。

刚性MINI匙形器特别适用于窄、深牙周袋的刮治，除了这些预后不佳的位点，它同样适用于所有附着良好、不易发生组织撕脱的位点。

该套件仅在7/8匙形器的适用条件下推荐选用After Five型器械，因为以上位点的刮治过程多采用水平提拉，选用该器械有利于刃面与根面充分贴合。

推荐在该套件中配备一支通用型器械，例如镰形器：

5. H 5-33（直型器械便于磨锐）或M23 XP，204 S，SIUFW 204-7以及H 6-7（成角度型器械磨锐难度较大）。这些器械在邻面刮治过程中具有优势，治疗过程中先采用水平提拉动作（工作尖指向根方），然后采用垂直提拉动作（工作尖指向冠方）（图3-125a）。

Gracey匙形器（位点特异型器械）
全套器械简介
（笔者的偏好以粗体显示）

- **Gracey1/2和Gracey3/4**（图3-112和图3-113），通常用于前牙。由于前牙牙根锥度大，微型化的器械具有很大优势，推荐使用MINI Gracey 1/2刮匙（不推荐更小号的Micro MINI型器械，后者工作刃太小并且磨损很快），大多数情况下采用垂直提拉动作。有些情况下也可以采用水平提拉动作。

- Gracey 5/6和**Gracey 7/8**（图3-113），用于后牙区及前牙区的唇颊面和舌腭面，主要采用水平提拉动作。

- Gracey 9/10（图3-113）用于后牙和前牙的唇颊面和舌腭面，主要采用水平提拉动作。该器械比较笨重，仅限于水平提拉动作，一般不推荐使用。

- **Gracey 11/12**（图3-110）：用于后牙的近中面；刮治过程中可以采用口外支点，同时以非惯用手扶持器械来加强操作稳定性，这样能够有效地刮治所有后牙的近中面（图3-139）。

- Gracey 15/16（图3-110）用于后牙的近中面。该器械的工作刃斜面与Gracey 11/12类似，但是其干部的角度类似于Gracey 13/14；由于15/16干部的角度大，在采用口内支点时，它可以更好地贴合后牙的近中面。但如果使用口外支点，同时以非惯用手扶持器械来加强操作稳定性，则器械本身的优势就显得不那么重要了。

- **Gracey 13/14**（图3-111）用于后牙的远中面。

- Gracey 17/18（图3-111）用于后牙的远中面。该器械是Gracey 13/14的改良版：下干的长度增加了3mm，角度也更大，如此改进不仅使该器械在操作过程中咬合面能见度更好，也使其工作刃能够更好地进入后牙邻间隙。Gracey 17/18工作刃缩短了1mm，使之可以更好地贴合远中根面。Gracey 17/18加大的干部角度旨在减少上颌干扰。当使用口内支点时，如11/12所述，如果同时以非惯用手扶持器械来加强操作稳定性，则器械本身的优势就显得不那么重要了。

图3-123 使用极简套件时，应尽可能发挥器械功能的多样性，如图所示，可以使用1/2匙形器以垂直向移动动作刮治上颌右侧尖牙的近中面，也可以使用H5-33镰形器以水平向移动动作颊腭向移动来刮治该牙面；可以使用通用型匙形器以垂直向移动动作刮治第二前磨牙的远中面。

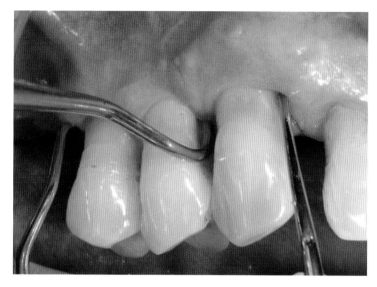

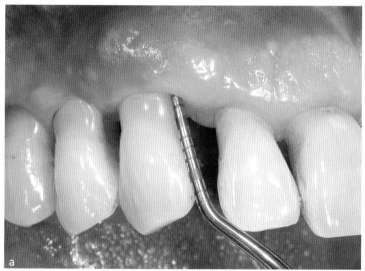

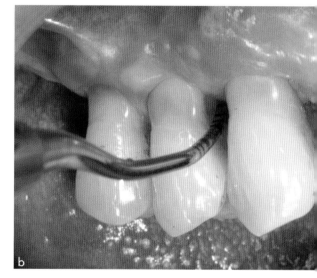

图3-124（a和b） 使用通用型匙形器时，无论是治疗前牙还是后牙，均可垂直或水平向移动。

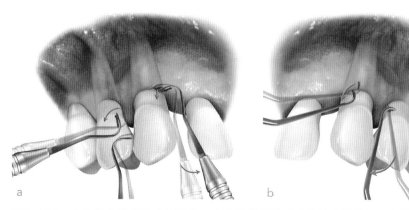

图3-125 在牙周非手术治疗过程中，应充分发挥器械功能的多样性，无论使用通用型匙形器（图3-124）、镰形器（a）还是位点特异型匙形器（b），采用垂直或水平向移动均能发挥不同的治疗作用，应充分利用。

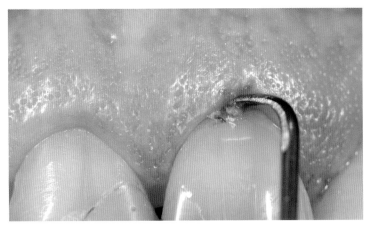

图3-126 匙形器1/2最适合用于前牙治疗，如示意图所示：使用时采用垂直向移动，握持器械时要保证只有工作尖的尖端与牙石接触。

水平向移动动作不仅高效，还能降低发生治疗失误（如"抛光"牙石）的风险。

从探查到的牙石的远中（图3-127）或近中（图3-130）开始发力，能有效将之整体刮除。操作时应控制工作刃的移动轨迹，使之尽可能贴合牙面的外形弧度（而非直线形移动），避免损伤黏膜。

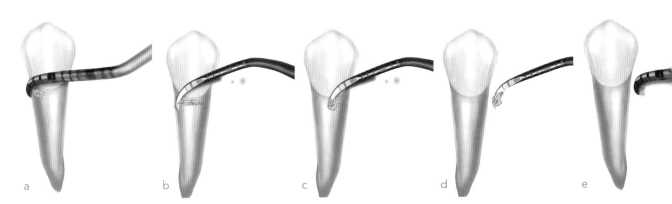

图3-127（a～e） 采用水平向移动能够降低"抛光"牙石的风险——经验不足的临床医生常犯的错误。

牙周手动刮治：操作技术

正确的刮治是有效的牙周治疗的保障[69]。相对于超声刮治而言，想要胜任手动刮治，需要更长的学习曲线[61-62]。医生在临床实践中应警惕并尽可能避免可能的错误操作。图3-128所示为非手术治疗中常见的错误类型：一部分牙石未被彻底去除，残留在龈下。这种情况下，牙石只是被"抛光"了，即仅被刮除了表面部分，根面仍有残留物，这种不彻底的刮治不利于该位点的愈合[69-71]。

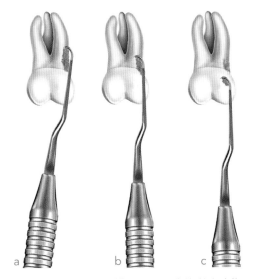

图3-128（a～c） 错误：不正确的刮治动作导致牙石仅仅被"抛光"，根面仍有残留。

牙石被"抛光"可能与器械磨钝有关，此外，不正确的操作也很容易导致牙石残留（请参阅"常见错误：'抛光'牙石"）。在准备刮除牙石时，器械的干部应离开正在治疗的牙面，而不能保持干部紧贴牙冠直接做冠向移动，仅仅将粗糙的牙石表面刮平（图3-128）。

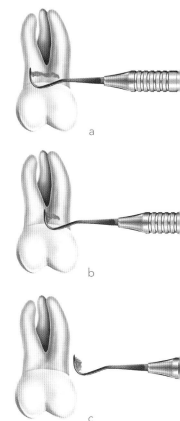

图3-129（a~d）

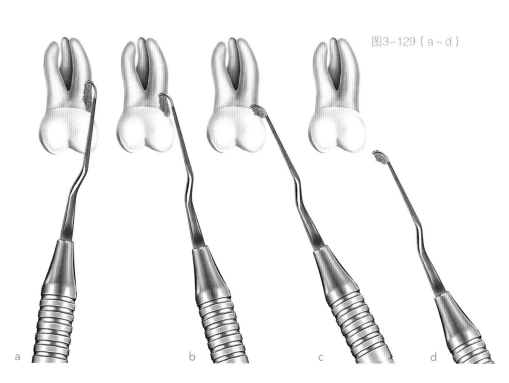

图3-130（a~c）

正确的刮治动作

必须使用有效的刮治动作才能彻底刮除牙石（图3-129和图3-130）。图3-130所示为水平向移动动作，对于前牙和后牙颊舌面的牙石，通常采用由远中向近中的刮除动作，而对于邻面的牙石，可采用由舌侧向颊侧的刮除动作。在水平向移动过程中，刮治器的整个刃面（不仅仅是尖端1/3）都参与刮除牙石（图3-131和图3-132）。这种刮治动作对于临床医生来说通常更容易掌握，也易于获得满意的非手术治疗效果。也就是说，水平向移动更容易将牙石整体刮除，降低"抛光"牙石的风险（请参阅"常见错误：'抛光'牙石"；图3-128），因此能够保证良好的预后。

如图3-130所示的刮治动作也适用于镰形洁治器。当龈下牙石非常接近龈缘时（如图3-100、图3-101和图3-138），可以使用镰形器将之去除。进行上述操作时，操作者应确保只有工作刃的尖端（而非整个刃面）稍稍进入龈下，该器械锥形锐利的尖端能够有效拦截并清除任何大块的或微小的浅层龈

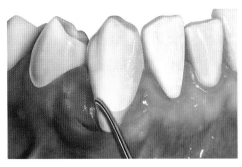

图3-131 在图2-6~图2-22所示的临床病例中，下颌右侧尖牙远中探诊深度为9mm，对应位点牙龈轻度增生。推荐使用镰形器，由舌侧向颊侧进行水平向移动。

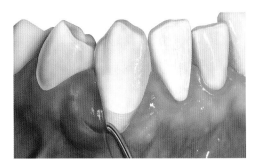

图3-132 器械进入该位点的深度应刚好为9mm，以便去除沉积在根尖区的龈下牙石。

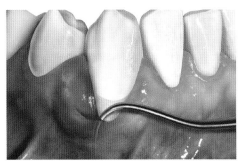

图3-133 由于该器械是双面带刃的，因此操作时一定要根据牙根外形曲度确定器械的贴合角度，以避免损伤软组织。

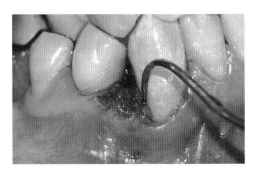

图3-134 操作时，器械的工作刃完全进入龈下参与刮除牙石，由舌侧向颊侧进行水平向移动。

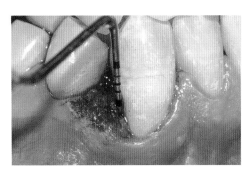

图3-135 刮治后该位点探诊深度为9mm。对增生的牙龈进行半导体激光牙龈成形术，减少牙周袋深度。

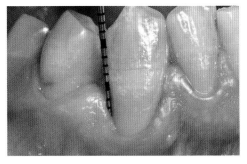

图3-136 治疗后1年对该位点再评估。探诊深度为2mm，属于正常范围，没有探诊出血，由于炎症消退组织收缩，该位点的牙龈退缩程度略微增加。

下牙石。需注意的是，整个操作过程必须非常谨慎，保证良好的支点，只采用微小幅度的精细提拉动作。

对于牙周袋深层的龈下牙石，刮治过程中无论采用口内或口外支点，都需要保证稳定的器械握持，并可由非惯用手来限制器械的移动范围，进一步增强刮治的稳定性（图3-139）（请参阅"基本器械的选择与使用"）。

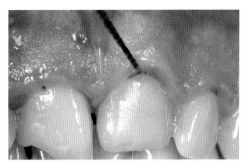

图3-137 在龈缘附近探针所指处有大块牙石。

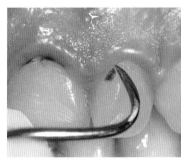

图3-138 使用镰形器配合水平向移动能够非常有效地将唇颊面的牙石刮除。

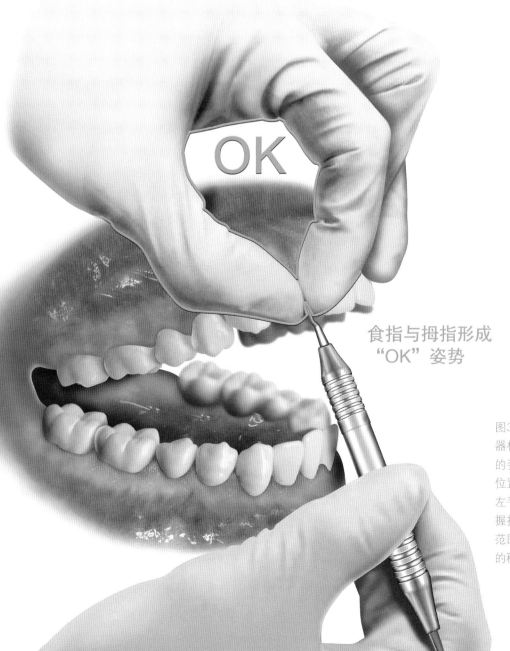

食指与拇指形成"OK"姿势

图3-139 对所有的手动刮治器械，都建议采用如上图所示的姿势进行操作。右手的握持位置应该远离工作端，同时以左手（通常以食指和拇指辅助握持干部）限制工作端的移动范围，从而加强整个操作过程的稳定性。

镰形器

错误

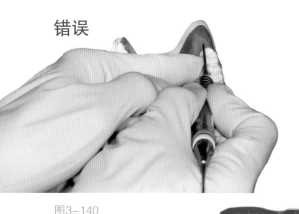

图3-140

末端牙的远中面往往是最难刮治的，因为在操作时只能采取前方入路。由于咬合面牙尖的阻挡，刮治器的工作刃很难接触到末端牙远中面的中1/3（图3-140）。想要充分接触到这一区域并进行有效刮治，刮治器的入路角度应尽可能偏向侧方（图3-141）。通常采用同颌对侧支点，并以左手（非惯用手）的食指在刮治器的干部辅助其稳定。

为了防止刮治器就位过程中可能发生的软组织损伤，可以用左手的食指指尖挡住刮治器的工作刃，并尽可能拉开舌体（图3-141）[译者注：左手食指在刮治过程中可以通过扶持器械干部辅助稳定，此外它也可以挡住工作刃的锐利面从而保护软组织，在就位过程和刮治过程中均可根据需要以及右手的支点选择来调整左手食指的位置，具体请参见上下文]。采取这种双手合作握持器械的操作姿势，有助于将器械顺利就位至末端牙的远中面。

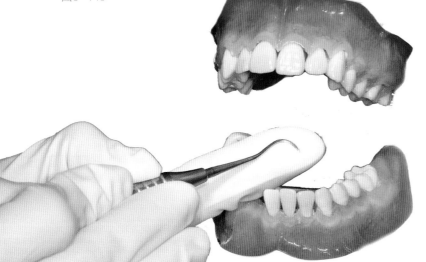

图3-141

以左手食指在刮治器的干部轻轻侧压，有助于控制刮治器的动作幅度，增加操作的稳定性（图3-142）。使用镰形器时，既可采用垂直向移动，也可采取水平向移动，特别是在末端牙的远颊线角处，以下颌左侧末端牙为例，可以由远中向颊侧水平向移动工作刃（图3-143）。在器械就位过程中，左手食指尖置于器械尖端，可以撑开周围的黏膜组织，保证工作刃有足够的操作空间（图3-143）。开始刮治时，以左手食指指腹对工作刃轻轻侧压。刮治下颌右侧末端牙的远中面时，左手食指从该牙颊侧进入远中，从对侧包住刮治器的工作刃，同时将颊部软组织撑开，便于刮治操作（图3-144）。

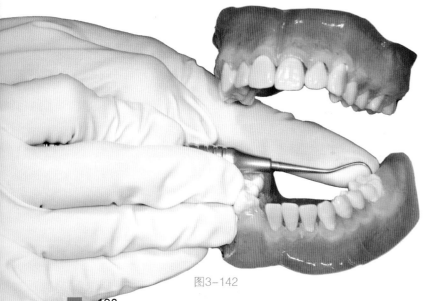

图3-142

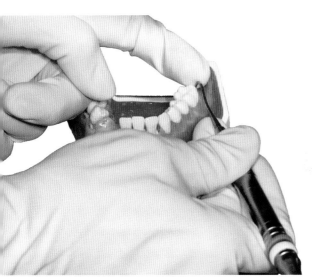

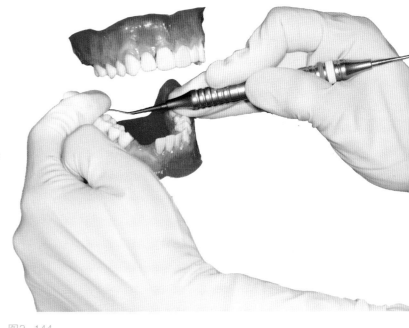

图3-143

图3-144

请注意，当采取同颌对侧支点（右手的支点位于同颌对侧牙弓的咬合面）时，右手的握持位置应在器械柄部的中

段，同时左手辅助稳定（图3-142和图3-144）。

正确的握持

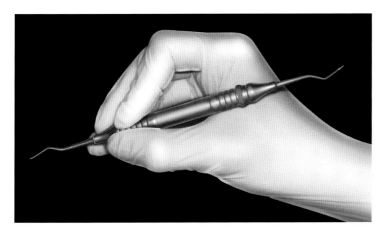

图3-145 正确的改良执笔式握持。

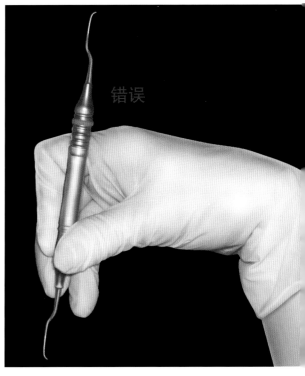

图3-146

在牙周非手术治疗时，推荐采用改良执笔式姿势握持刮治器。如同握笔一般（右手食指与拇指位于柄部与干部的交界处），以中指的指腹放于器械的干部并与其他两个手指紧贴（图3-145和图3-149）。操作时将手柄倚靠在虎口处，这样拇指和食指更容易形成正确的握持姿势（即"OK"

握姿），并能有效防止肌肉疲劳（图
3-149）。在这种握持姿势下，食指、
拇指和中指如同三脚架一样，非常稳
定，有助于刮治操作。

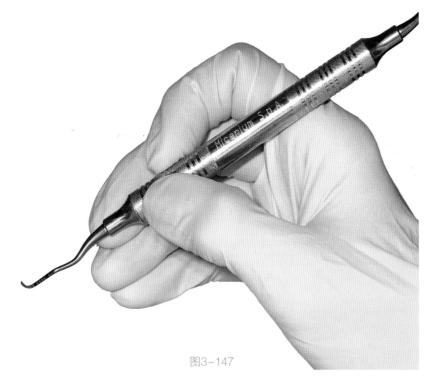

图3-147

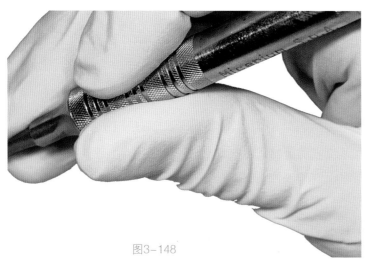

图3-148

错误的握持

临床医生在牙周非手术治疗操作
时，应尽可能避免弯曲手腕：该不良姿
势位置可能会导致正中神经受压迫，从
而增加发生职业性腕管综合征的风险
（图3-146）。

与图3-145相比，图3-147所示
的握持姿势不够标准。注意，该图中
器械手柄并未倚靠在右手虎口处（图
3-149），而是位于食指的第一指节，
没有形成标准的"OK"握姿。操作者
如图3-147所示的姿势类似于投飞镖时
的投掷姿势，拇指轻轻弯曲，比较放
松，这种握持可以偶尔使用。

保持上述握姿时，操作者应特别
注意勿将拇指过度伸展（图3-148和图
3-150），否则很容易导致正中神经受
压迫，出现如腕管综合征等并发症。另
外，当拇指过度伸展后，指尖的一侧反
而变成支点，这会限制指尖中央区的触
觉敏感性。

在刮治过程中，如果想要通过刮治
器工作刃再次探查之前（图3-37）已
经探诊（借助牙周探针）定位过的牙石
（图3-39），就不能用这种握姿，因
为触觉灵敏度会大大降低：触觉灵敏度
在指尖的中心最高，而侧面明显降低。
在刮治器移动过程中可以偶尔采取这种
握姿，但不推荐长时间使用。

在刮治操作时，建议在准备期间用
左手来调整右手的握姿，之后再发力刮
除牙石（图3-174和图3-196）。

轻柔握持与标准握持（图3-149）

图3-149和图3-150均为改良执笔姿势。前者为标准的器械握持姿势，在有效的刮治操作中，该握姿非常稳定，便于发力；而当需要探查牙石位置时，依然保持该握姿，但是只需轻柔持握，从而增加灵敏度。

在刮治操作和探查牙石的过程中，需要随时调整器械的握持力度，在标准握持与轻柔握持之间切换，从而发挥二者的长处。这种切换还能使手部肌群得到一定程度的放松，减少疲劳。

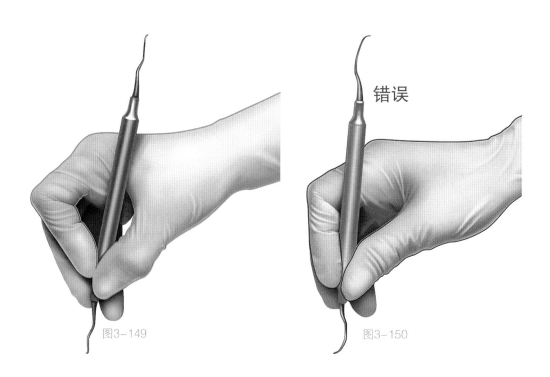

错误

图3-149   图3-150

常见错误："抛光"牙石

在进行手动刮治时，常见的技术性错误是"抛光"牙石，即未能将牙石整块刮除，仅仅将其表面刮平。刮治器的工作刃在进入龈下后，应当只有尖端与牙石接触（请看笔者关于"操作技术改良"的相关部分），相反，如果整个工作刃都贴合根面轮廓，就很容易发生这类错误（图3-151）。在这种情况下，

如果直接将刮治器沿着根面向冠方移动，则只能将牙石的表层刮除。残余的牙石虽然表面平整（图3-152），实际却如同均匀涂抹在根面上一样。

临床医生如果仅仅看到刮下来的牙石碎屑就满足了，而没有察觉到根面有明显的残余牙石和菌斑，就不容易意识到这类操作的问题所在。即使刮治后

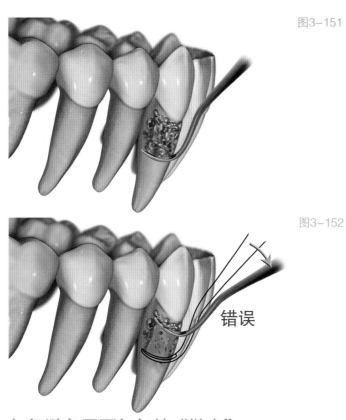

图3-151

图3-152

错误

可以进一步使用牙周探针来探查确认根面牙石是否已被彻底刮除，但这些被"抛光"的薄层、平滑的残余牙石往往很难辨别（即由于不正确的操作，容易辨别的表层结构已经被刮平了）。如图1-40～图1-63的病例所示，这些残余的菌斑和牙石不利于组织彻底愈合，从而降低牙周非手术治疗的疗效，导致治疗位点的炎症迁延不愈。

除了不正确的刮治操作，使用磨钝的刮治器也可能发生这种错误。无论是哪一种情况，都属于医源性失误。

如何避免牙石仅仅被"抛光"

为了有效刮除全部牙石，避免其仅仅被"抛光"，临床医生严格遵守以下注意事项：在进行垂直向移动刮治时，**只有工作刃的尖端与牙石接触**（请看笔者关于"操作技术改良"的相关部分），如图3-153～图3-155、图3-157和图3-158所示。开始发力之前，一定要以工作刃的尖端探明牙石最根方的边界，之后沿垂直轨迹将之整块刮除（图3-153、图3-154和图3-176）。在本书中，笔者建议的探查方法是以工作刃的尖端沿着根面仔细地滑动来辨别牙石。

在牙石相对较多的位点，往往单次移动的刮治面积有限，需要快速连续进行多次移动将刮治范围向相邻区域扩展（都要沿着垂直轨迹），如图3-175和图3-240～图3-245，请参看"位点特异型器械"章节也有相关内容。

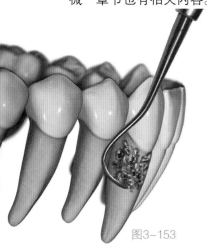

图3-153

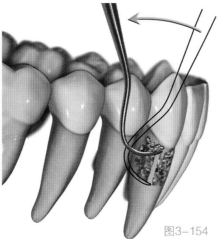

图3-154

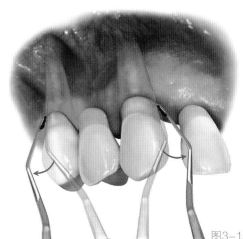

图3-155

如果仅以工作刃尖端接触牙石进行刮治（笔者建议的改良操作技术），是否存在划伤根面的风险？

习惯了其他刮治操作的临床医生可能会怀疑我们现在讨论的这种改良操作技术是否会划伤根面。这种怀疑是合理的，笔者理应对此详细解释。如果无牙石存在，工作刃的尖端直接划过根面必然会产生明显的划痕，如图3-156所示，这种损伤性的操作是绝对禁忌的。

如前文所述，进行以上改良操作

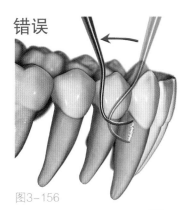

错误

图3-156

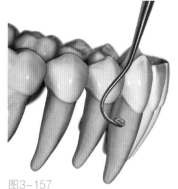

图3-157

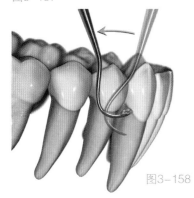

图3-158

有个重要的前提条件，就是根面有牙石并且已经明确其所在位置及范围（图3-37和图3-39），才能按上述操作进行刮治。如果探诊并未发现任何牙石，操作者应避免进行侵入性牙周刮治操作，特别是避免工作刃尖端与根面直接接触（图3-156）。相反，如果确实探查到牙石，那么笔者建议的这种改良操作（即：以工作刃的尖端与牙石接触，也可以接触根面）能够有效清除根面沉积物，而不仅仅是将其"抛光"（图3-157~图3-160）。应该先对牙石大小、形态特征和分布全面了解后，将工作刃尖端置于牙石的最根方，以一次短促有力的、有效的垂直向移动将牙石整块刮除（图3-157、图3-158和图3-176）。

如果刮治时以整个工作刃去贴合根面（图3-151和图3-152），这样会导致牙石残留，影响预后。这种不正确的操作的弊端在于工作刃无法接触到牙石的基底。而以工作刃的尖端去刮除牙石（即笔者推荐的改良操作），可以有效且无损伤地将之刮除。

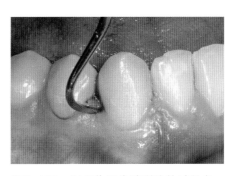

图3-159 以工作刃尖端刮治的过程中，即使非常微小的牙石也很容易被明确探查到并彻底刮除。

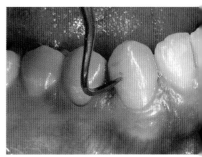

图3-160 操作时不仅要非常谨慎细心，还要尽可能保证治疗的彻底性。

如果仅以工作刃尖端接触牙石进行刮治（笔者建议的改良操作技术），是否存在损伤软组织的风险？

不熟悉这种改良操作技术的临床医生可能会产生第二种合理的疑虑，担心在刮除牙石的过程中会导致软组织过度移位，使龈缘受到过大的张力。习惯了其他刮治动作的操作者可能不敢贸然采

纳本书的建议——将刮治器调整为尖端朝向根面的方向再插入龈下（图3-196和图3-274a）。实际上，这种操作能够有效避免对软组织的任何损伤（图3-171和图3-172）。临床医生需要将器械干部直立并调整工作刃尖端朝向目标区域，在将工作刃插入龈下的过程中保持器械柄部始终斜立，以工作刃尖端顺应根面轮廓移动（图3-161、图3-176和图3-205）。这种操作最大限度地避免龈缘移位（图3-162）。由于工作刃插入龈沟的过程是沿着根面进行的，在此过程中临床医生就能够明确根面是否有牙石。根面上的牙石表面还覆有一层菌斑生物膜，形成了炎症环境，只有彻底去除这些菌斑、牙石才能从根本上去除致病源。不用过分担心这种改良操作技术是否会损伤软组织，正如反复强调的那样，由于不彻底的刮治操作导致的牙石残留对治疗预后的危害远远大于前者，如图3-162所示（译者注：如果要在尽可能保护软组织和治疗刮治尽可能彻底之间权衡轻重，为了更好的预后，后者意义更重大。但这不能被曲解为在刮治过程中不需要保护软组织）。

刮治时要探明牙石的最根方边界，然后如同使用杠杆一般（撬动），将牙石彻底刮除（图3-176、图3-204和图3-205）。类似于拔牙时为了让牙齿脱位所用的杠杆原理，但是动作幅度要小得多。如图3-163所示，有炎症的牙龈

图3-161

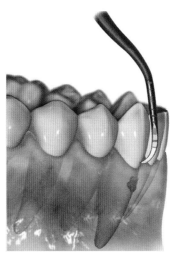

图3-162

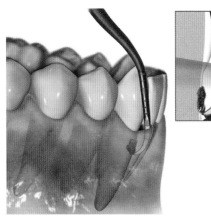

图3-163　工作刃尺寸较小的器械能够轻柔地撑开牙龈组织，便于工作刃尖端进行移动刮治。

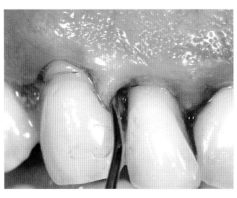

很容易被撑开以便插入工作刃。软组织在炎症状态下通常水肿疏松，伴随器械插入引起的软组织扩撑、移位一般是无创的。

请不要因为担心可能的软组织损伤而拒绝本文中的改良操作技术，因为不彻底的刮治操作遗留的残余牙石对治疗预后的危害远远大于前者。

当牙石只存在于较浅的龈沟中，采用笔者推荐的改良操作技术（译者注：即以器械的尖端探明牙石的最根方边界，并一次性将之彻底刮除，此时工作刃的背部面对软组织），能够最低程度地扩张软组织（图3-159和图3-160），避免不必要的损伤。如此操作，能够有效刮除龈下牙石，并沿着垂直轨迹将其从炎性水肿的龈沟中带出。如图3-164所示，右侧下颌尖牙位点有局限性炎症，探诊深度2mm，可探及龈下牙石。

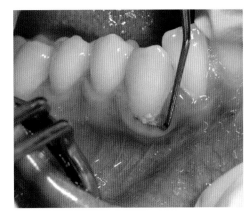

图3-164

前文已反复强调，明确定位牙石是彻底将之去除的重要前提。使用"三用枪"对着龈沟轻轻吹气有助于仔细观察龈下牙石的形态，特别是新生牙石，充分干燥后它们不再透明，便于检查、定位（图3-165）。对龈下牙石进行探查时，建议将探针与牙长轴成一定角度，以增强触觉灵敏度，避免遗漏细小的牙石沉积。

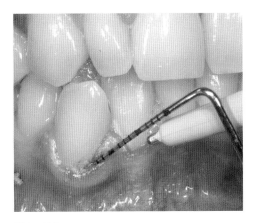

图3-165

对患者进行详尽的口腔卫生宣教，确保其能够有效实施日常口腔卫生维护是非常重要的，这些维护措施必须有效地去除菌斑生物膜，同时不会对在非手术治疗过程中受到激惹的牙龈组织造成不必要的损伤。患者在口腔卫生维护时，千万不能因为局部敏感而跳过任何区域。纱布垫或指套刷是非手术治疗后特别适用的菌斑清除工具。

无论是细小的还是大块的牙石，采用工作刃尖端优先的刮治方法都能够有效刮除，并且操作刮治器时不易失控。采用这种刮治操作不仅有效，而且能尽可能避免软组织的移位（图3-166和图3-167）。为了便于将工作刃插入龈下，应将刮治器长轴与牙长轴平行。

图3-166 可以用牙周探针轻轻牵拉龈缘，使用半导体激光光纤（只打开引导光，无能量输出），进行牙石探查。

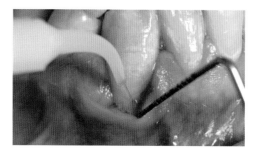

在临床图片（图3-168和图3-169）中可见，采用工作刃尖端优先的刮治方法都能够有效刮除探查到的牙石。如果按照垂直向移动的运动轨迹正确操作，那么每次移动的终止点应该在坚硬的釉质表面（如图3-175，译者注：因此不会划伤根面），并且不会损伤黏膜（图3-170~图3-172）。

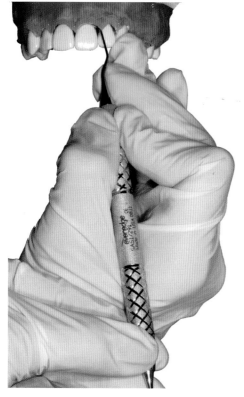

图3-167 建议以左手食指和拇指辅助握持器械，从而确保工作刃始终以尖端优先的状态进入龈下，直至整个刮治过程结束。

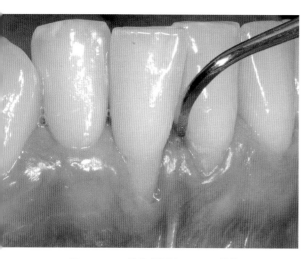

图3-168 首先探明龈下牙石的位置，之后以工作刃尖端优先的方式插入镰形器，能够顺利定位到牙石的根方。

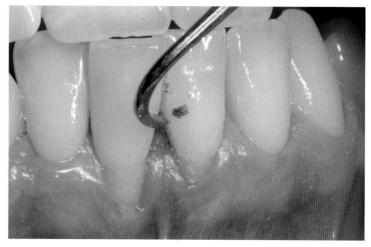

图3-169 进行刮治时，垂直移动刮治器，将牙石彻底刮除。

即使刮治操作是合理、谨慎的，也不能完全避免牙龈组织损伤

根据大多数教材的描述，一般认为在进行牙周非手术治疗时，刮治器工作刃的全长都与根表面包绕贴合，目的是避免锋利的工作刃与软组织接触，尽可能谨慎地进行刮治；但实际上反而使患者面临医源性损伤的风险，图3-151和图3-152以及第1章图1-38～图1-58的示意图证实了笔者的推测。而采用笔者的改良操作，器械尖端不会对插入点的牙面或黏膜造成任何损伤（图3-170）。在两次提拉操作之间的器械移动时可能出现软组织损伤。

如图3-171所示，当刮治器工作刃锚住龈下牙石后，如果采取斜行的垂直提拉，则不能将牙石彻底清除。如图3-172所示，斜行刮治后，刮治区域的两侧，及冠向和根向区域，均有大量牙石残留。如果移动时工作刃没有与牙根面贴合，也容易出现器械脱离操作者控制的风险，这将导致袋内壁软组织损伤（图3-171和图3-172c）。如此，

患者不仅在牙周治疗过程中会感到不适和酸痛，甚至在治疗后仍然持续一段时间，这种不适感可能驱使患者在口腔清洁时有意避开有酸痛感的牙位，影响口腔卫生维护效果。**在刮治时如果工作刃完全贴合根面，最容易发生这种斜行移动，导致医源性损伤。**根据本书推荐的改良技术，以工作刃的尖端锚住龈下牙石，转动刮治器使干部靠近牙面，进行叠瓦式的垂直向移动（图3-175）。

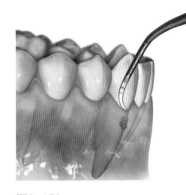

图3-170

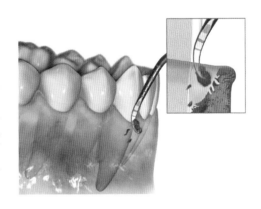

图3-171

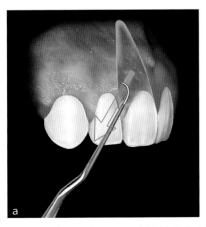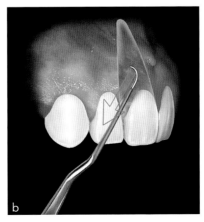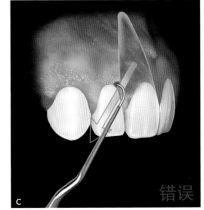

图3-172（a～c） 不正确的斜行移动可能导致大量牙石残余，影响预后。

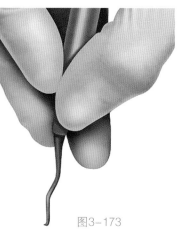

图3-173

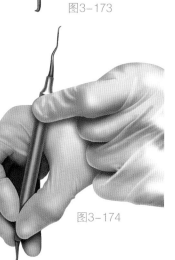

图3-174

正确的垂直向刮治动作

如果决定采用垂直向移动刮治重度龈下牙石，则正确的操作（根据笔者推荐的改良操作）如图3-175所示。首先将器械旋转，使干部靠近牙面，然后保持工作刃尖端优先，将其插入龈下。无论使用通用型匙形器或位点特异型刮治器抑或是镰形洁治器等，如果要进行垂直向移动，都应该严格遵守尖端优先的操作规范。临床医生在以右手握持刮治器的同时，左手手指可以辅助调整器械柄部的角度（图3-173和图3-174），从而便于工作刃尖端进行更有效的刮治。将工作刃尖端插入龈下后，应尽可能达到牙石最根方的位置，然后进行垂直向移动，如图3-176、图3-205和图3-206中的蓝色箭头所示。完成一次移动后，应使用纱布垫擦拭工作刃，再进行下一次移动，刮治的位置应与上一次轻微重叠（译者注：即"叠瓦式"）（图3-175）。

请注意：正确有效的非手术治疗应通过多种综合途径彻底清除牙石及菌斑生物膜，不能仅仅抛光牙石表面，在保证治疗彻底性的同时，不能以损伤软组织作为代价。

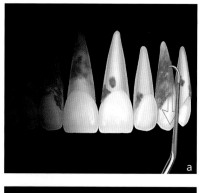

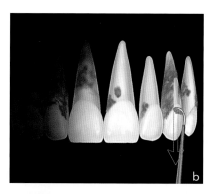

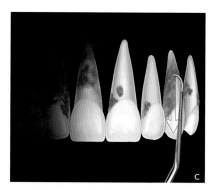

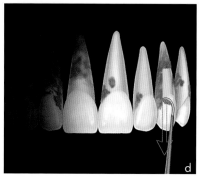

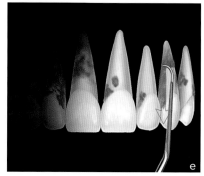

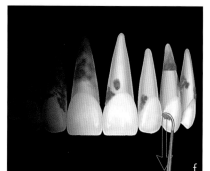

图3-175（a~f）

牙石的刮除过程应该是循序渐进逐步完成的，刮治操作由一系列动作组成。正确的垂直向移动由手和前臂的带动进行（图3-204），而不是仅仅依靠手腕弯曲/扭曲，即如图3-146所示的错误动作。

如果遇到某些龈下牙石位置特别深，则需要更换更匹配的刮治器。图3-177展示的是用一种特别细长的超声工作尖清除深部牙石。在这种情况下，由于越靠近根尖牙根外形的聚合度越大，此前介绍的垂直向移动操作也相应更加困难。此时可以换用或在超声刮治的基础上联合其他的牙周器械，如Hirschfeld牙周锉或Roncati锉（图3-178），进行更细致的龈下刮治。

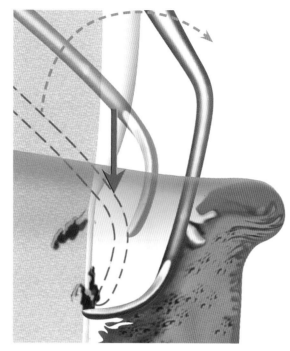

图3-176 根据笔者推荐的尖端优先操作技术，应先将刮治器调整至工作端面部正对所要刮治的牙面，再将工作刃插入龈下。整个插入过程中应使手柄倾斜，便于工作刃尖端始终完美地贴合根部轮廓，引导工作刃进入龈沟或袋内（如蓝色实线箭头所示）。这种预防措施最大限度地避免龈缘被过度撑开。引导工作刃就位后，应再次调整器械角度使尖端面对所要刮治的牙面，如蓝色虚线箭头所示，再进行垂直向移动。

图3-177（a和b）

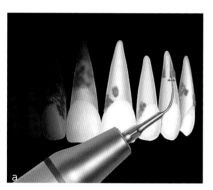

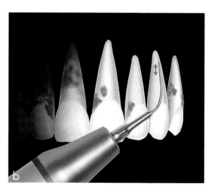

图3-178（a和b）

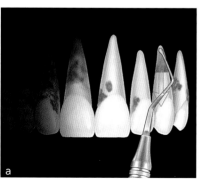

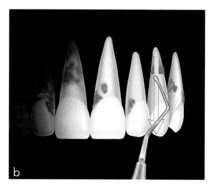

刮治前牙区时正确的垂直移动

为了进行有效的牙周非手术治疗，需要遵照一些基本原则，具体请参照本章相关示意图。当要对前牙的远中面进行垂直向移动刮治时，刮治器手柄的位置最初并非与所要刮治牙的牙长轴重合，而是位于与所要刮治牙面相反方向的邻牙牙长轴。例如，当要刮治上颌左侧中切牙的远中面时，刮治器手柄最初位置应在上颌右侧中切牙的牙长轴上（图3-179a）。之后调整器械角度将工作刃插入龈下（图3-176），沿着根面轮廓探查、定位龈下牙石（图3-179）。在图3-179中，整个就位过程都是保持"尖端优先"。建议使用直干刮治器，如位点特异型的Grace 1/2匙形器，迷你型更佳，因为这种迷你型工作端更容易进入窄、深牙周袋，也能避免龈缘被过度撑开。

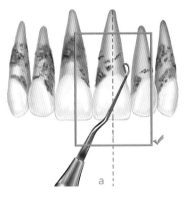

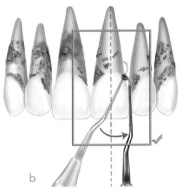

图3-179（a和b）

当工作刃尖端定位到龈下牙石的最根方后，再将手柄从初始位置（即邻牙牙长轴）转到最终位置（即越过图3-179b中的虚线，与所要刮治牙位的牙长轴重合）。

刮治前牙时，请务必注意：不是在刮治的起始位置，而是终末位置，器械才位于治疗牙位的牙长轴。但是当刮治后牙时，器械的起始位置就在治疗牙位的牙长轴上（因为反向邻牙位于牙弓更后方）。在遵循这一原则的前提下，为了操作便利，必须建立正确的支点，如图3-180所示，如此有助于刮治器灵活移动，沿以支点为圆心的弧线方向离开所刮治的牙面。

在前牙区进行垂直向移动刮治时容易犯以下错误：在移动前刮治器手柄就已经位于治疗牙位的牙长轴，在提拉时仅仅做冠向垂直移动，没有使手柄离开治疗牙面的转动动作。这种错误操作的常见后果是：牙石被"抛光"，不易被整块刮除（图3-128、图3-151和图3-152）。这种错误是由于选取的支点位置不合理所致，操作者被迫将刮治器靠近错误的指支点，如图3-181中的红色框所示。

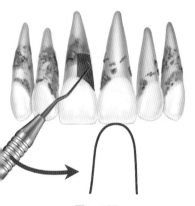

图3-180

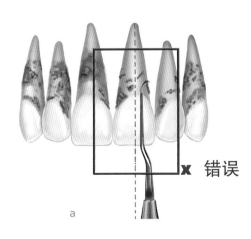

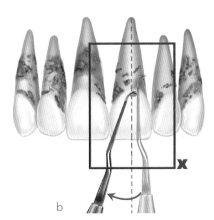

图3-181（a和b）

a   错误   b

因此，支点的选择非常重要，只有选对了支点才能够进行正确的刮治操作。前牙区的支点选择没有特别的难点，应遵循以下原则：**如果要刮治的是远中面，支点也必须位于该牙齿的远中，配合刮治器远中向的转动进行有效的刮治动作。**操作者有时需要纠正工作位以适应该原则。同样，当刮治前牙的近中面时，则应遵守以下原则：**如果要刮治的是近中面，支点也必须位于该牙的更近中位置，配合刮治器近中向的转动，即向支点位置靠近，进行有效的移动**（图3-182和图3-186）。在刮治近中面时如果操作者依然使用远中支点，也不调整工作位，最终会导致无效刮

治，影响预后。图3-181和图3-183中红色方框内即是错误的操作，导致牙石残留，最终会影响这些位点的治疗效果。因此，在刮治前牙区时，不建议连续刮治同一牙位的远中面和近中面。最好先依次刮治几颗相邻牙齿的远中面，然后调整工作位及支点，再依次治疗以上牙齿的近中面。这种方法能够提醒操作者调整相应的工作位并选择对应的支点。当然，如果能选择某一工作位同时满足近远中的刮治，那也很好。

实际上，不必要严格规定在某个特定的工作位进行相应牙位的治疗。相反，医生应该遵循本书所述的原则，根据实际情况选择最合适的体位和工

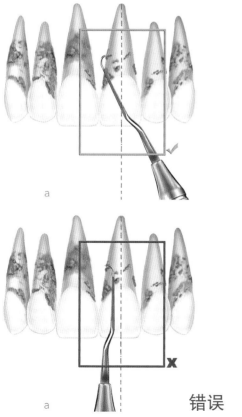
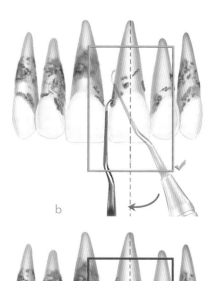

图3-182（a和b）

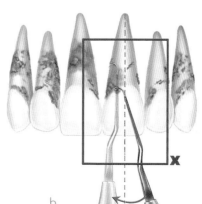

图3-183（a和b）

错误

作位。笔者只提供了一些适用于前牙区（从尖牙到尖牙）刮治的位置选择意见供操作者参考，应该对形成正确的治疗姿势有一定帮助。

当刮治所有牙齿的"左侧面"时（即在图3-185和图3-193中用紫色突出显示的那部分牙面：第一、四象限牙齿的近中面以及第二、三象限牙齿的远中面），在以患者位置为中心的假想时钟平面上，临床医生可以坐在大约7点钟的位置，如图3-186、图3-194和图3-196所示，建立良好、稳定的邻牙支点，便于以支点为中心转动刮治器进行移动刮治。

类似地，当刮治所有牙齿的"右侧面"时（即在图3-188和图3-191中用蓝色突出显示的那部分牙面：第一、四象限的远中面以及第二、三象限的近中面），临床医生应该坐在12点钟或2点钟处，便于建立远中支点，转动刮治器，并进行移动刮治（图3-187、图3-189和图3-190）。在刮治结束时，器械应位于治疗牙位的牙长轴上（图3-179b）。

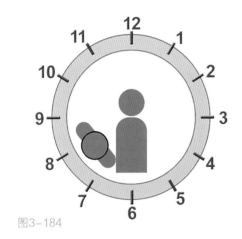

图3-184

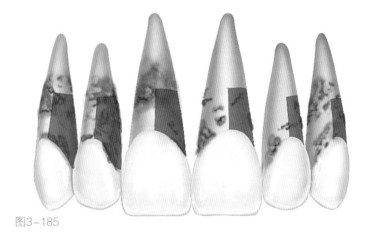

图3-185

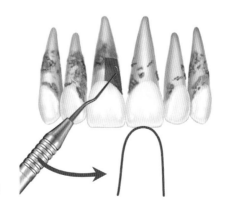

图3-186

治疗下颌牙时也应遵循相同的原则。插入工作刃时应适当转动器械以确保"尖端优先"，当工作刃充分就位到牙石的根方时，其尖端正对根面。应该先完成牙石探查，明确牙石的大小、位置，再插入工作刃（图3-196）。相反，如已经将工作刃插入龈下再进行角度调整，则会导致患者不适，并且影响刮治操作的精准度、降低刮治效率。

临床医生以右手手指握稳刮治器，配合以左手手指适当旋转刮治器手柄（图3-196）。此外还应维持正确的器械握姿：即食指和拇指形成一个"OK"手势，如图3-194所示（另见图3-139和图3-149）。

在进行提拉刮治时，左手食指也可从侧面轻轻加压，从而辅助稳固刮治器的干部，如图3-195和图3-197所示。

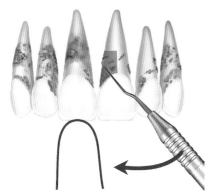

图3-187

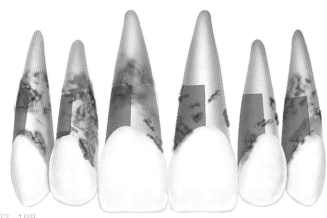

图3-188

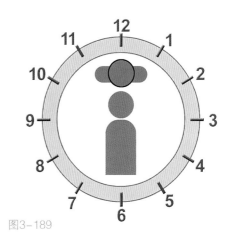

图3-189

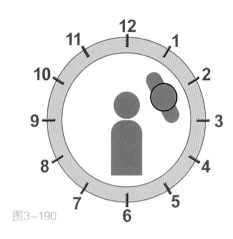

图3-190

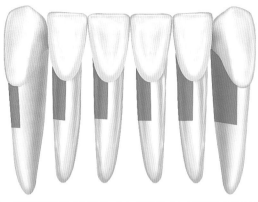

图3-191 当刮治下颌牙齿的"右侧面"时（即第四象限牙齿的远中面以及第三象限牙齿的近中面），在患者位置为中心的假象时钟平面上，临床医生可以坐在大约2点钟（图3-190）或12点钟（图3-189）的位置进行有效的移动刮治。

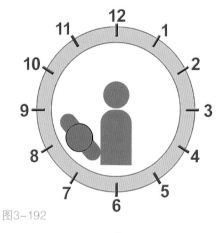

图3-192

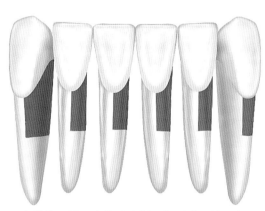

图3-193 当刮治下颌牙齿的"左侧面"时（即第四象限牙齿的近中面以及第三象限牙齿的远中面），特别是下颌前牙区，可以坐在大约7点钟的位置（图3-192）。

图3-194

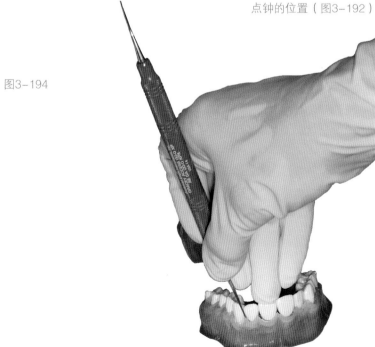

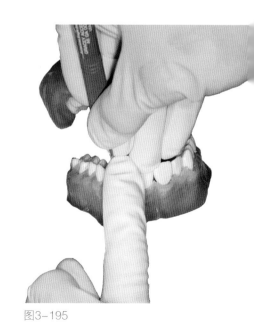

图3-195

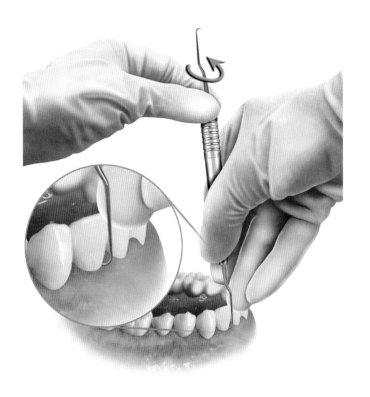

图3-196

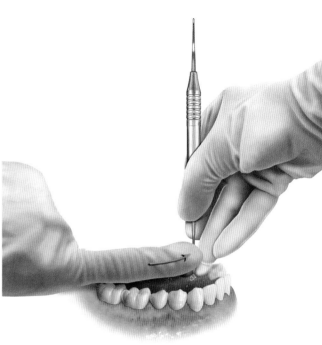

图3-197

刮治后牙区近中面时正确的垂直移动

　　在刮治后牙区时，也应遵循如下基本规则，目的是彻底清除牙石及菌斑生物膜，而不能仅抛光牙石表面，在保证治疗彻底性的同时，不能以损伤牙周软组织作为代价（图3-129、图3-161和图3-162）。以下图示为刮治后牙近中面的基本操作指南，适用于任何类型的匙形器、洁治器或镰形洁治器（参考作者推荐的"改良操作技术"）。参照前文所述的操作要点，保持尖端优先使工作刃就位，刮治器的下干与牙长轴平行（图3-198a）。

　　在随后发力移动的过程中，应转动刮治器的手柄使之离开正在刮治的牙面（本例中即上颌左侧第二前磨牙近中面）。单次移动的距离很短，移动幅度控制在单颗牙的范围内（图3-198b），并且工作刃尖端的垂直移动轨迹始终沿着所刮治的牙面（本例中即上颌左侧第二前磨牙近中面）。再次强调，从始至终都保持"尖端优先"。刮治器的尖端需越过牙石体部并达到其根方，将其锚住后，方可通过正确有效且无损伤的垂直提拉将其彻底刮除。

错误的垂直向移动

　　如果没有遵循上述原则［即工作刃

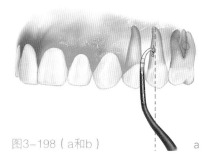

图3-198（a和b）

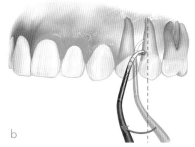

错误

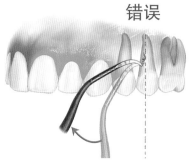

图3-199 成角度的工作刃就位过程不仅可能导致软组织被过度撑开，而且工作刃尖端不易达到窄深的牙周袋底。

图3-200（a和b）

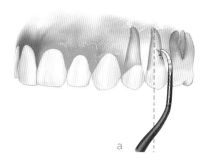

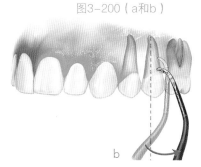

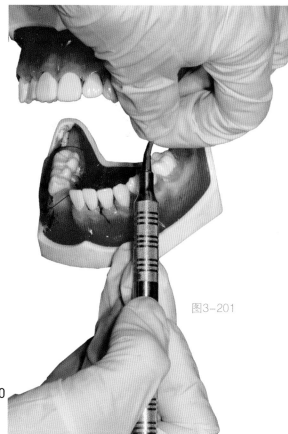

图3-201

210

就位时与所刮治牙位的牙长轴平行（图3-198a）］，则容易导致刮治不彻底。错误的就位使工作刃难以达到牙周袋的最底部（图3-199）。

刮治后牙区远中面时正确的垂直向移动

工作刃从后牙远中面就位时同样要保持"尖端优先"，刮治器手柄与牙长轴平行（图3-200a）。在随后发力提拉的过程中，应转动刮治器的手柄使之离开正在刮治的牙面。移动方向应向远中，单次移动的幅度控制在单颗牙的范围内（图3-200b）。为了操作便利，建议选择口外支点。

在刮治器就位的最初阶段就要确保器械柄部与牙长轴平行。为此，建议用右手握住手柄的1/2处，左手辅助调整干部的角度将其引导与牙长轴平行。

当引导工作刃进入龈下并达到牙石的根方后，左手继续参与移动操作（图3-201）。

操作者应先以左手中指放在第二象限后牙的颊侧，建立稳固的支点。随后，食指和拇指放在器械柄上与之一起形成一个"OK"姿势，握在刮治器的干部，从而保证刮治过程稳定、有效（图3-201）。

刮治后牙区时错误的垂直向移动

尽管图3-202b所示的刮治动作与图3-200b所示有点相似，但它实际上是不正确的，会降低刮治疗效。图3-202a所示工作刃尖端确实已经充分就位，与图3-200a中所示没有差别，但是随后的移动操作方向却与图3-200b所示的远中向相反。这种远中向的移动操作是技术关键，即转动器械角度使之离开治疗牙面（译者注：而非靠近牙面）。这种操作会导致牙石被抛光（图3-128和图3-202）。

导致这种错误最主要的原因可能是选错了支点。当刮治远中面时，如果右手的无名指落在刮治牙面的近中，则导致移动过程被迫向近中支点转动。因此，推荐使用口外支点（图3-272）。

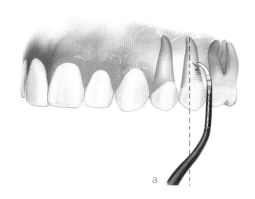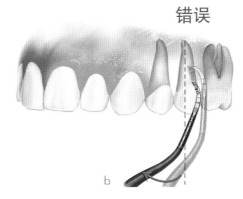

错误

图3-202（a和b）
不正确的提拉操作导致牙石被抛光。

垂直向移动过程必须从治疗牙面开始

无论是治疗邻间，还是颊、舌侧或腭侧牙面，刮治过程中必须转动器械离开所刮治的牙面。这种操作类似于给香蕉剥皮：就像剥下一片香蕉皮一样，将刮治器按弧形轨迹离开治疗牙面（图3-203）。目的是保证刮治操作正确、有效且无创，同时，也能够保证刮治器工作刃的尖端在器械转动过程中始终正对治疗牙面（图3-204～图3-206）。

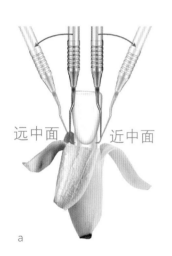

远中面　近中面

a

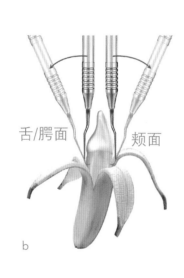

舌/腭面　颊面

b

图3-203（a和b）

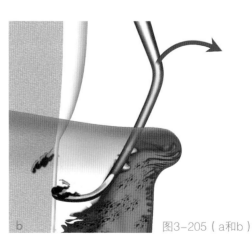

图3-204

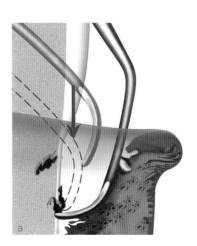

a　b

图3-205（a和b）

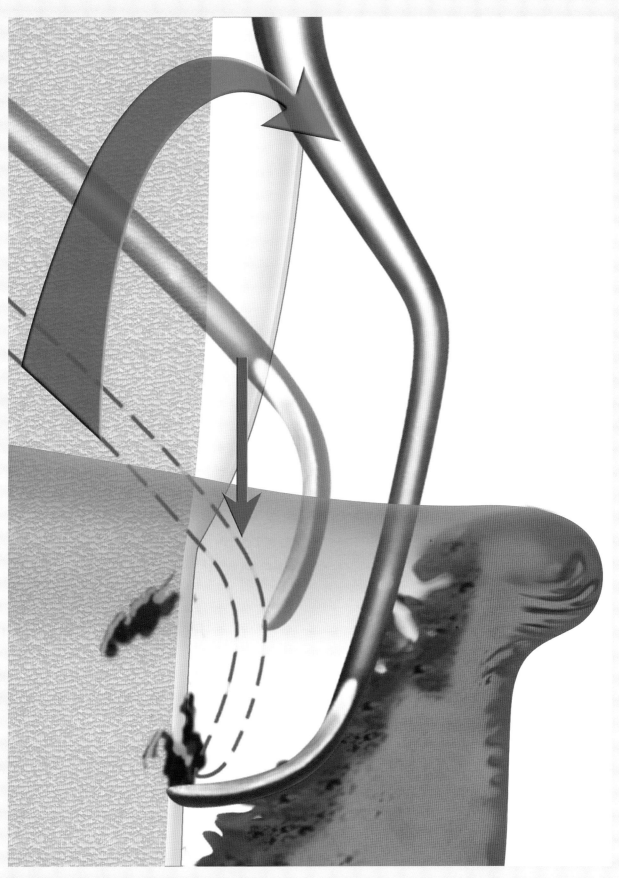

图3-206

复杂临床病例中的牙周非手术治疗方案

当患者的牙周炎症状较重时（即有较多龈上牙石堆积，且牙周探诊深度普遍≥4mm，龈下牙石广泛分布），建议按照下文及配图所示的治疗方案进行诊治。

在第一阶段，即病因相关牙周非

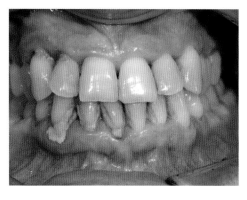
图3-207

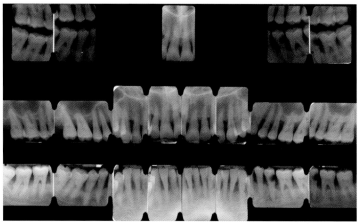
图3-208

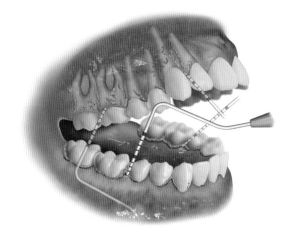
图3-209

手术治疗（图3-207）的过程中，应先进行全口X线片的拍摄有助于病情诊断（图3-208），之后应进行全口牙周探诊检查，探诊时应尽可能保证探针平行于牙长轴（图3-209），从而大致了解袋深的变化（有些位点探诊深度可能在短期内就有明显的变化）。明确了探诊深度之后，要进一步了解每个位点牙石的分布情况及严重程度，此时建议将探针稍微倾斜进行更仔细的牙石探查（图3-37）。牙周非手术治疗应该是"有针对性的"，而非"标准化的"。临床医生应该结合探诊深度及牙石探查情况，为每一位患者的每个治疗位点制订个性化的非手术治疗方案。

有些重度牙周炎患者可能有广泛的深牙周袋且袋深普遍超过5mm，尽管治疗难度很大，但还是建议尽可能在1周内完成3次连续的全口刮治及复刮，详情请参阅第2章有关"基础治疗"中"治疗方案"的内容（图2-145）。每次复诊的治疗时间至少为1h，主要治疗内容就是逐次、逐步彻底清除根面牙石（表2-2）。为了确保患者能够顺利进行有效的治疗后日常口腔卫生维护，还需要安排额外的口腔卫生宣教时间，鼓励、指导患者进行正确、有效的口腔卫生清洁。在病因相关牙周非手术治疗的每个阶段，应根据每位患者的口腔卫生维护效果，反复进行个性化的口腔卫生宣教。初诊时首先进行牙周探查（图3-209），如果龈上牙石非常坚硬、顽固（图3-210~图3-212），推荐选择

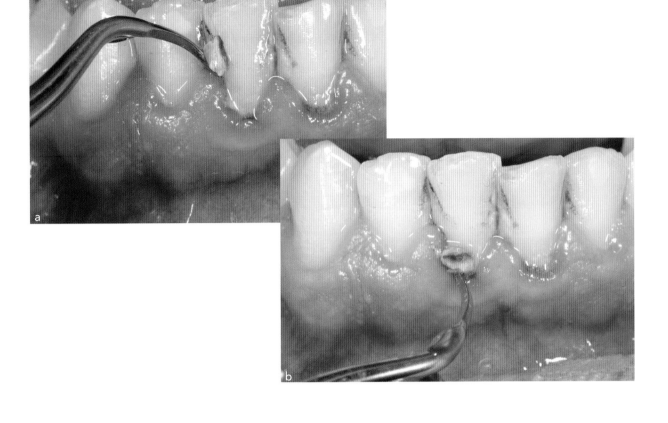

图3-210（a和b）

标准超声工作尖将其逐步刮除。关于超声洁、刮治技术前文已做详细描述（请参阅"器械治疗：操作技术"一节）。建议按照文中"一步一步"的操作指南进行超声龈上洁治术。经过超声洁治术能够清除大多数龈上牙石。

图3-211中分别展示了磁致伸缩式超声设备（蓝色手柄）和压电陶瓷式设备（灰色手柄），可以根据操作者的喜好选择使用。两种设备均配备了相应的标准工作尖用于去除龈上牙石（图3-227～图3-229）。

这两种设备都能有效去除牙石，但二者的工作原理有所不同，必须按照正确的使用要求进行操作，详情请参阅"器械治疗：操作技术"一节。

根据第4章"一步一步的操作技术"一节所述的操作技术，在完成全口龈上洁治术之后，建议进行半导体激光治疗。操作时，激光纤维的移动轨迹与使用牙周探针进行探查相似。即激光纤维在龈沟或牙周袋内围绕牙根外形轻柔环行一周（图3-213～图3-215）。激光治疗一方面可以达到龈下消毒杀菌的目的，更重要的是破坏牙石与根面之间的化学连接，有助于随后进行的龈下刮治。

建议在进行龈下刮治之前尽可能都进行激光治疗，因为它的镇痛效果能够提高患者治疗的舒适感（图3-213和图

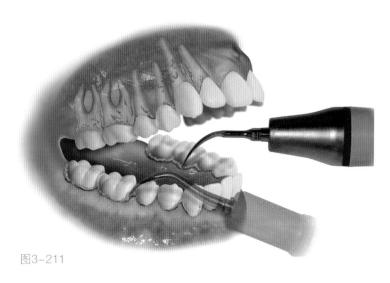

图3-211

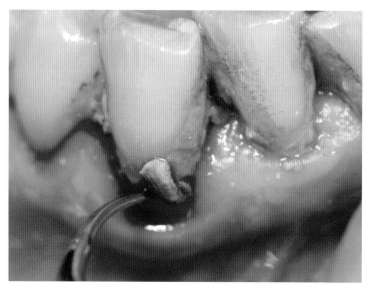

图3-212

3-214）。

激光纤维的尺寸比任何牙周探针都小，使用时的触觉灵敏度也高于后者，因此也可用于牙石探查（图3-215a）。无论是工作状态还是非工作状态，都可以将激光纤维插入牙周袋内，以冠根向的往复运动轨迹，了解牙石的分布形态及大小（图3-215b）。

使用激光纤维进行牙石探查的操作手法与使用牙周探针相似（图3-215b）。在图3-215a中，绿色虚线表示插入龈下的半导体激光手柄套管及激光纤维的轮廓，比牙周探针更细小，也可以减小龈缘被撑开的程度。

建议在进行每个象限的龈下刮治之前，都先进行半导体激光治疗。该步骤可以使全口的细菌负荷得到有效控制。图3-216所示为半导体激光的杀菌效果：通过激光治疗，插图中所示的细菌数量逐渐减少。根据以往的经验，应该在激光治疗后尽快进行牙周刮治，但是笔者的临床经验结论却与之相反，如果在激光治疗与牙周刮治之间增加一段缓冲期，反而能增强激光治疗的光辐射效果。

进行龈下刮治时也会用到超声波设备，不同于龈上洁治术时只需一种标准工作尖，此时需要根据探诊深度选择最合适的工作尖（图3-217）。压电陶瓷式和磁致伸缩式设备都可以使用，各有优势；请根据本章前文"器械治疗：操作技术"一节中的介绍，一步一步进行操作。建议使用直的细长工作尖进行刮治，遇到龈下牙石后行小幅度的往复移动将之刮除（图3-217）。

在刮治过程中，应该反复地交替使用牙周探针及超声工作尖，前者可以不断评估刮治的彻底性并进一步明确残余牙石情况，后者可以根据探查结果继续进行有针对性的刮治（图3-218），如此可以保证每个位点治疗的有效性，也能避免过度治疗或无意义的刮治。

临床医生可以通过探诊发现残余牙石。尽管超声设备能够去除大部分龈

下牙石，但仍会有残余。这些残余牙石的分布并无一定规则（图3-38），可能残留于根面任何位置，在已经治疗过的牙面（偏冠向）和尚未刮治的深部区域之间也无明显界限（更多相关信息请见图2-151，或参阅第2章"袖口效应"的相关内容）。探查到残余牙石后，操作者可以选择继续使用超声设备或改用手动刮治器将其去除，具体使用

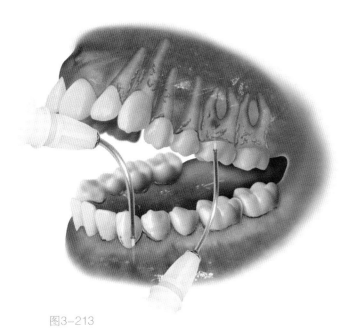

图3-213

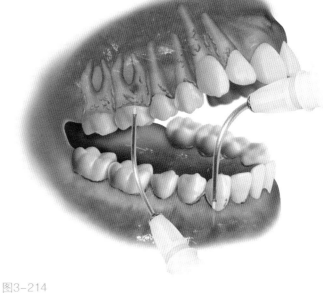

图3-214

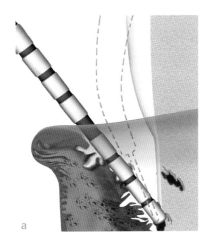

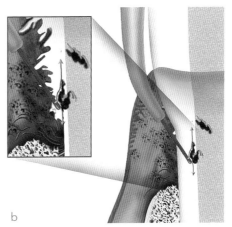

图3-215（a和b）　　　　a　　　　　　　　　　b

哪一类设备应根据治疗位点的情况来选择。如果选择手动刮治器，推荐首先使用匙形器或镰形器，因为这类通用型器械的刮治效率很高，直干的器械在磨锐时也有不可否认的优势。刮治时首先

进行水平向移动（图3-219）。进行水平向刮治对操作者的技术经验要求相对较低，不容易发生如"抛光"牙石之类的错误操作（图3-128、图3-151和图3-152）。

使用直干镰形器进行水平向移动之后，可以进一步进行垂直向和斜行移动。可以选择治疗套装中的其他器械，按照本书中的"一步一步"操作技术逐步进行。

在后牙区推荐使用通用型匙形器，既要进行垂直向移动，也要进行水平向移动。图3-220所示为：在前磨牙区使用通用型匙形器进行近远中向的水平向移动；在右侧下颌尖牙远中面使用位点特异型匙形器进行垂直向移动（图3-220）。如果临床医生偏向于在前牙区进行垂直向移动，则推荐选用直干、迷你型的位点特异型匙形器，便于操作。

治疗的核心理念是"通用性"，即充分发挥每种器械的"多功能性"（对于不同患者、不同位点的治疗应根据实

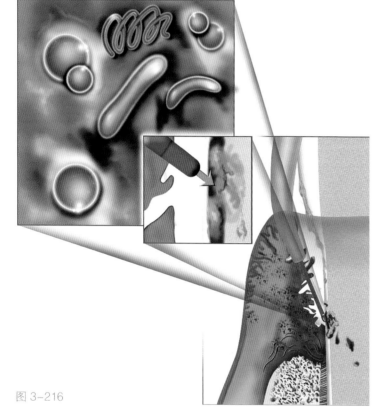

图3-216

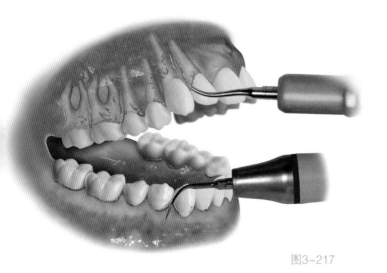

图3-217

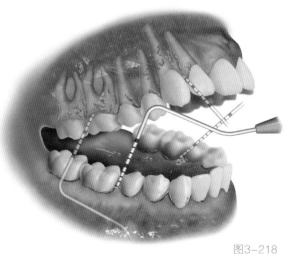

图3-218

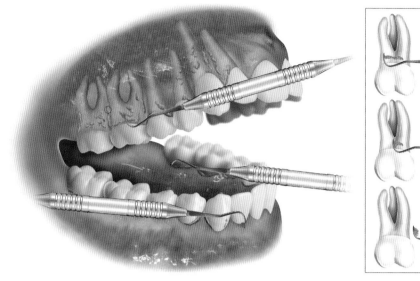
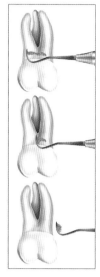

图3-219

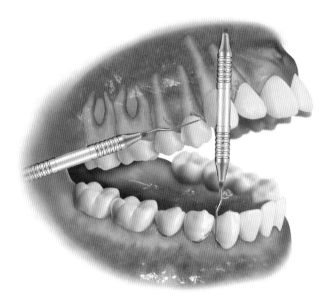

图3-220

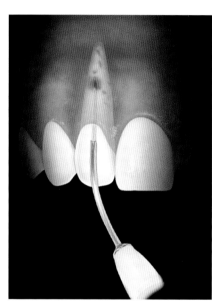

图3-221

际需要选择"顺手"的治疗器械，而非按照固定的治疗模式，或严格规定某种器械必须应用于特定的牙面）。只要器械锐利，临床医生应该"随机应变"，根据治疗需要，合理选择通用型或位点特异型器械（图3-123～图3-125）。

　　在复诊治疗期间，建议交替进行半导体激光治疗（如果有的话）和器械刮

治（图3-221）。如前文所述，通过激光作用能够削弱龈下牙石与根面之间的化学连接，并且即使在非工作状态下，激光纤维也能有效辨别残余牙石（图3-215）。因此激光治疗能够提高随后器械刮治的针对性和有效性。

　　如果没有激光设备或者临床医生在现治疗阶段不准备进行激光治疗，

那就使用牙周探针探查残余牙石。**无论如何，在每个位点都要先行准确的牙石评估，再行有针对性的龈下刮治**（图3-218和图3-224）。建议使用迷你型器械进行垂直向移动。而标准型器械刮治效率高，尤其适用于水平向移动。

进行基线牙石探查时，最好使用牙周探针，临床医生应根据探查结果进行有针对性的牙周非手术治疗。医生应根据全口的牙周情况一次或分次完成全口的首次病因相关牙周非手术治疗，如果患者的牙石非常多，或很硬，或是与根面结合得非常紧密，同时可能合并复杂

的深牙周袋，那么为了保证每个位点治疗的彻底性，建议分区域逐次刮治，但是尽可能控制在1周之内完成全口治疗，相关内容请参阅第2章有关"基础治疗"中"治疗方案"的内容（图2-145）。图3-218~图3-224为初次牙周非手术治疗中的相关操作。

经过第一次刮治后，根面可能仍然会有少量散在分布的残余牙石。因此，每次复刮之前都应该先行牙石探查（图3-218），如果有半导体激光设备（前文已反复解释过，如果没有激光设备，则该步骤可以跳过），可以在牙石探查之后进行激光治疗，当然激光纤维也可以辅助进行更精确的牙石探查（图3-221）。之后，操作者就可以开始进行所有牙面的牙周复刮，根据各个牙面的情况酌情选择通用型或位点特异型的匙形器、刮治器或镰形器进行相应的水平向和垂直向移动刮治。根据所选的器械对工作位和移动方向做出相应的调整，这是操作的关键（图3-222）。

建议临床医生灵活选用牙周治疗器

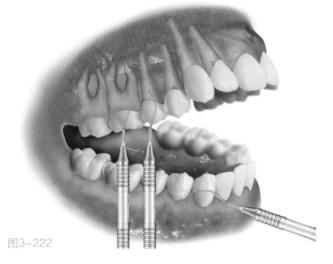

图3-222

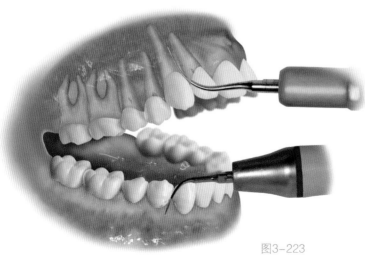

图3-223

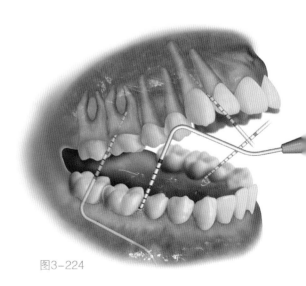

图3-224

械：位点特异型的器械最初是为特定位点设计的，但一把器械可有多种不同于传统的使用方法，因此临床医生不必局限于这些特定位点。使用口外支点，两指握持，改变位点以及操作者采用不同的姿势可以提高牙周非手术器械的操作效率。此外，超声器械应与手动器械配合使用，临床医生也应经常调整体位和支点。

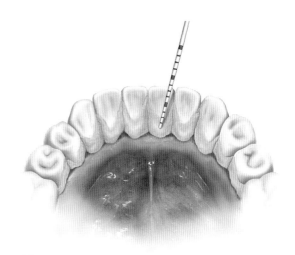

图3-225

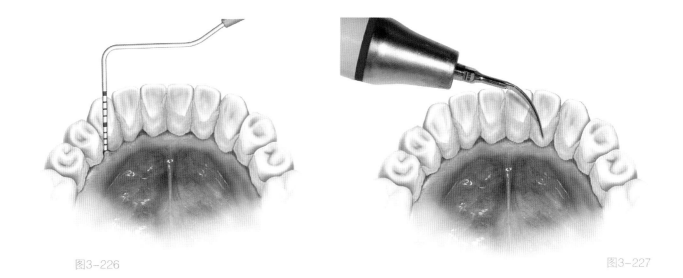

图3-226

图3-227

图3-228

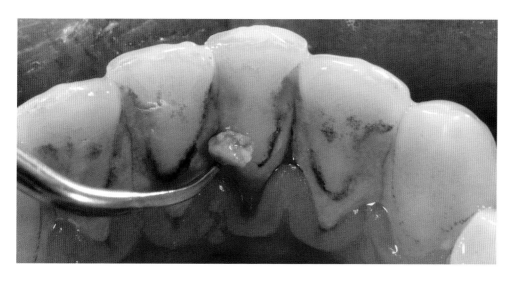

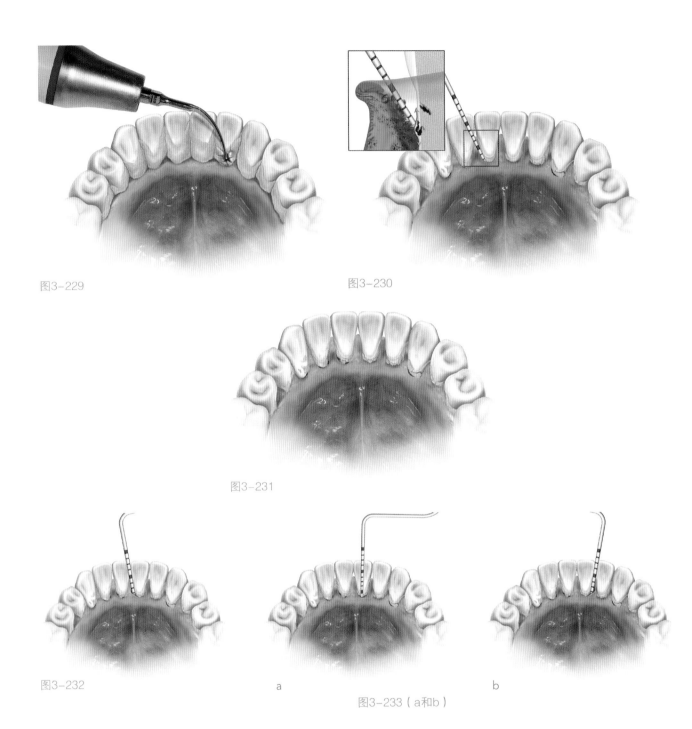

图3-229

图3-230

图3-231

图3-232

a

b

图3-233（a和b）

如果某支器械在某一位点使用时感觉困难，则不应该继续使用这一器械。大多数情况下，如果使用相同类型的运动方式，临床医生应该更换器械或至少改变体位（即改变他们的视角）。也可以不更换手动器械，只是改变器械在此位点的运动方式，或者选择器械盘里可使用的其他类型的手动器械，并结合垂直向和水平向方向运动（图3-222）。用牙周探针评估清创的有效性。如果操作人员评估根面没有残留沉积物，则治疗目标已经达到，这部分治疗已完成（图3-234和图3-238）。

第一次就诊时，由于存在大量坚硬的、黏附性强的牙石，口腔某些位点无法通过探诊评估其临床状况。这些位点常位于下颌前牙舌侧。如图3-225所示，由于唾液腺导管开口位于此处，促进了钙、磷等矿物质盐的沉积，并且最终在此处形成钙化沉积物。这种情况下，在第一次就诊时，应记录没有被大量坚硬牙石所覆盖的位点的探诊情况（图3-226）。

在第一次病因学治疗中，大量的沉积物可能使初诊时的探诊检查不能完成。在这种情况下，使用超声器械去除这些大块沉积物（图3-227～图3-229）。建议临床医生在启动脚踏控制前保持工作尖运动。经过工作尖的几次运动，牙石壁应该会被粉碎，使钙化沉积物快速被清除。使用超声器械的标准工作尖继续去除龈上牙石（尽可能彻

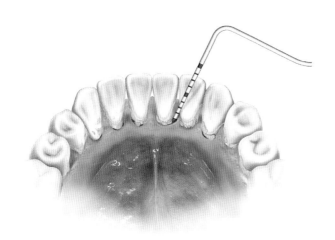

图3-234

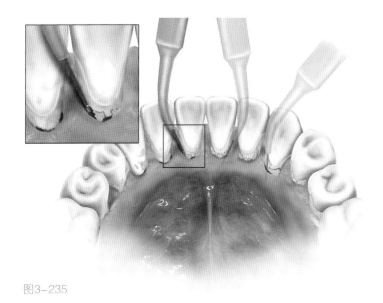

图3-235

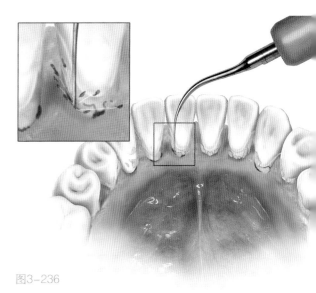

图3-236

底去除）（图3-229～图3-231）。

此时，可以对之前因大量钙化沉积物阻碍了探针插入的位点进行探诊，完成牙周参数的记录。在舌侧记录的3个探诊位点分别是：舌侧近中（图3-232），舌侧中央，舌侧远中（图3-233）。颊面记录相同数量的位点，每颗牙需记录6个位点。所有相关的临床结果都应记录在患者的病历中。龈下刮治前，临床医生必须完成牙石探查。该评估通常使用牙周探针完成，不同于牙周探诊时探针平行于牙长轴，这时探针需要和牙齿长轴形成一定的角度（即去掉与牙齿表面接触的两点中的一点，仅保持尖端与牙根表面接触）（图3-234）。

牙周探针的尖端采用根冠-冠根方向的运动，动作要缓慢、可控、轻柔以提高操作者的触觉灵敏度（图3-37）。这一步骤对后续进行个性化的、有针对性的器械治疗非常必要。之后，如果条件允许的话，临床医生可以使用半导体激光，光纤的尖端指向牙根方向，采用缓慢连续的探查运动，目的是便于后续的机械治疗，同时具有杀菌作用。如图3-235所示，半导体激光可作用于褐色龈下牙石（具有典型的颜色或特性：颜色呈褐色或黑色，这是由于血液中的血红蛋白和亚铁血红素含有铁，导致牙石长期着色）。与此相反，龈上牙石（牙垢）不会吸收色素，因此在龈上洁治之前不需要使用半导体激光。

参考第4章中有关半导体激光治疗的操作原则在龈下反复使用半导体激光。概括地说，在踩控制踏板之前使工作尖到达牙周袋底部，在整个根面上保持缓慢而连续的运动。然后，临床医生激活激光设备开始运动，每个位点不应超过30s。建议在一个位点停留大约10s，然后继续移动到邻近的位点使用激光，必要时返回已经用激光照射过的区域。这种方法能够获得足够的冷却时间。即使在初次龈下刮治以后仍需要重复使用激光治疗。尽管如此，仍建议将半导体激光与牙周非手术器械配合使用。

使用半导体激光时患者是完全无痛的，因此患者通常比较容易接受。临床医生可以在使用前对患者进行如下说明："现在我们要使用激光，它可以杀死龈下的细菌，削弱牙石的黏附力或改变其黏附方式。这是作为传统的器械清创的辅助和补充，将使清创更为有效。"激光还具有镇痛作用，让牙周非手术治疗更为舒适，这是建议在牙周非手术治疗的初期阶段使用激光的另一个原因。

探查到龈下沉积物后，操作者应该首先在短时间内使用超声工作尖的尖端，在该区域快速往复运动，使该区域所有探查到的沉积物快速崩解。操作者根据使用的设备类型，既可以选择压电陶瓷式设备也可以使用磁致伸缩式设备（图3-236）。

超声龈下刮治后，通常建议使用手动器械进行补充，根据临床医生的喜好选择通用的或者位点特异型的刮匙、刮治器或镰形刮治器。不管使用何种工具，都必须进行正确的运动方式，尽可能充分地去除致病微生物，保持组织完整性，避免损伤黏膜。图3-237展示了正确的刮治运动，包括将手柄从要刮治的牙表面移开来进行刮治。值得注意的是，只有当临床医生在前牙区进行垂直运动时，最初的位置才不平行于牙齿长轴，而是向邻牙的长轴略微偏移。到达牙齿长轴时运动完成，如图3-237中的蓝色箭头所示。这种运动可以防止过多的边缘组织移位，并有利于器械的进入，当器械跨过牙石并作用于牙石的最根方时就能更有效地将牙石去除（图3-237）。

将器械与牙周探针配合使用，牙周探针具有非常重要的辅助功能，因为它能够评估刮治运动的效果，探查残留牙石，指导医生制订后续的治疗方案，直到牙周探针评估已达到治疗目标（即完全去除探查到的沉积物）（图3-238）。

牙周刮治后，建议使用半导体激光的生物刺激模式，减少治疗后的疼痛，促进愈合，并影响组织的新陈代谢。用于生物刺激的特定手柄具有直径约1cm的输出透镜，并且具有散焦射束的特征，建议在连续波模式下以0.7W的功率使用60s（图3-239）。

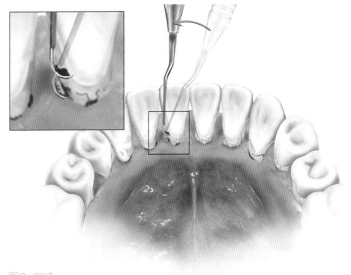

图3-237

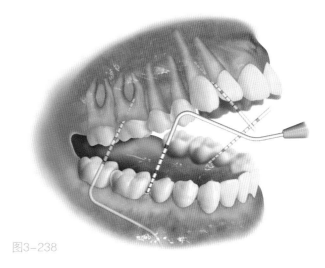

图3-238

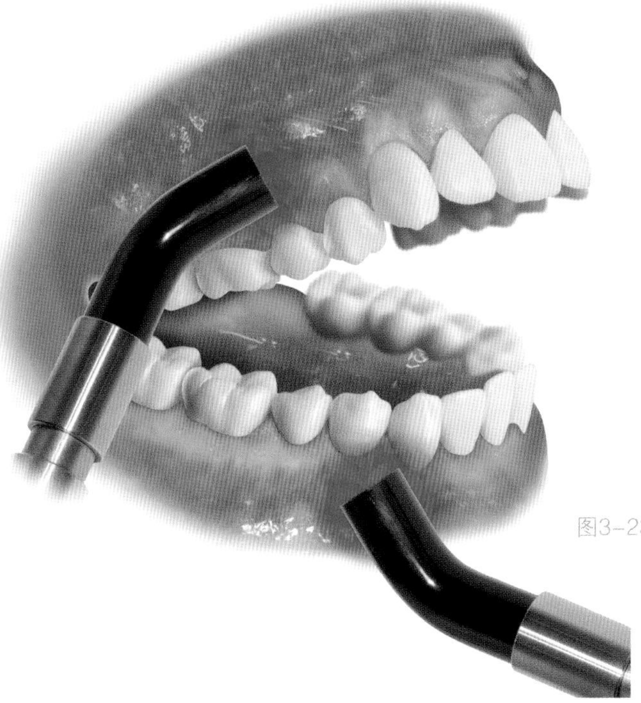

图3-239

位点特异型的器械使用

这一部分包括去除大量坚硬、附着紧密的龈下牙石时复杂的器械操作顺序指南。这些建议只是指导性的，并不是强制性的。例如，如果临床医生决定在尖牙的远中面上进行垂直运动，则重要的是从邻接最里面开始，向沉积物范围的底部进行刮治，在器械进入龈下时先放置好工作尖的尖端（图3-240）。任何类型的手动器械都可以进行这样的动作：匙形器、洁治器或镰形洁治器，在任何情况都可以使用以下段落中描述的这一技术。临床医生必须寻找便于进行正确刮治动作的支点，正确刮治动作应该是与牙齿长轴平行的竖直方向上的轨迹。器械的尖端能有效地刮除沿着这条轨迹存在的牙石。这种类型的运动将形成一条"无牙石通道"，与大量待清除的牙石形成界限（图3-241）。然后，将器械再次放置于现有牙石的最根方，让器械的尖端作用于另一个钙化区域，然后用正确的技术移动手柄去除牙石（临床医生可以在患者的左侧，以便在下颌左侧前磨牙区获得支点；详见前面关于介绍"正确的垂直运动"的部分）。

然后需要完成一个"附加的"刮治程序，它通过一个渐进式的垂直运动（图3-241），一点一点极少量地去除钙化沉积物（图3-241）。尖端一直朝向尖牙的远中面，并保持垂直向运动的数次刮治是必要的。在颊侧中央，当选择垂直运动时，临床医生应该在第一次刮治前先将器械尖端插入；再次强调，

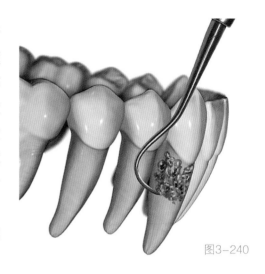

图3-240

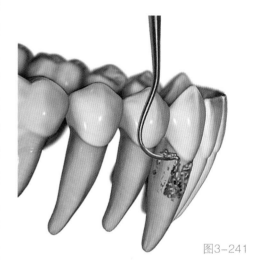

图3-241

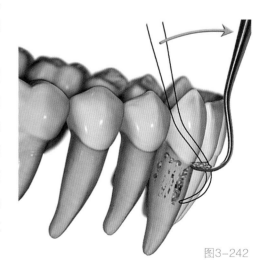

图3-242

离开牙齿表面的正确运动如图3-242中蓝色箭头所示的运动轨迹。或者也可以使用特定位点刮治器完成相同的动作，如Gracey 1/2匙形器，甚至通用型匙形器。此时，建议在该位点使用相同的器械换不同的操作动作（即如果之前是垂直向运动，则变为水平向运动）。

　　器械的尖端放置在龈下朝向根尖方向。器械手柄必须与牙齿的咬合面平行（图3-247）。在这种情况下，建议使用刮治器刃部的全长，而不仅仅像是在垂直运动中只用它的尖端。因此，建议使用标准器械，而不是微型器械，因为它们能够达到更深的探诊深度。

　　水平向运动应是短距离可控的，并确保器械的刃部不损伤牙龈组织（图3-248和图3-249）。在刮治过程中，必须使用牙周探针来检查治疗的效果，并计划接下来的操作，即一直保持有选择性的、有针对性的、有目的的运动方式（图3-243）。

　　将牙周探针轻柔地插入龈下后，倾斜一定角度，去除其与牙面的两个接触点中的一个，保持尖端在牙根表面，缓慢地进行根冠-冠根向的滑动。这一探查剩余牙石的运动对于计划后续的治疗至关重要。建议在使用手动刮治器时频繁（图3-243~图3-246和图3-249）交替使用牙周探针，以提高效率。使用牙周探针甚至是特异位点的手动器械（图3-247）反复进行的牙石探查绝对是非常重要的。器械的尖端必须在冠根-根冠向滑动，要缓慢地滑动，以便收集尽可能多的信息，包括残留牙石的范围、分布、形态特征（图3-244和图

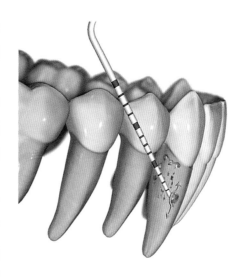

图3-243

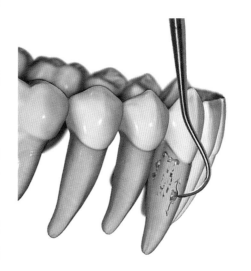

图3-244

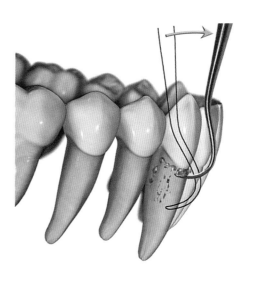

图3-245

3-250）。当发现钙化沉积物时，临床医生应非常轻柔地握持器械，以便于更好的触觉感知，从而能更有效地评估仍存在的牙石形状。

不应低估这一关键过程的重要性。就使用时长而言，牙周探针的使用时间与使用牙周非手术器械的时间相当。对根面的探查越仔细，就越能更好地感知其需要如何刮治。再次强调，牙周探针可用来评估器械治疗的效果（图

3-249）。临床医生可以使用超声刮治器，选择一个小的、长的、细的工作尖（图3-250）。这同一类型的工作尖可作为刮治序列中代替手动器械的垂直向和水平向运动的另一个选择。区别可能是操作者的偏好或所使用工具的锋利程度。其治疗目标是一致的：即充分去除沉积物，而不损伤边缘软组织，最重要的是，不要过度刮治（换句话说，避免过度根面平整，过度根面平

图3-246

图3-247

图3-248

图3-249

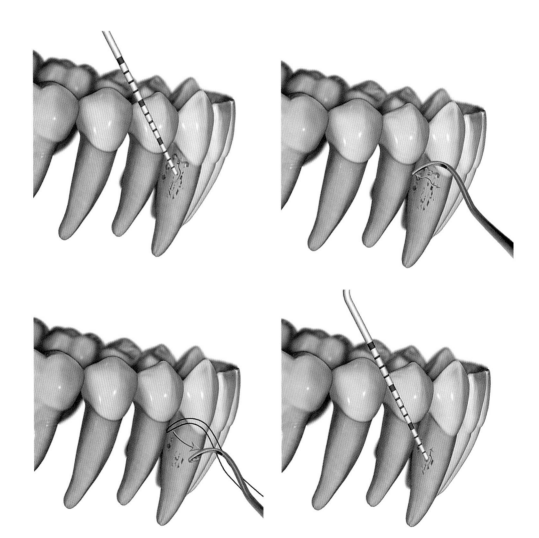

整是一个禁忌的操作，被认为是一种过度治疗）[71-72]。

再一次强调，临床医生在使用超声器械前，需要通过缓慢的根冠-冠根向运动（图3-250）来探查之前用牙周探针（图3-249）检查出的残留牙石碎片的存在。这一步骤便于操作者充分利用自身的触觉敏感性，准确地评估待清除的残余沉积物。然后临床医生用脚控制踏板启动超声器械，一定要保持它的运动（图3-251），以降低静压力和患者的不适，正如"牙周机械治疗：一步一步的操作技术"一节中详细描述的那样。

只有通过牙周探针进行最终检查才能确定牙周非手术治疗是否完成（图3-252）。

图3-250

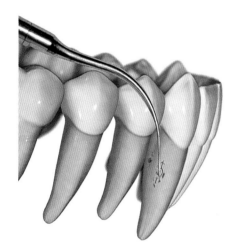

图3-251

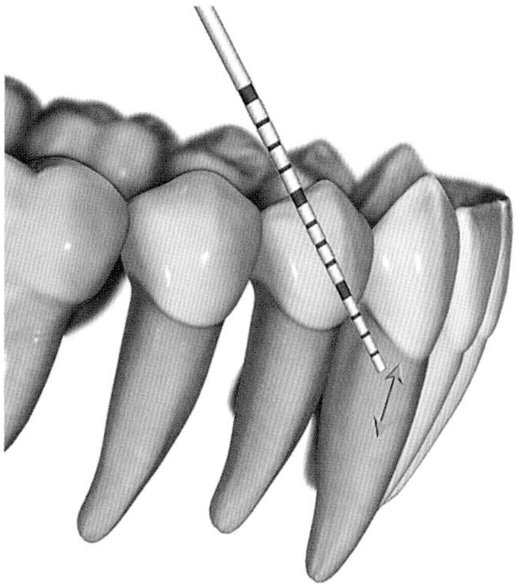

图3-252

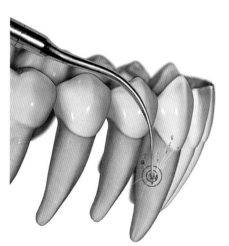

基础器械的选择与使用

建议用非常通用的方式使用极简化工具包中的这3种工具，如图3-123~图3-125以及"极简套件"一节所示。通用型匙形器应该在前牙和后牙上进行垂直向和水平向运动。一个特别有用的动作是进行通用型匙形器的水平向移动，它适合于对前牙邻面的凹面进行刮治（如临床照片图3-253所示，位点特异型的刮治器在前牙进行垂直向运动）。

为了更有效地用通用型刮治器行腭-颊向水平向运动对邻面进行刮治，建议术者位于患者的左侧，以方便操作，使术者更舒适。建议经常更换位置，以便操作者有不同的视角和不同的定位姿势，或通过弥补性的向左或向右交替工作来达到正确操作的目的。

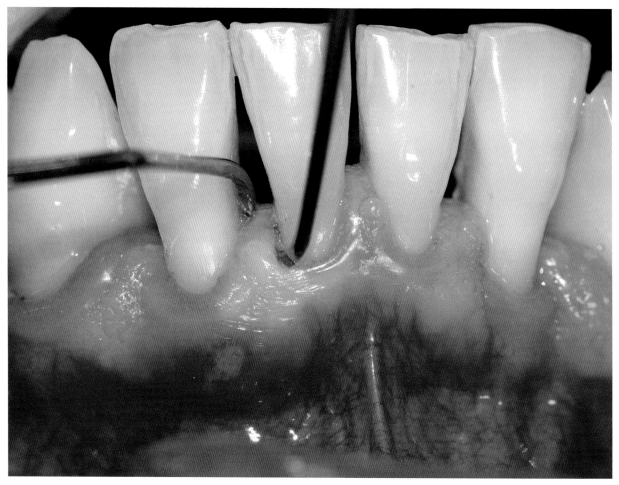

图3-253

第一象限牙周非手术治疗的器械使用（图3-254～图3-271）

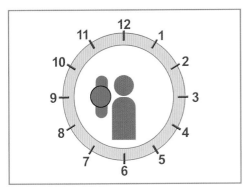

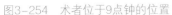

图3-254　术者位于9点钟的位置

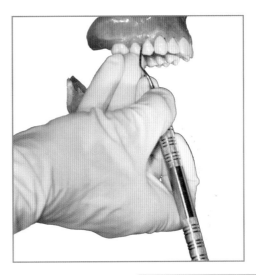

图3-255　在器械工作端插入龈下时，器械与牙长轴平行是非常重要的，如前面关于"刮治后牙区近中面/远中面时正确的垂直向移动"一节中所示。

图3-256　建议使用非惯用手的食指来增强工作柄的侧压力，进行这个动作的目的是获得更好的控制和更有效的清创。

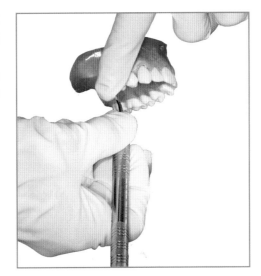

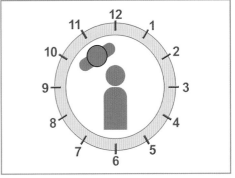

图3-257　临床医生处于10点钟或11点钟的位置。

图3-258　上颌右侧象限近中面的刮治。刮治这个象限的近中面时保持远中支点是不对的。

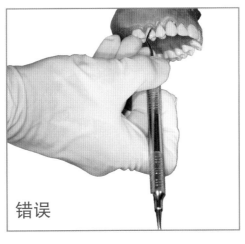

错误

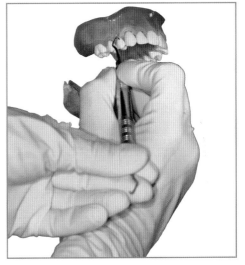

图3-259　为了对这个象限的近中面进行正确的刮治，建议寻找一个合适的支点。因此，用非惯用手握持器械的另一个末端。

图3-260 随后，惯用手可以离开器械的手柄并围绕它旋转。刮治器由非惯用手支持。

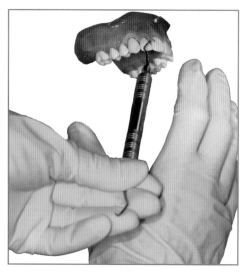

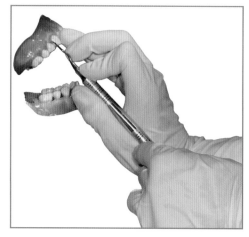

图3-261 支点正确放置在一个更靠近中的位置，以便有效地刮治上颌右侧象限的近中面。器械与待刮治的牙齿牙体长轴平行（见前面关于在"刮治后牙区近中面/远中面时正确的垂直向移动"的章节）。

图3-262 临床医生处于7点钟的位置。

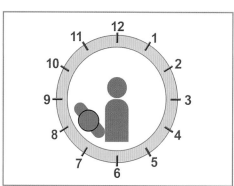

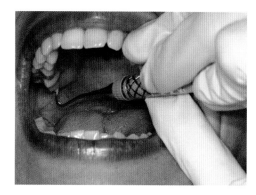

图3-263 当需要在患者上颌右侧后牙区进行操作时，建议支点放置在患者的左侧。

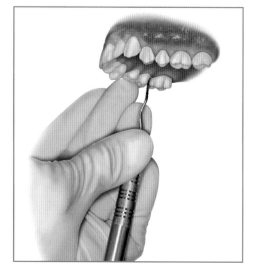

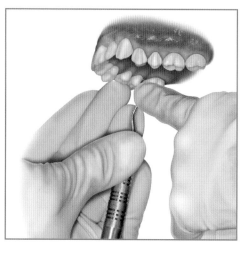

图3-265 非惯用手的食指定位在器械柄上，以加强侧压力，稳定正确的向近中方向的起始动作，以及更好地控制刮治。

图3-264 术者可以用惯用手的无名指在牙齿的咬合面上找到舒适的支点，这些支点牙位于待刮治牙的近中。

图3-266　近中面的正确刮治运动涉及器械向近中向的远离运动。

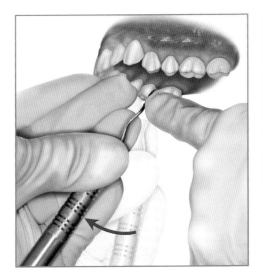

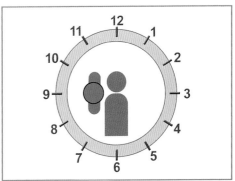

图3-267　医生位于9点钟的位置。

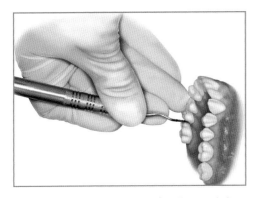

图3-268　正确的器械初始放置位置。注意，器械与待刮治牙的长轴平行，工作尖刃向近中面旋转。

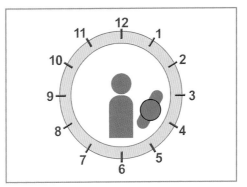

图3-269　术者位于4点钟的位置。

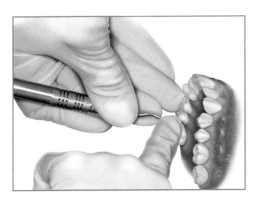

图3-270　在刮治开始之前，非惯用手的食指应该定位在仪器柄上以加强和控制运动。

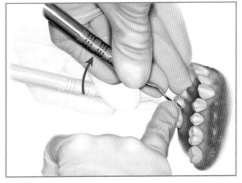

图3-271　非惯用的食指施加侧压力，该侧压力支持并控制正确的刮治运动，离开待刮治牙的表面向近中方向运动。如箭头所示。

第二象限牙周非手术治疗的器械使用

图3-272（a~c）

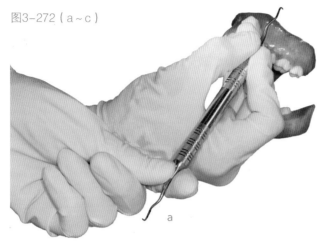

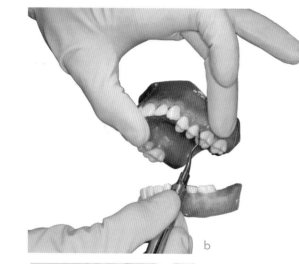

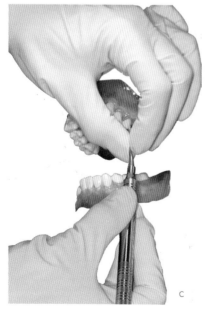

临床医生可以在前磨牙处使用经典的口内支点，来刮治上颌左侧磨牙的近中面。这种类型的支点常常导致器械放置的初始位置不正确，当牙周袋很深时工作尖进入袋内会更加困难。因此，要达到的基本标准是工作手柄与牙长轴平行，这可以很容易地通过双手握持器械来实现（图3-272a）。用惯用手抓住手柄的下半截，非惯用手中指放在第二象限牙齿的颊侧面以增加稳定性（图3-272b）。

第一个和第二个手指（食指和拇指）在器械工作杆水平形成一个"OK"的手势，从而实现对后续刮治运动的最优控制，刮治近中面时向近中向移动（图3-272c）。刮治第二象限从近中面向远中面移动时，临床医生应注意，不要因为不正确的移动而抛光牙石。因此，当向远中方向进行适当的开始/离开动作时，建议操作者不要使用口内和近中支点。如果在刮治远中面时不能取得远中支点，则应使用口外支点并用非惯用手加强（图3-273）。

也可以用握笔式的姿势握持器械的下半截手柄，非惯用手放置在器械的工作干部，食指和拇指形成一个"OK"的手势（图3-273c）。在前牙区段，临床医生应选取一个有利于正确起始运动的位置。这意味着操作者将选取7点钟的位置对牙齿的左侧面进行刮治（例如"刮治前牙区时正确的垂直向移动"一节所述）。

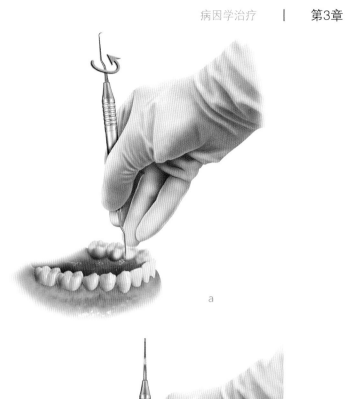

图3-273（a～c）

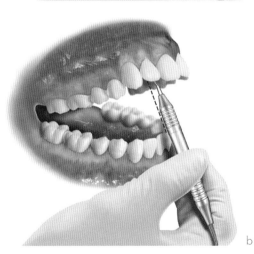

a

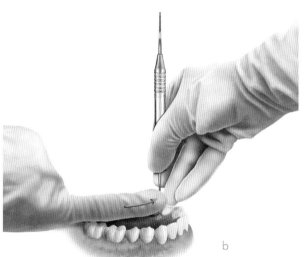

a

b

图3-274（a和b）

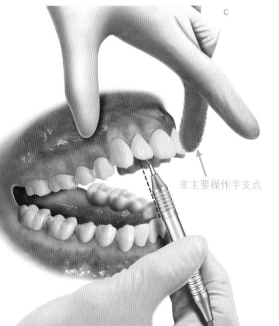

b

c

非主要操作手支点

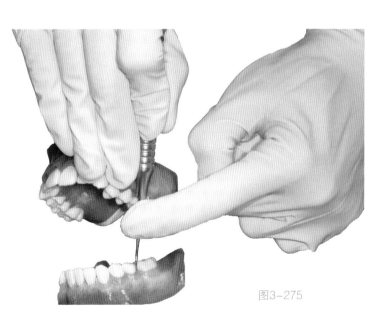

图3-275

第三象限牙周非手术治疗的器械使用

刮治第三象限的近中面时，明显旋转器械后小心谨慎的插入牙周袋内。如图3-274a和图3-277中的箭头所示。值得注意的是，在刮治时器械应该与牙体的长轴平行。

建议临床医生将他们非惯用手的食指放在器械工作干上来加强侧压力，并稳定下一次的起始运动（图3-274b），都是朝着远离支点的方向。一些颊侧远中面，例如尖牙和前磨牙，可以通过更远的支点进行刮治。

对于探诊特别深的位点，为了遵循正确的器械使用原则，建议在上颌找到一个支点，并握持在手柄的下半部分。深入龈下之前用非惯用手辅助，使器械尖端进行旋转。建议用非惯用手的食指在器械柄上加强侧压力，提高运动的控制性（图3-275）。为了完成上述操作，临床医生可以选择12点钟或者2点钟的位置甚至可以选择短时间站立的姿势来替代坐姿。

第四象限牙周非手术治疗的器械使用

刮治第四象限前牙（下颌右侧牙齿）的近中面时，建议临床医生采取7点钟的位置。这一位置便于正确的开始运动（即离开支点），它位于比要刮治的表面更近中的位置（图3-277）。第四象限前牙和前磨牙的远中面，临床医生可以在12点钟或者2点钟的位置上进行有效的刮治（图3-276；见前文"刮治前牙区时正确的垂直向移动"的章节）。

临床医生也可以站在患者左侧，目的是刮治下颌右侧前磨牙和磨牙的远中面，以及为寻找口外支点或上颌支点创造便利条件，这两种支点都需要非惯用手来加强控制（图3-278）。

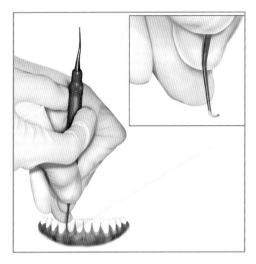

图3-276

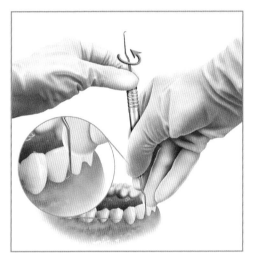

图3-277

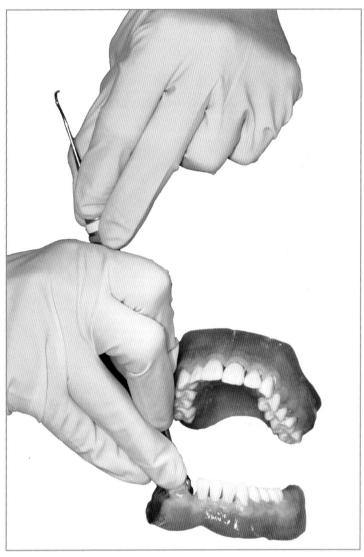

图3-278

根分叉区的清创和器械使用

在对根分叉区进行刮治时，联合使用超声器械和手动器械很重要（图3-279a~c、图3-280b和c；另见图1-28）。使用半导体激光可以对机械治疗起辅助作用，让根分叉区得以更好地清创（图3-279d）。建议在牙周非手术治疗前和本次就诊末使用半导体激光，特别是用于去除龈下根间缝隙内残留的钙化沉积物（图3-280d）。

刮治上颌牙的根分叉之前，必须用牙周探针进行准确的牙周检查，以评估病变的类型，探针必须严格地从腭侧面插入，如图2-118和图2-119以及图3-280a所示。近颊根占颊腭径的一半以上，这意味着一旦发生根分叉病变，只能从腭侧插入探针来检测。

通用型匙形器特别适合清理根分叉区，因为它有两个刃，可以同时刮治近颊根的腭面和腭根的颊面（图3-280b）。

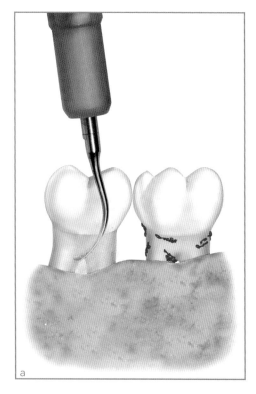

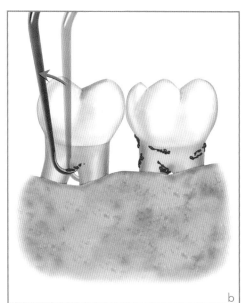

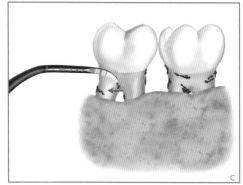

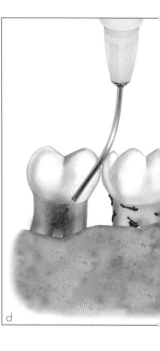

图3-279（a~d）

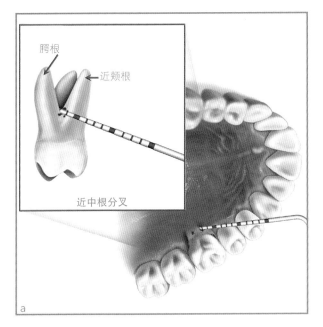

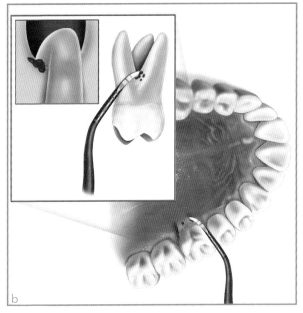

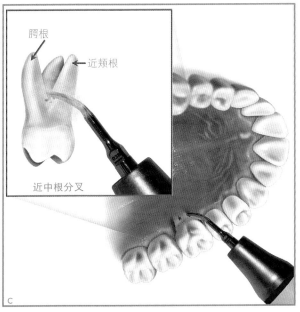

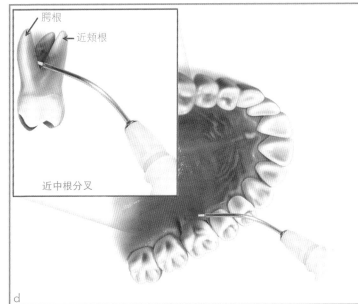

图3-280（a~d）

抛光

牙齿抛光是指去除牙齿表面的外源性色素（图3-281~图3-285），通常使用可控的打磨产品（例如，Air-Flow System，抛光膏）来进行牙齿美容。抛光的目的是去除食物或吸烟引起的表面污渍，除了这一美容的目的外，更重要的是，消除残留的生物膜以获得光滑的牙面（即一个不利于菌斑堆集的表面）。

临床医生可选择使用抛光刷或橡皮杯。如果有顽固的染色，建议使用抛光刷。推荐的治疗标准已经改变，目前已逐渐认可了"选择性抛光"的理念。随着时间的推移，连续的抛光会通过磨损牙齿结构导致其形态改变，并且不太取决于所选择的器械，而取决于使用的慢速手机的压力。我们总是推荐使用大量的抛光膏，因为：

- 它能削弱低速手机动作的力量。
- 提高抛光的美白效果。
- 当大量使用抛光膏时，效果增强，而使用的量很少时，它们非常粗糙，更有可能因磨损牙齿结构而引起牙齿形态变化。

如果变色非常明显，应在牙周非手术器械治疗期间去除染色。例如，使用超声波器械，采取非常温和的运动方式（图3-288），这比使用慢速手机损伤性小，尤其是当它在压力过大的情况下持续操作时。过度抛光会去除宝贵的釉质表层，特别是高速使用慢机并结合一定强度的静压力时。

为了使抛光膏更有效地分布在牙齿的颈部和牙间隙（图3-283），临床医生应该考虑使用装满液体抛光膏的带有钝头的一次性注射器或和漱口水组合制成的液体。抛光过程应从口腔的最后部开始（图3-282）。

这种不常见的抛光顺序可以对患者这样解释："尽管前牙通常倾向于先抛光，因为它们美观性较高。但我特意选择从口腔最后面的内面开始抛光你的牙齿。随后会依次抛光所有其他牙齿的表面，直到最后到达前牙表面，我强烈建议你在家刷牙的时候也要这样做（也就是说，从你的后牙的内表面开始）。"

图3-281

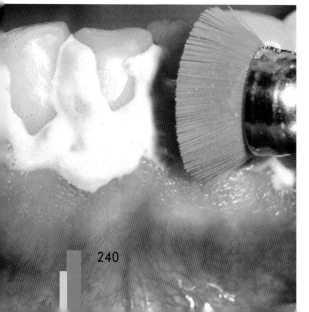

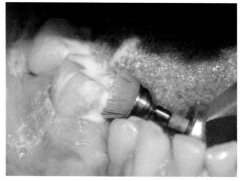

图3-282

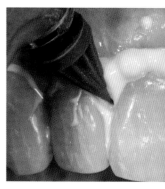

图3-283

牙龈和牙齿问题最常见于后牙的内侧面，因此建议从这些口腔最隐蔽的部位开始刷牙。在几乎自然而然进行的日常刷牙步骤中，患者常倾向于从前牙开始，并且在前牙上花费更多的时间，因为它们对美观的影响更大。当患者开始刷后牙时，他们通常会更加匆忙，可能是牙膏带来的清新感觉让他们误以为口腔已经得到了彻底的清洁。因此，建议患者首先进行干性刷牙，换句话说，不要使用牙膏，从后牙的内侧面开始，以便让这些区域得到更多的关注，从而更彻底地清洁这些区域[4]。

仔细清除所有色素，特别是在患者更关心的前牙区，然后完成抛光（图3-289）。这种不同于常规的清洁顺序，加上术者给患者的解释，可以成为常规治疗程序中加强患者在家进行口腔卫生维护的好时机。值得注意的是，我们并没有为此特意安排时间，而是充分利用临床时间进行。

临床医生应特别注意暴露的牙骨质、牙本质及美学修复体周围的抛光，尤其是在选择抛光膏时[73]。锥形杯最适合抛光邻间隙，而要避开修复体（图3-283）。

在再生手术后的牙周维护治疗时期，存在修复体时，临床医生的专业性预防治疗可以从全口牙冠抛光开始。使用抛光膏后，建议使用手动器械并且以水平向运动为主，避免破坏义齿边缘（图6-10），特别是敏感的牙颈部区域。

即使是在患者菌斑控制良好的情况下，刮治之前也建议使用抛光膏，因为它能够减少刮治运动的破坏性，并减少牙齿敏感。

抛光也可以在非手术治疗之前进行，特别是使用超声器械时，以使患者在超声器械使用过程中更加舒适。如果抛光能够去除一部分生物膜，那么接下来对器械治疗的需求就减少了。可以用能装在低速手机上的抛光刷对所有牙齿进行清洁，也可以用迷你刷或微型刷对种植体周围炎位点的种植基台、天然牙基台、暴露的种植体螺纹（图3-285）以及需要绕过修复体才能到达的桥体和/或种植体进行清洁。锥形塑料杯也可以用来清洁根分叉区，要保持低速和非常小心、轻柔的动作，并使用大量抛光膏。

图3-285

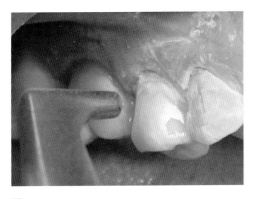

图3-284

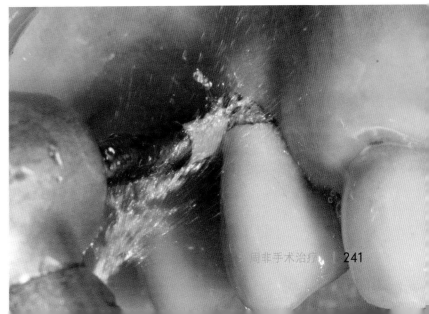

喷砂

喷砂可用于去除非常顽固的色素沉着（图3-286和图3-287），使用碳酸氢钠或甘氨酸粉（一种非必需氨基酸）或赤藻糖醇（一种许多食品中存在的非致龋性甜味剂）。由于粒度较小，赤藻糖醇对牙面摩擦更小。这种简单、快速的方法受到患者的广泛接受，尤其是用于去除非常明显的烟斑。

建议在使用喷砂器械时用纱布保护口腔黏膜，以避免喷嘴损伤软组织。在种植体维护治疗期间，骨结合种植体也可用甘氨酸和赤藻糖醇喷砂治疗，甚至可以用上述两种喷砂粉对种植体周围炎位点暴露的螺纹进行清洁。为了防止发生设备堵塞问题，应注意以下两个方面。

保养技巧

手机一般只能在135℃的高压蒸汽锅中进行消毒灭菌。同样重要的是，当数小时未使用时，要彻底清空喷砂罐，运行喷砂机5～10min，仅用水、气冲洗管路。

如果是手持式的气流抛光装置，有一个手持式的气流抛光部件与牙齿接触（图3-286），则最好取下手柄，让压缩空气从后到前通过器械，彻底清除残留的水，否则可能由于水垢导致管路堵塞。也推荐使用特制的清洁针清理手柄和工作尖的内部。最后，如果气流喷嘴发生特别严重的堵塞，可以将该装置浸泡在温水中，并置于超声波槽中。有些设备有清洁周期，应该在每次治疗结束时，把喷砂罐清空，并注满去离子水运

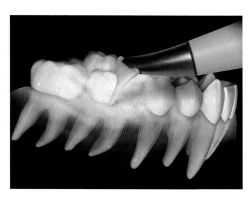

图3-287

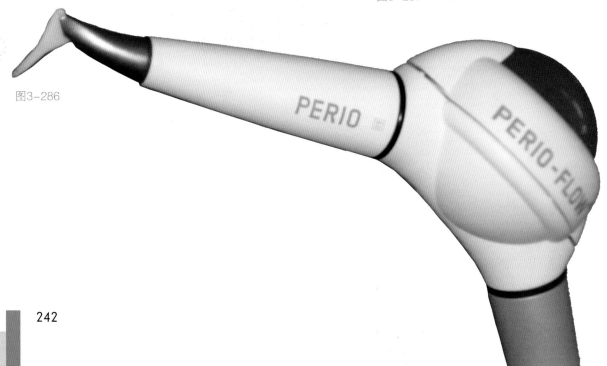

图3-286

行。操作人员应始终确保喷砂粉在喷砂罐内不受潮，一旦受潮，应该及时更换并让喷砂罐干燥。

延长美白效果的技巧

许多患者抱怨在开始定期进行专业的预防性治疗后，他们的牙齿变得更容易着色。换句话说，他们对抛光后达到的美白效果比较满意，并想长期保持光滑而有光泽的牙面，然而比过去更快地又出现着色。

这些抱怨频繁发生，因此值得我们思考（图3-288～图3-293）。软垢、色素和获得性膜一定要得到专业的、彻底的清除，因为这能带来实实在在的好处，减少局部沉积物的积累，并满足患者对牙齿抛光的期望。因此，操作者应该尽可能地恢复牙齿光滑而有光泽的表面。因为从传统观念上来讲，抛光是一种预防性治疗，在复诊的最后阶段，操作者常常以稳定的持续压力使用低速手机和特定的橡皮杯或抛光刷。如果使用不当，最终的抛光可能导致一种喷砂打磨效应，使牙釉质形成多孔结构。如果患者在预防性治疗后立即或接下来的几天内滥用含色素物质，这些色素就会较快地沉积下来，导致牙齿变色。因此，我们提供一些有用的建议，用于延长抛光治疗后获得的美白效果的持续时间：

- 严重、顽固的色素沉着，在刮治过程中，可用超声器械去除，而无须等待最终的抛光（图3-288）。
- 涂上大量的抛光膏，不要让橡胶杯

或抛光刷在干燥情况下工作，避免喷砂打磨效应（图3-289）。

- 对于大量难以去除的色素，可适当使用气流喷砂设备（图3-287和图3-293）。要特别注意用纱布垫保护口腔黏膜，以确保患者的舒适度。
- 在牙齿上使用氟化物，凝胶、泡沫或清漆等均可。

局部使用氟化物的经典方法是用棉签或毛刷将其直接涂在牙釉质上，或者将其放在一次性托盘里，含在嘴里几分钟（图3-290）。最普遍的临床使用方法是将放有1.23%酸性磷酸盐氟化物凝胶的一次性托盘置入患者口腔。然后将吸唾器置入患者口内，嘱患者半闭口，

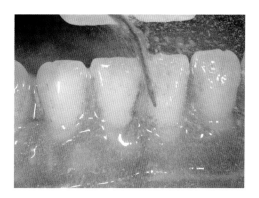

图3-288

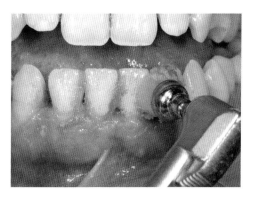

图3-289

并将托盘含在口内约5min。患者最好保持站立姿势,头部直立或者微向前倾,避免误吞氟化物,导致不舒适的回味体验。

下面推荐一种非常简单又极其经济的办法,作为氟化物经典使用方法之外的另一种选择。用氟化物漱口水浸湿普通纱布,湿敷于上下颌牙齿的颊侧面。然后,将吸唾管置于患者口内后,嘱患者半张口,含氟漱口水浸湿的纱布垫在口内至少保持5min。这种改进的方法成本低并且使用的材料简单易得。其目的是给予充足的时间,让因抛光而去除的获得性膜重新在牙釉质表面形成。使用氟化物后,操作者最好建议患者在1h内避免饮酒、进食或吸烟(如果患者有吸烟习惯)。以使唾液中的蛋白沉积物有充足的时间在抛光后粗糙多孔的牙釉质表面形成新的获得性膜,其能够对表面起到一定的保护作用。

- 对摄入富含色素的食物提出具体建议。提醒患者在摄入易形成色素的食物时要特别注意,尤其是在预防性治疗后的几日内。临床医生应建议患者及时采取清洁措施,以防止色素沉着,而不是仅建议其避免进食这些食物。
- 建议患者进食后使用纱布或一次性毛巾(或指套刷)去除食物残渣,尤其是进食了促进牙齿表面着色的食物后。

对于有弹性且难以去除的正畸粘

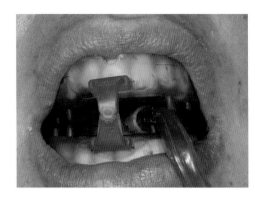

图3-290

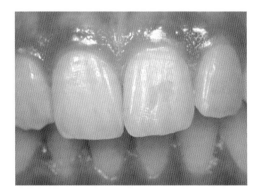

图3-291

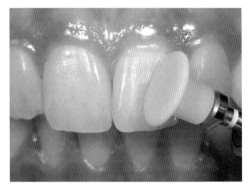

图3-292

接剂(图3-291),临床医生可以用特定的橡皮杯安装在慢速手机上进行清理(图3-292),这比使用超声器械更有效。

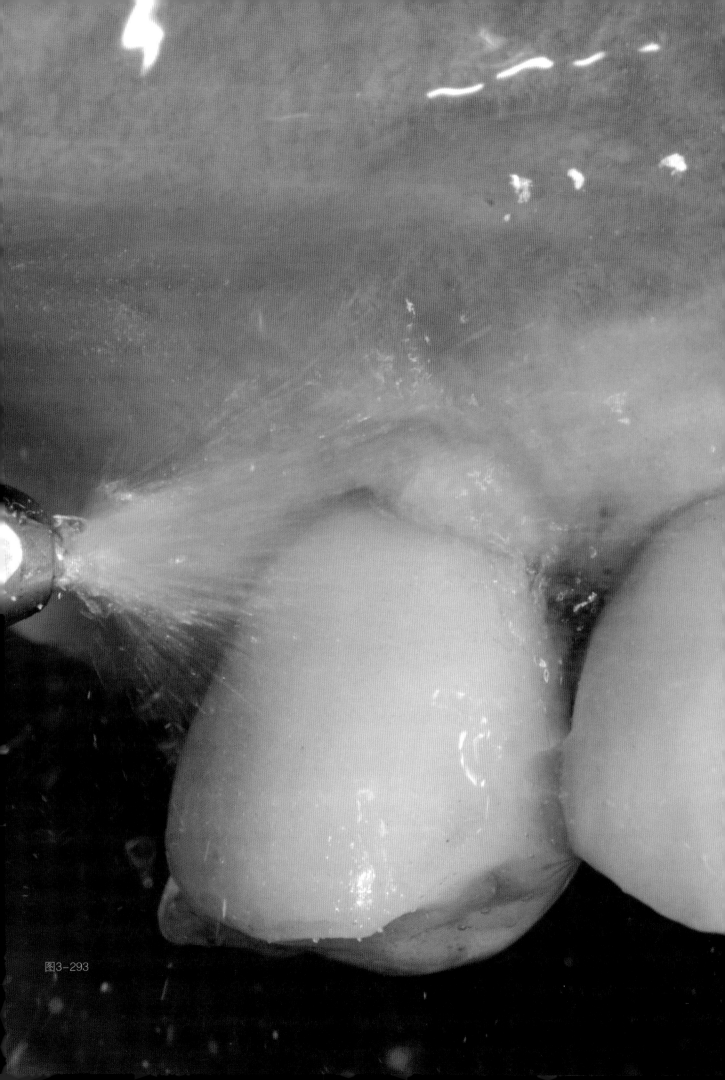

图3-293

第4章

半导体激光在牙周非手术病因学治疗中的应用

THE DIODE LASER IN
NONSURGICAL CAUSE-
RELATED PERIODONTAL
THERAPY

背景

激光（Laser）是个缩写词，代表受激辐射的光放大（light amplifcation by stimulated emission of radiation）。Albert Einstein关于光电效应的自发和受激辐射理论，是在20世纪初发展起来的[1]。然而直到许多年后，才产生能够持续发射、单向、单色辐射的设备。

激光的前身是"微波激射器（maser）"（m代表"微波"）。这个装置与激光相似，但它放射的射线在电磁波谱的不同区域[1]。1954年，Charles H. Townes在James Gordon和Herbert Geiger的帮助下，使用铵作为活性介质，发明了第一台微波激射器。

随后人们开始思考在红外或可见光范围内创造准直电磁辐射束的可能性。在Arthur Schawlow的帮助下，Townes继续研究制造激光的理论可能性。其困难在于找到一种合适的活性介质。许多专家建议使用一种气体。

当发现红宝石能够解决这一问题时，很多人都很惊讶，包括在1960年第一台激光原型机的发明者Theodore Maiman[1]。第一个活性介质是一个红宝石晶体（含铬离子的氧化铝），周围环绕着一个能够刺激晶体的螺旋灯泡[1]。装有红宝石的小室末端涂有两种不同的银涂层，让光束从晶体的一侧发出[1]。

到20世纪60年代末，许多其他科学家用氦、氖、二氧化碳和其他活性介质来制造激光。尽管如此，大家对这种新光源的兴趣逐渐在减弱[1]。有些低功率激光器让许多人失望，特别是美国政府，他们不知道如何能用激光"带来更多的解决方案"。因此最初激光的用途有限，仅用来代替普通光源的照明发电机。在接下来的几年中，大家又重燃对这种装置的兴趣，这是由于激光设备可能在通信领域中有所用途，特别是在光纤发明之后，光纤能够让激光束投射相当远的距离。

随着晶体管和微电子技术的普及，前沿技术的发展使以相对较低的成本设计和生产极其新的激光设备成为可能。这种科技环境促进激光应用的快速发展，其在科学领域得到了广泛应用。

在医学领域，激光最初被用于眼科。1988年，在德国进行了第一次实验，是角膜切除术。1996年，美国食品药品监督管理局宣布，激光可以治疗近视、散光和远视[2]。

激光也很快应用在普通外科手术中，用于在软组织中做非常精细的切口，且完全不会出血。通过与生物组织的相互作用，激光能够促进凝血。这种相互作用可导致伤口即刻烧灼，这为手术过程中的软组织处理提供了无可争议的优势。

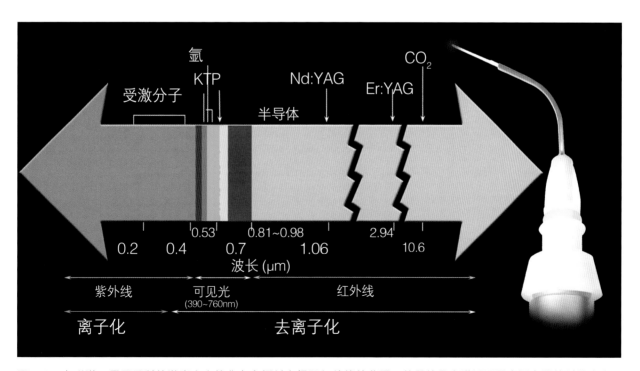

图4-1　电磁谱。用于牙科的激光产生的非电离辐射占据了红外线的范围，使用的是由附近可见光场介导的引导光束。Er：YAG：铒：钇–铝–石榴石；Nd：YAG：钕：钇–铝–石榴石。

激光在医学和牙科领域中的使用

激光以放大光辐射的形式发射能量。激光是一种人造单光子波长。在一个激发态原子自发释放光子之前，认为刺激它释放一个光子，就产生了激光。这种受激发射的光子产生一种单向（谐振波）、一致（平行射线）、单色（单波长）的光，这是一种自然界中不存在的光[3]，平行成一束具有最小发散的聚集光束。激光可以集中光能并发挥非常强的作用，能够以远低于自然光的能量水平瞄准组织[3]。

吸收的光辐射转化为热，将产生如下效应：

- 光机械效应。
- 光热效应（热效应能够削弱牙石的黏附，便于随后使用手动器械或超声器械去除牙石）[4]。
- 光化学效应。

不同的功率设置用于与不同的生物组织相互作用。

用于医学领域的激光占据中红外光谱范围（图4-1），并使用位于近可见光谱中（图4-1）的红色或绿色的引导光束（图4-2）。有多种不同类型的激光用于医学领域，从眼科使用的准分子

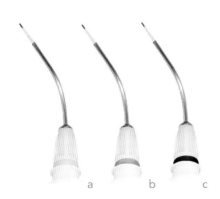

图4-2 （a）只有半导体激光的纤维工作尖（这里是指红色的部分）从塑料套（聚酰胺）内伸出（塑料套的颜色较浅）。由于这种涂层，该激光具有以下特性：杀菌作用和削弱牙石与牙根表面的化学结合（Doctor Smile Wiser diode laser, Lambda）。（b）带有绿色标记的能够经受高温高压消毒的外科光纤工作尖。这个纤维工作尖在特定的手术之前需要通过深色卡片进行激活。（c）带有黑色标记的能够经受高温高压消毒的纤维工作尖，适用于治疗疱疹、口腔溃疡、口角炎等。

a　b　c

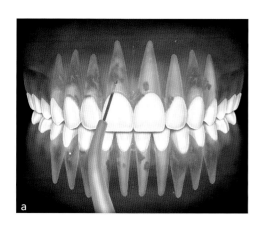

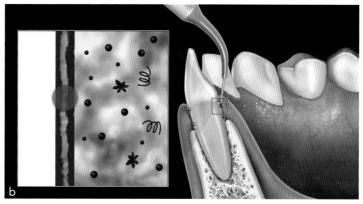

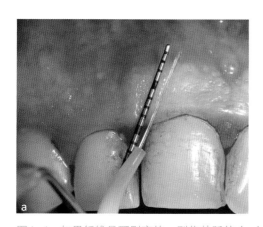

图4-3　在牙周非手术治疗前，最初的牙周病因学治疗阶段，建议使用半导体激光（a），利用其杀菌作用和削弱牙根表面与牙石之间的化学结合（b）。（c）半导体激光的工作尖经过适当消毒后可重复使用，最多使用3次（Doctor Smile Wiser diode laser，Lambda）。

激光，到能够穿透皮肤很深的钕：钇-铝-石榴石（Nd：YAG）激光（图4-3~图4-8）。根据产生辐射的活性介质和波长的不同，为身体不同部位选择不同的激光。在占据红外光谱的4种波长中，牙科领域主要使用3种（不包括CO_2激光，CO_2激光更常用于皮肤科和美容治疗）[5-10]。

根据临床应用，激光可分为两类[3,6,9]（图4-9）：

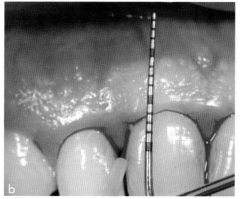

图4-4　如果纤维是可剥离的，则将其延伸（a）至牙周袋的最底部（b）。石英纤维从树脂鞘中伸出，留最后1mm。照片显示，光纤360°有效，这部分没有聚酰胺涂层（980nm，Doctor Smile Simpler diode laser，Lambda）。

图4-5 治疗前的根尖片（a）和牙周非手术治疗后1年的根尖片（b）。

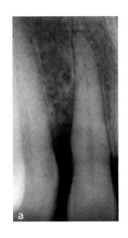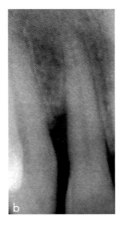

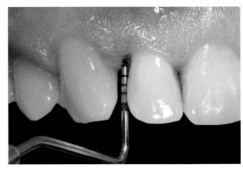

图4-6 牙周探针测量上颌右侧侧切牙远中面有约9mm的初始探诊深度。

图4-7 （a）半导体激光（808nm, Picasso, AMD LASERS）的光纤插入牙周袋内，直至袋底。（b）基础治疗后1年进行临床再评估时，探诊深度约3mm。

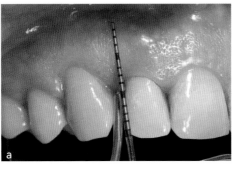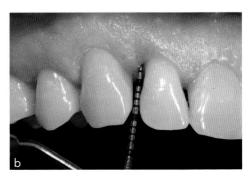

- 用于硬组织的激光（手术/消融）。
- 用于软组织的激光（手术/治疗激光）。

钕激光特别适用于硬组织治疗（用于切割和烧蚀组织），而半导体和

Nd：YAG激光则更适用于软组织处理（图4-9）。用铒激光、铒：钇-铝-石榴石（Nd：YAG）激光和铒：钇-镓-石榴石（Er：YSGG）激光[11]（波长分别为2940nm和2780nm）适用于含水量高的组织进行汽化，也适用于去除龋

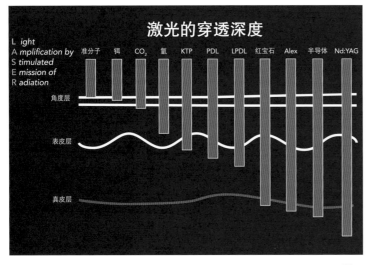

图4-8 图示连续波模式下不同组织对不同波长的激光的吸收能力[5]。用于医学的激光从准分子激光到Nd：YAG激光，根据组织穿透程度而有所不同。KTP：磷酸钛钾；PDL：脉冲染料激光器；LPDL：长脉冲染料激光；Alex：绿宝石。

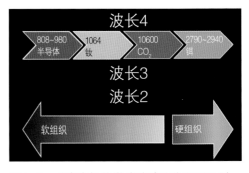

图4-9 4种波长的激光中有3种用于牙科，不包括CO_2激光，它们主要用于美容和皮肤科治疗。这些激光可以进一步分为软组织激光［即Nd：YAG激光、钕：钇-铝-钙钛矿（Nd：YAP）激光[6-8]和半导体激光[9]］和硬组织激光（铒激光）[10]。

坏的牙本质和牙釉质[12-13]。

CO_2激光（波长：10600nm），由于其工作尖是中空的且直径较大（≥1cm），故在牙周刮治中应用较少[14]。Nd：YAG激光（波长：1064nm）吸水性比CO_2激光低，而且可被着色组织选择性吸收。半导体激光器（波长808~980nm）的组织亲和特性与Nd：YAG激光相似。对于临床医生来说，确定治疗的具体目标并选择最适合这些要求的激光技术是很重要的[9-10]。

如前所述，**铒激光**用于硬组织处理（骨和牙齿）。它是一种具有固体活性元素的激光，与水相互作用，因此适合汽化软化腐烂的牙本质，其含水量远高于健康牙本质。虽然它可以去除腐烂的组织，但它并不能取代高速手机，仍然需要使用高速手机按照常规程序来进行洞壁的修整。它几乎没有止血作用，其杀菌作用也十分有限。研究表明，带有冷却系统的Er：YAG能限制温度升高，从而降低牙髓热损伤的风险，也能够提

高消融效率[9-10]。

类似于半导体激光，Nd：YAG激光的活性介质也是固态的，它特别适合用于根管治疗中牙本质小管的净化[15]，这是由于射线的潜在杀菌效应，再加上对根管系统更为充分的清洁和机械处理，从而提高了根管治疗的长期成功率[16]。

在牙体牙髓病治疗中，低水平的半导体激光与一种光活化试剂结合在一起，导致粪肠球菌的数量显著减少，用于治疗根尖周的病损[17]。

半导体激光是一种固态半导体激光，它通常由镓（Ga）、砷化物（Ar）和其他元素［如铝（Al）、铟（In）等］组合而成，把电能转换成光能。CO_2激光器具有气态的活性元素。以上3个（CO_2，半导体和Nd：YAG）是热激光，只有铒被认为是非热激光。热激光很少用于硬组织[14,18]，但它们能在处理和预防牙本质过敏症复发时使牙本质玻璃化。

半导体激光辅助的牙周非手术治疗

前面的介绍是笔者个人对激光在口腔中应用（更确切地说，是在牙周非手术治疗中的应用）的一个总结。激光无法代替传统的治疗方法，传统清创仍然是不可缺少和不可替代的，但激光可以作为传统清创方案的辅助手段，已经证明了其可靠性。在某些情况下，它能提供一些额外的益处[18-19]。在一篇详细的牙科文献综述提出，基于循证医学临床方案或在适当的参数下，激光的处理可以改善临床疗效或可能有助于病因学治疗的成功[9-10]。

半导体激光是目前激光技术中最通用的一种，在医学上应用最为广泛。2006年4月5日，经过为期54个月的严格测试，美国食品药品监督管理局批准将半导体激光应用于切割、切除、汽

化、止血凝血和软组织消融。

当半导体激光作为病因学治疗的辅助治疗时，它特别适用于牙周非手术治疗[9-10,14,18-22]，因为它能够选择性地作用于富含内源性色素（如血红蛋白和黑

图4-10

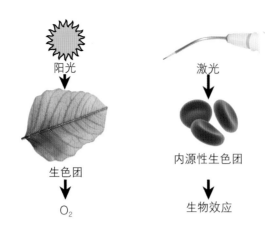

阳光

激光

生色团

内源性生色团

O₂

生物效应

色素）的炎症组织，增强生物效应[9]。其作用机制与阳光类似，通过与植物中的叶绿体作用产生氧气（图4-10）。下面列出的半导体激光的适应证，主要是针对软组织，仅选择性地用于硬组织。

适应证、禁忌证和临床方案

- 与牙周非手术治疗联合使用，削弱牙石与牙根表面的化学结合，以便后续用传统方法去除牙石（图4-3b和图4-11）。
- 与牙周手术联合使用进行翻瓣清创。
- 对于牙龈增生和假牙周袋，有助于减少探诊深度，也有助于改善牙龈边缘及乳头黏膜的外形（图4-12～图4-14）。

激光辅助牙周非手术治疗之后，如果牙龈组织过多，建议转换至"牙龈切除术"模式（改变设备显示器上的设置），以手术重建软组织形态，并促进组织在愈合过程中收缩。

使用之前，半导体纤维必须使用深色卡片进行光激活，如图4-12所示。这一操作烧掉了表面的聚酰胺涂层，使工作尖接触软组织时不仅仅只在尖端有活性，而是360°都能工作。临床医生应该进行轻触动作（即，让工作尖接触到组织上，然后立即收回），并重复数次这个动作。如果患者觉得可以忍受，则可以在不使用麻醉剂下进行牙龈成形术（图4-13和图4-14a）。尽管如此，我们还是建议轻微降低功率（1/10）以使患者舒适。或者，也可以使用局部利多卡因乳膏等局部麻醉剂。

图4-11 激光纤维插入牙周袋中，最初朝向牙根表面。

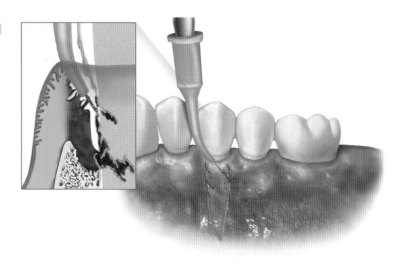

图4-13的病例中的患者经过半导体激光辅助治疗（图4-13b）和牙龈成形术（图4-14a）后，其探诊深度从牙周非手术治疗前的9mm（图4-13a）减少到2mm，并且没有探诊出血（图4-14b）。建议使用针尖圆钝的一次性注射器注入氯己定凝胶。在其后15天内，患者每天应至少局部用药3~4次，并避免进食可能导致敏感的过咸或者

过辛辣的食物。图4-15~图4-18展示了一个探诊深度从10mm降至2mm的病例。

牙间邻间隙的软组织重塑更便于患者在家中保持牙齿清洁，因为他们能够更好地插入大小合适的牙间隙刷。

在一个涉及修复体的牙周手术后，系带的冠方附着让组织处于紧张状态，可能会导致组织退缩。建议在这

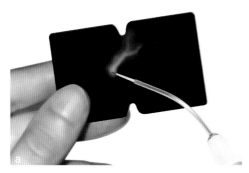
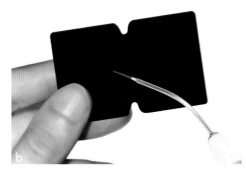

图4-12（a和b）　在开启设备后，临床医生可以通过将工作尖轻按到黑卡上来激活光纤。例如，可以使用从X线片夹剪下的纸片，如图中所示。

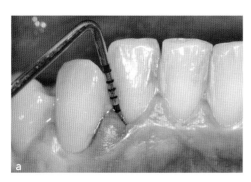
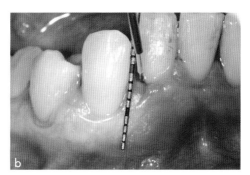

图4-13（a和b）

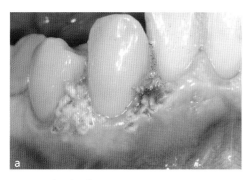
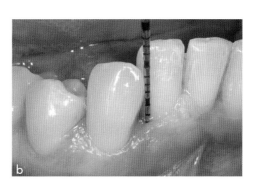

图4-14（a和b）

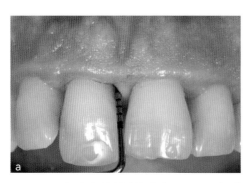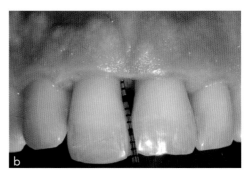

图4-15 （a）初诊探诊深度为10mm。（b）1年后探诊深度测量为2mm。

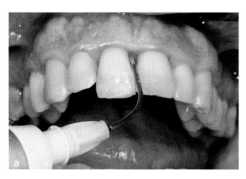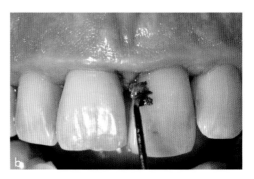

图4-16 （a）半导体激光的使用（980nm，Doctor Smile Wiser，Lambda）。（b）用手动器械去除坚硬、附着牢固的龈下牙石。

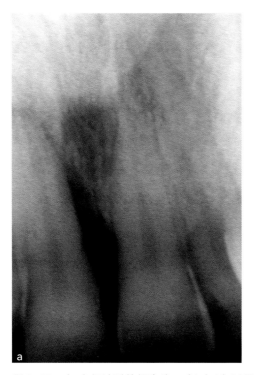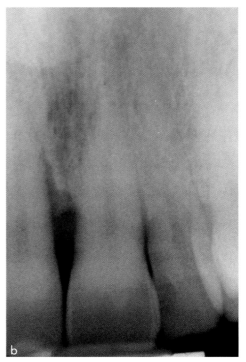

图4-17 （a）初诊时的根尖片。（b）1年以后的根尖片。

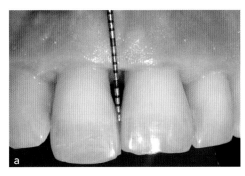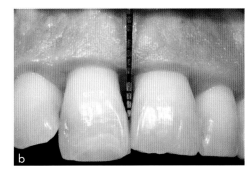

图4-18 （a）治疗后1年，从邻面接触区到牙间龈缘的距离为6mm。（b）在后续复诊中，此距离略有减少。

种情况下行系带切除术（图4-19～图4-21）。对幼儿患者行系带切除术时也建议使用激光（图4-22）。

- 在咬颊症的病例中，可用半导体激光，采用牙龈切除术模式切除病变。

　　在深色卡上光激活光纤后，操作人员应在微脉冲波（MPW）模式下，以4W的功率、50Hz的频率进行短促的轻触数秒，平均功率为2.0W，总能量为2000mJ，能量通量为248J/cm^2（图4-23）。

- 治疗轻、中度菌斑性种植体周围炎，第5章将对此进行详细讨论。
- 通过牙龈成形术延长临床牙冠（如果不是切除性手术的适应证）。

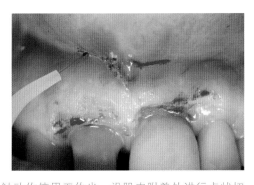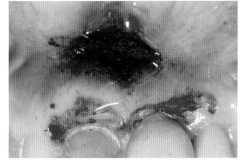

图4-19 用短促的轻触动作使用工作尖，沿肌肉附着处进行点状切割。不是用拉的动作，而是点状接触肌肉组织后立即收回工作尖，然后逐渐延伸，以菱形状慢慢扩大切口。

图4-20 系带切除术结束时的临床外观。

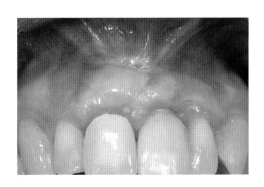

图4-21 治疗3个月后的临床照片。

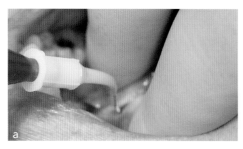
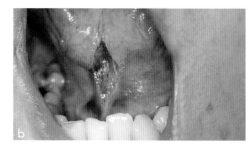

图4-22（a和b） 对于一位接受系带切除术的儿童齿科患者，使用半导体激光（980nm，Doctor Smile Wiser，Lambda）特别有利。总的来讲，不需要缝合，手术可以快速完成，而且手术对患儿造成的不适感也非常小。

图4-23 用牙周探针测量病变的大小（a），用短促轻触的动作去除过度角化（b），然后敷氯己定凝胶（c）。最后的临床照片显示了黏膜组织的愈合（d）。

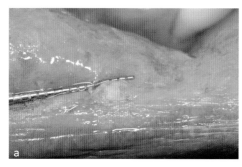
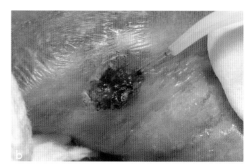
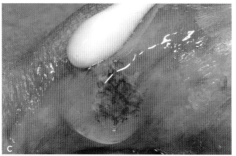
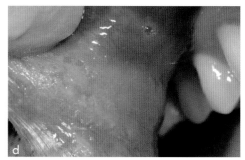

- Ⅴ类洞的手术治疗及嵌体粘接前。
- 生物刺激以促进更好的术后愈合（图4-24）。

　　口腔手术结束后进行生物刺激也是有用的，目的是减少术后水肿并促进伤口的愈合过程。半导体激光具有抗水肿性能。在连续波（CW）模式下，使用治疗尖（400μm的黑圆环）纤维以0.7W的功率治疗60s。可以用400/320μm光纤替代400μm光纤，特别是待照射表面非常有限的情况下。时间和方法保持不变。

- 牙体牙髓病方面（有效清洁活髓牙的牙本质小管和坏死通道）。
- 修复方面（作为排龈线的替代方法）。
- 出于美观和修复原因，在不进行翻瓣术的情况下延长临床牙冠。
- 二期手术暴露种植牙。
- 切除赘生物、静脉血管瘤和纤维瘤的口腔手术（图4-25）。
- 良、恶性病变的切除和切取活检。
- 疱疹、口角炎和阿弗他溃疡的照射治疗（图4-26和图4-27）。

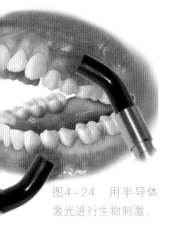

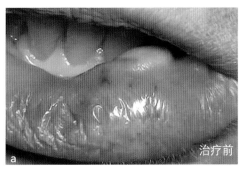

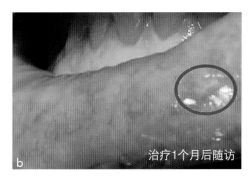

治疗前

治疗1个月后随访

图4-24　用半导体
激光进行生物刺激。

图4-25　下唇纤维瘤摘除术（a），治疗1个月后随访的临床情况（b）。

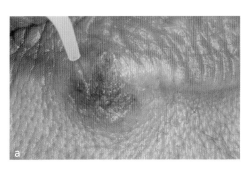

图4-26（a和b）

半导体激光能够破坏病毒复制周期，并促进病变愈合（图4-26a）。建议第二天再次使用激光，进一步促进疱疹或阿弗他溃疡的逐渐消退（图4-26b）。

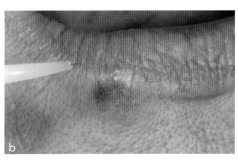

临床医生应在连续波模式下，以与病变成正确角度的圆形轨迹运动60s，功率为1W，剂量为60J/cm²（Doctor Smile Wiser，Lambda）。建议在不久后重复同样的治疗。对于阿弗他溃疡，操作人员应在CW模式下使用1W的功率进行2次60s操作（图4-27）。这个使用时间必要时可重复。因此，病变较小时（即数毫米），建议至少照射2次，每次连续照射60s。在治疗结束时，临床医生可以用光纤接触病灶几秒，有利于伤口快速愈合。如果病变是一个更大的、重度的阿弗他溃疡（图4-27a），仍然推荐至少两个连续的治疗，每次60s，每次照射1cm²的溃疡面积，工作尖以正确的角度在该位点进行小范围缓慢的圆环运动。

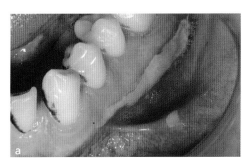

图4-27（a和b）

图4-27a显示用半导体激光处理一个大面积的重度阿弗他溃疡。图4-27b结果显示，首次激光治疗后病变明显缩

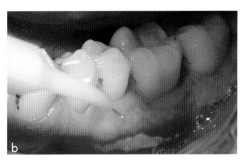

小。第二天，当再次进行半导体激光治疗时，患者说疼痛症状有很大的改善。

- 黏膜炎、黏膜刺激感和疼痛的处理

（使用320/400nm光纤和400nm生物刺激工作尖）。

- 瘘管清创（图4-28）。

图4-28（a和b）

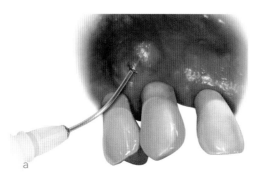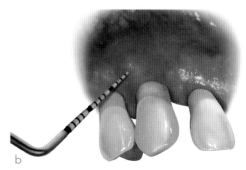

临床病例

下面的一系列临床图像（图4-29～图4-35）展示了一位随访6年的牙周维护治疗患者的病例。初诊时拍摄了全口X线片（图4-29a），6年后拍摄了第二套全口X线片（图4-29b）。在基础治疗后，重新评估患者的情况时，就建议他进行牙周手术，但患者一直拒绝手术治疗。另一方面，他严格依从家庭护理指导和所推荐的牙周维护治疗方案。

在随访中，患者抱怨上颌中切牙部位有压痛和肿胀，该处存在明显的瘘管。上颌右侧中切牙（图4-30a）和上颌左侧中切牙（图4-34）的近中颊面探诊深度为8mm。用980nm的半导体激光对瘘管进行消毒（图4-31）；调整黄色光纤的长度至探诊深度后，用其对牙周病损进行消毒（Doctor Smile Wiser diode laser；图4-30b）。然后，使用位点特异性的、通用的牙周非手术治疗器械进行垂直和水平向移动。病因相关的清创必须非常具体、准确、细致、有效。在开始刮治之前，无论脚踏板开关是否启动，要先使用牙周探针和激光光纤探查龈下沉积物。此次就诊以及治疗后1年和6年的随访中需要拍摄根尖片，从而对该区域的病变进行随访评估（图4-33）。

3个月后的随访中，该区域临床状况得以改善，牙周探针不再能穿透瘘管（图4-32）。根据探诊再评估的临床图像记录，在随后的牙周维护治疗期间，该区域的情况也保持稳定（图4-35）。

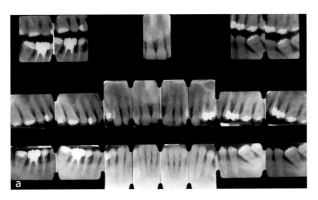
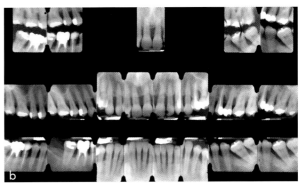

图4-29（a和b）

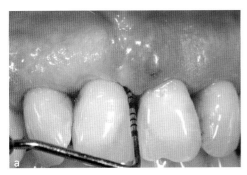
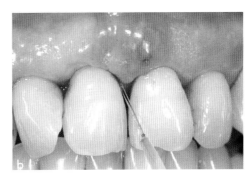

图4-30 （a）复诊时检查见探诊深度约8mm，伴有牙龈肿胀和触痛。（b）半导体激光插入牙周袋中。

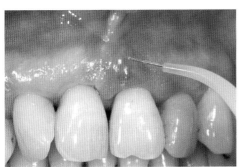
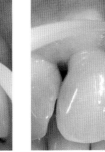

图4-32 在复诊时对该病例进行重新评估，瘘管消失了。

图4-31 将光纤插入瘘管。

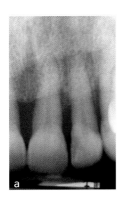
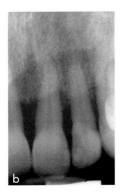
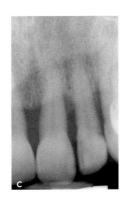

图4-33（a~c）

图4-34　初诊探诊深度约8mm。

图4-35　1年后对图4-34中病例进行重新评估，显示探诊深度为2mm，无探诊出血，牙龈退缩2mm。

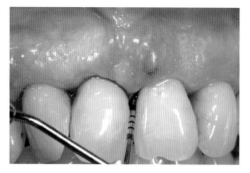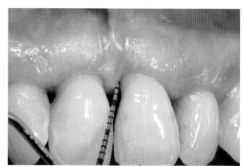

半导体激光在硬组织治疗中的适应证

- 牙本质、牙颈部和活髓牙的过敏症状。
- 窝沟封闭。
- 半导体激光联合过氧化氢（图4-36）（或与某种含有外源性色素的有色凝胶联合使用）对活髓牙进行漂白。

半导体激光的使用能够加速牙齿美白过程。它与家用的个别托盘或者紫外线、超声波、等离子体设备以及各种类型的灯等专业治疗方法同样有效。

图4-36（a和b）

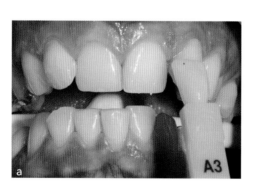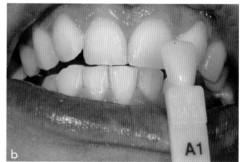

半导体激光效应（图4-37）

- 杀灭细菌[7,22-24]。
- 促进凝血[3]。
- 减少出血[25]。
- 预防水肿[26]。
- 生物刺激[24, 27-28]。
- 根面去污[22,29]。
- 组织脱敏[30]。
- 麻醉软组织[12]。
- 削弱钙化沉积物与根面或种植体表面之间的化学结合[29,31]。
- 不产生玷污层[22,32]。
- 减少菌血症的风险[33]。
- 汽化肉芽组织[34]。

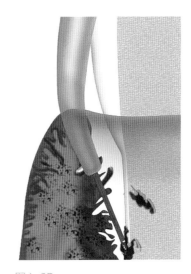

图4-37

半导体激光特别推荐与牙周非手术治疗相结合，其主要作用是**消除牙周袋内的细菌和削弱/破坏龈下结石与牙根表面之间的化学连接**。这些临床上的优点有助于随后的刮治，龈下刮治术目前仍然是去除龈下结石的必要且不可替代的步骤。

由于半导体激光可以改变细胞膜上的钠-钾泵，从而具有镇痛作用。因此，推荐在使用牙周非手术器械前先使用半导体激光，可产生大约20min的牙髓镇痛作用，以使患者更舒适。此外，采用无痛的牙科治疗可以很好地安抚患者，并且使用最新的技术可以发挥更好的作用[35]。

进一步阐述上述的每一种作用：

- **杀菌作用**。使用牙科激光治疗慢性牙周炎是基于其杀菌作用，导致目标组织的热梯度增加[36]，基于此可以在体内使用DNA探针检测牙周病原体[37]。这种杀菌作用也导致了微生物数量的显著减少，从而促进了更好地愈合[14]。一项最初在体内进行的研究显示，在使用Nd：YAG激光后，致病菌的数量减少了，更确切地说，是牙龈卟啉单胞菌、中间普氏菌和伴放线聚集杆菌的数量减少了[37]。

图4-38

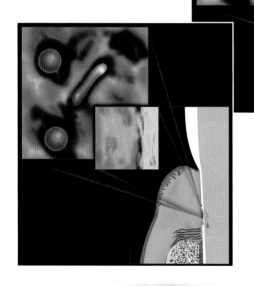

图4-39

对于最初≥4mm的深牙周袋，联合使用半导体激光（808nm和980nm）与牙周非手术治疗，比传统治疗更能有效地减少龈下细菌[10,13,18]，并在6个月随访期后发现临床参数和龈沟液IL-1β水平显著改善。

使用激光尖端对准牙周袋内溃疡性上皮内壁（图4-38～图4-40）所产生的杀菌效果（与肉芽组织的消除有关）比单独使用牙周非手术治疗效果更佳[9]。关于达到杀菌效果所需的最低能量，在能量释放、微生物减少和血红蛋白浓度之间发现了一种直接联系。大多数关于激光杀菌作用的研究报告了一种剂量-效应关系；也就是说，能量或能量密度的增加会导致细菌破坏的增加，同时也会对同一样本中的牙骨质或牙本质造成不同的损伤[34]。实际上，就龈下生物膜而言，在体外仍不能建立理想的模型，许多因素存在影响，如微生物团块的厚度、细胞外基质的密度和厚度、微生物组成、颜色和水含量等[14]。

图4-40

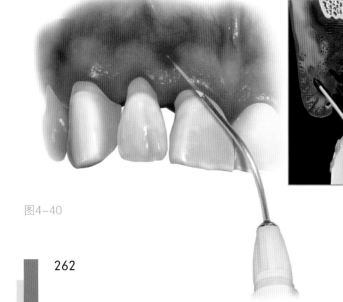

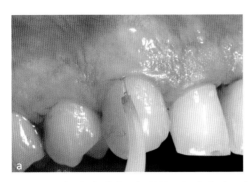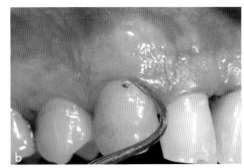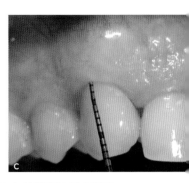

图4-41 （a）完成病因相关的牙周治疗后，在随访中用激光纤维检测到残留的褐色龈下牙石。（b）使用刮治器在近远中方向上水平向运动可以去除牙石，在刮治前使用激光有助于这一过程。（c）在同一区域，3个月后，牙周探诊深度为1mm，无探诊出血。

一项后来的研究也使用了Nd：YAG激光[20]来比较激光辅助刮治与龈下刮治术（SRP）的效果，结果显示两种方法都降低了福赛坦氏菌、牙龈卟啉单胞菌和齿垢密螺旋体的数量，但不能完全消除放线菌。激光辅助SRP与单独SRP治疗相比，微生物水平下降程度更大，尽管这两种治疗方法在治疗10周后微生物都反弹接近基线水平。

因此，对于更复杂的牙周病例，建议在2个月后进行第二次激光治疗，使细菌的量低于临界微生物水平。

在龈下刮治过程中残留的细小牙石，其表面仍可能有较低数量的菌斑生物膜，被激光照过后可以具有由液化和再凝固现象而产生的特征性表面纹理[37]。这一发现可能具有临床意义。已经证明，牙石对软组织的有害影响是由于未矿化菌斑生物膜[39]的持续存在，当微生物菌斑被有效去除后，结合上皮与牙石之间可以形成正常的附着[40]。残留牙石的存在可以为细菌的重新植入提供孔隙[37,41]。在激光辅助治疗后残留的、孤立的、细小的细菌沉积物，由于残余微生物成分的减少，可能会削弱细菌的

再矿化能力（图4-40～图4-42）。这一特性可以弥补经验不足的临床医生技术上的缺陷。尽管目前尚缺乏严格的一致和有效的牙周非手术器械治疗的标准，但临床医生可以使用具有类似严密性和专业性的激光，作为一种可选择的方法，使不同的操作人员取得更加可预测的临床效果[21]。

- 半导体激光有**麻醉作用**，因为它可使细胞膜上的钠-钾泵逆转约30min。这种麻醉作用使患者在刮治时更舒适，减少了对麻药的需求[4]。如前所述，激光应在非手术的牙周刮治前使用，以充分发挥其缓解疼痛的效果[36]。
- 半导体激光**削弱了牙石和牙根表面之间的化学粘接**[4,20]。激光产生光化学效应，从而减少牙石在牙根表面的附着，便于后续传统刮治器对牙石的去除。为了加强这一效果，建议在治疗的早期，牙周非手术治疗前使用激光。
- 半导体激光**使肉芽肿组织汽化**[14]。通过与内源性发色团如黑色素、血

图4-42（a和b） 图示一个假定的临床结果。如果进行了全面有效的龈下清创，并且只有极微小的残余沉积物被遗漏，半导体激光可以对龈下残留物产生清创作用，因此不影响再附着的愈合过程，可能形成长结合上皮的愈合形式。

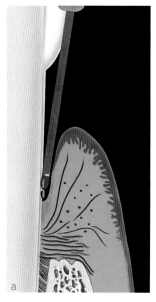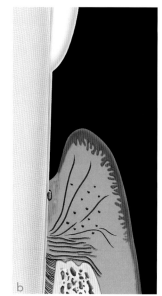

红蛋白和氧合血红蛋白（内含丰富的炎症组织）作用，激光往往选择性汽化肉芽肿组织，使其以袋内血凝块的形式出现。由于血凝块的止血作用，也可减少出血。

- 半导体激光有**凝血作用**。汽化的肉芽肿组织以血凝块的形式凝固（图4-43）。

- 半导体激光有**止血作用**。激光具有通过热凝固和堵塞小动脉、小静脉和毛细血管达到止血的功能[36]。因此，对于进行抗凝药物治疗或进行血液透析的患者来说，这是一种不必停止服用药物的治疗方法[4]。减少出血降低了高危患者发生菌血症的相关风险[25,35]。并且止血作用可以提高手术视野的清晰度，这对临床医生来说具有无可争辩的优势。

- 半导体激光在牙根表面有**解毒作用**，因为它能降解细菌毒素[7,31]。

- 半导体激光**不会产生玷污层**[32]。相反，手动器械会产生玷污层，有时甚至会产生很深的沟槽或裂纹[42]。刮治器产生的玷污层由微生物、牙骨质碎片、牙菌斑、牙石和牙骨质等组成[43]。

- 半导体激光具有**生物刺激效应**[22,44]（图4-44～图4-46）。

在使用808nm半导体激光[45]（图4-45）和980nm半导体激光[46]（图4-44）的情况下，可以用两种不同且同样有效的方法发挥生物刺激效应。用于生物刺激效应的特殊探头是一个直径约1cm的输出透镜，以不聚焦光束为特征，在0.7W功率下以连续波模式持续工作60s（图4-44和图3-239），或者是使用600μm探头的808nm半导体激光（图4-45）在0.5W的脉冲波（PW）模式和0.1W的连续波模式下工作。另外，考虑到辐照面积将会受到限制，可以继续使用直径320/400nm的光纤。弱激光等低能量半导体激光，也可以用来发挥生物刺激作用，其输出功率范围在

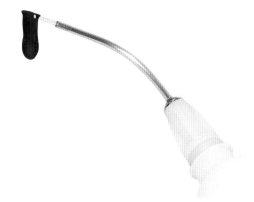

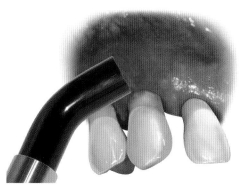

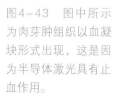

图4-43 图中所示为肉芽肿组织以血凝块形式出现，这是因为半导体激光具有止血作用。

图4-44 图中所示为具有生物刺激效应的特殊探头，它有一个直径约为1cm的输出透镜，其特点是在0.7W的功率下以连续波模式，用一束不聚焦光束工作60s2次（半导体激光，980nm，Doctor Smile Wiser）。

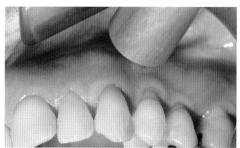

图4-45 一个600nm的具有生物刺激效应的激光探头（半导体激光，808nm，Quanta System）。

图4-46 用弱激光进行生物刺激，如低能量半导体激光器（660nm，HELBO光动力系统，Bredent Medical）。0.1%吩噻嗪氯试剂能吸收激光，发生化学反应，释放过氧化物和超氧化物，从而产生消毒和杀菌作用。

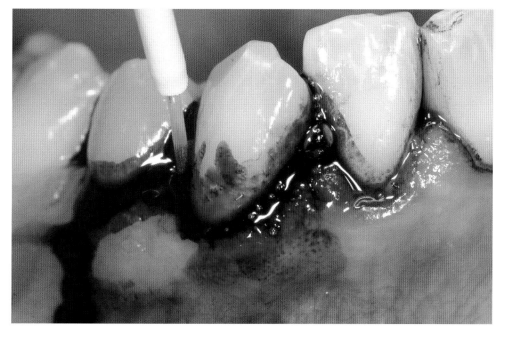

630～750nm之间。这些激光在光动力疗法的研究中通常被缩写为"LLLs"（低能量激光）[47]。在治疗过程中会使用吩噻嗪氯（图4-46）或甲苯胺蓝试剂，它们比亚甲基蓝更有效。使用一次性注射器将试剂注射在牙周袋内，使其部分地显露以允许在临床使用期间进行光活化。然后，使用该设备在每个位点上工作10s。特殊的波长光谱为660nm，发红光。试剂吸收光，产生化学反应，释放过氧化物和超氧化物，引起细菌细胞膜上的氧化应激。

在有氧条件下，存在着"三重态"氧，它与试剂结合，可以产生高反应性的"单质"氧，"单质"氧选择性地与牙周致病菌的细胞膜结合，导致其破裂。因此，这一过程会引起氧化和细胞毒性作用。

本章剩下的内容将集中在808~980nm的半导体激光上，本书主要介绍这种半导体激光，它们在文献中被称为"HLLs"（高能量激光）。由于主入射光束与目标材料反应引起的反弹辐射（图4-47），这些激光总是与二次生物刺激效应相关。生物刺激加快了信使RNA的复制速率，引起了结缔组织成纤维细胞和成骨细胞的代谢产物的增加[23,48]和更多自分泌生长因子的产生。进而又会促进胶原蛋白的产生，促进牙周组织的愈合[36]。

- **降低了菌血症的风险**。它可以减少菌血症的发生，因此特别适合高危患者[25]。
- 半导体激光有**抗水肿作用**。它可以减少手术和非手术治疗后的炎症。强烈建议在拔牙术后、牙周手术后，甚至在非手术的牙周刮治后使用生物刺激模式，以减少这些治疗后的不适。
- 在牙根敏感的情况下具有**脱敏作用**。半导体能非常有效地缓解敏感性，因为它以微妙而有效的方式破坏了牙本质小管。建议使用氟化钠和硝酸钾凝胶。涂布大约2mm厚的脱敏物质。操作过程中，激光不与组织接触，每间隔20s增大功率：0.2、0.3、0.4、0.5、0.6 W，辐照牙根表面使其脱敏（Doctor Smile Wiser半导体激光仪中有该功能，可以自动工作）。在去除凝

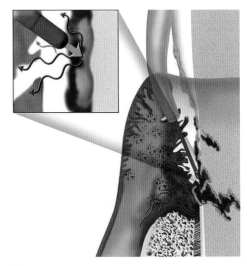

图4-47

胶后，使用刷牙方法重复同样的过程（0.2~0.6W），光纤头的尖端接触被治疗牙齿的表面。第一次应用激光缩小了牙本质小管的管腔，而第二次应用激光则引起了上述小管的透明化，并产生脱敏作用。如果仍有敏感，使光纤头尖端与牙根表面接触，重复第二步操作。作为外源性发色团的有色氟推荐应用于808nm的半导体激光。

如果使用不当，激光会因为热损伤引起牙根表面的变化，如轻微的沟槽，与矿物熔融和再凝固有关的小坑，以及在孤立区域的蚀刻效果[37]。使用Nd激光在每个位点工作时间超过3min，功率超过2.25W，就会在牙根表面上产生有害影响[37]。相反，如果使用1.75 W的功率和较短的停留时间（即每个位点1min），会产生一个相对光滑的牙根表面，表面变化较少[37]。除常规治疗外，980nm半导体激光的多次使用还可一定程度减少牙周袋深度（4~6mm）[49]。

一步一步的操作技术

在设备安装的时候，必须遵守无菌原则。每一种半导体激光都有特定的装配过程。半导体激光有一段长的光纤，光纤首先必须妥善消毒和切削，然后将其末端部分插入到已消毒的手柄里以便显露的部分可以插入与终端部分带角度的一次性螺纹帽内（半导体激光，980nm，Doctor Smile Simpler半导体激光，Lambda）（图4-48）。

作为可剥离光纤的替代品，某些类型的半导体激光具有可变长度的一次性光纤，通常为5mm和10mm（图4-49）（半导体激光，808nm，Picasso，AMD激光器）。或者，有可以被消毒2~3次，长度大约为10mm的光纤头（图4-3c）（Doctor Smile

Wiser半导体激光）。

根据半导体激光的特性和先前描述的个体效应，为了与牙周非手术治疗器械相结合，提出了以下临床方案（见第3章，"复杂临床病例中的牙周非手术治疗方案"）。

建议用牙周探针检测龈下牙石。探针在根冠-冠根向上来回滑动，以定位牙石（图4-50）。该探针对于初步检测结石的存在至关重要；它先与牙长轴平行，以评估龈沟／牙周袋深度，然后与牙长轴呈一定角度，以检测任何可能存在的牙石（图4-50）。在开启激光脚控踏板之前，临床医生应使用光纤头插入重复探查龈下牙石[50]（图4-51）。图4-52a说明了牙石在龈下

的常见位置。操作时缓慢地将光纤头插
入，交替检查牙石的形态特征、分布和
位置。

图4-52所示的病例展示了因为大
量龈下牙石导致的轻到中度的牙周袋，
根据临床经验，这似乎是牙周非手术治
疗结果的一个积极的预后因素。在这种
情况下，使用半导体激光并不是特别必
要，因为适当的传统器械治疗便完全可
以取得令人满意的结果。然而，在其他
所有牙周病病因学治疗阶段中，辅助使
用半导体激光不仅可以去除牙根表面
的毒素，而且可以**更有效地探查到牙
石**[7,50]，然后再仔细地去除它们。极细
的激光尖端（400μm），帮助临床医
生灵敏地发现在龈下区域的任何细小牙
石。

根据笔者的临床经验，辅助使用
半导体激光似乎可以减少牙龈退缩，因
此在非手术治疗后生物学组织得以更多
的保留，这是在刮治器械前使用半导体
激光的另一个原因。为了采取更有效的
措施来松解牙石和牙根表面之间的化
学键，建议至少使用2次激光照射，每
次持续20～30s（图4-52b）。然后，
根据临床医生的偏好，使用超声或手动
器械，去除存在的牙石（图4-53～图
4-55）。

除了常规的牙周非手术治疗方法
外，激光也可以常规使用。

如图4-52c所示，完全去除矿化

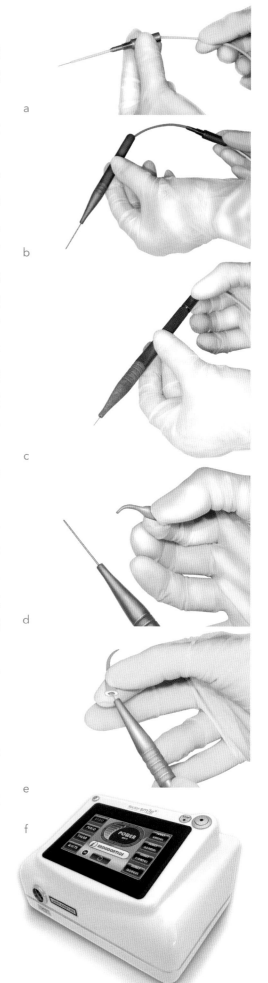

图4-48（a～f）

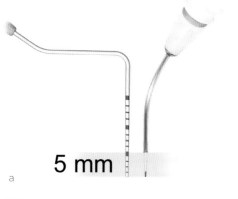

a

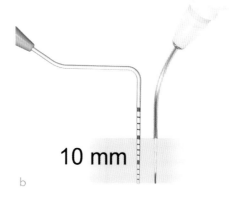

b

图4-49 5mm一次性绿色光纤头（a）和10mm高温高压消毒黄色光纤头（b）（Doctor Smile Wiser diode laser，Lambda）。

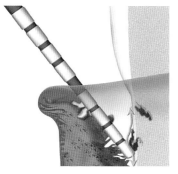

图4-50

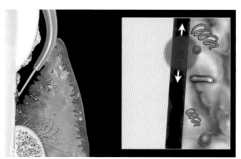

图4-51 由于320～400nm的纤维比牙周探针尺寸小，因此无论仪器是打开还是关闭的情况下，用它来探查牙石都更有优势（图3-215b）。

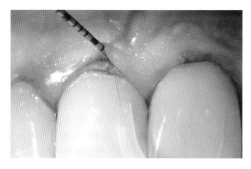

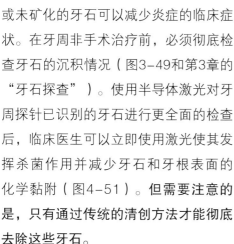

或未矿化的牙石可以减少炎症的临床症状。在牙周非手术治疗前，必须彻底检查牙石的沉积情况（图3-49和第3章的"牙石探查"）。使用半导体激光对牙周探针已识别的牙石进行更全面的检查后，临床医生可以立即使用激光使其发挥杀菌作用并减少牙石和牙根表面的化学黏附（图4-51）。但需要注意的是，只有通过传统的清创方法才能彻底去除这些牙石。

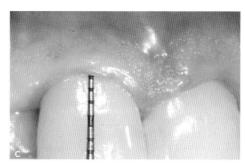

图4-52 激光削弱了棕色或褐色龈下结石与牙根表面（a）的化学黏附，如图（b）所示。牙周探针轻轻地探入软组织，并揭示龈缘下有牙石。在进行刮治前使用激光很重要，可以促进更有效的清创（a）。3个月后的临床照片（c）。

图4-53 通过超声设备（a）和手动器械（b）机械性地去除牙石。

图4-54 （a）初诊探诊深度为8mm。（b）当以某一个角度进行探查时，牙周探针探测到龈下结石。（c）在刮治前使用半导体激光（980nm，Doctor Smile Wiser）。超声仪器（d）（Multipiezo，Mectron）总是与手动器械（通用匙形刮治器，Micerium）联合使用（e）。在1年的随访再评估中，探诊深度为3mm（f）。

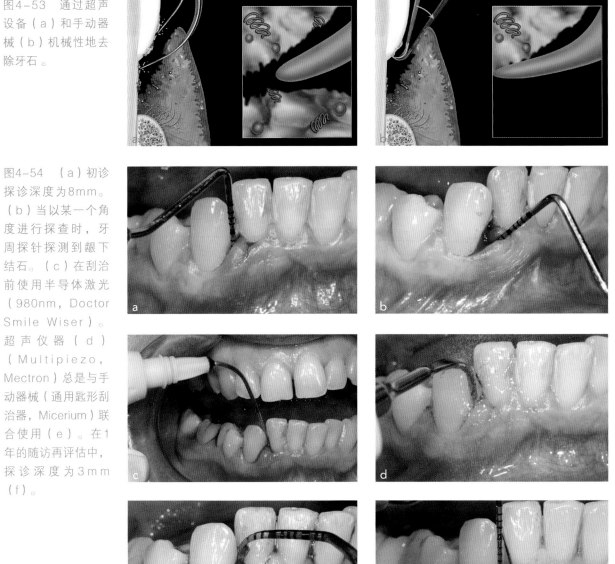

激光作用在深色的牙石上，以削弱其与牙根表面的化学黏附，但传统的龈下刮治器仍然是去除牙石的关键。

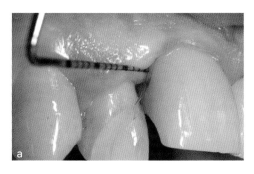
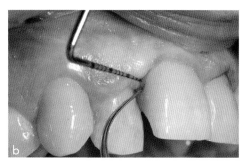
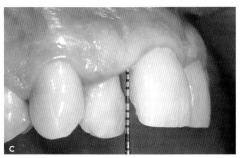

图4-55 半导体激光与牙周探针相结合，可以更容易地探测到任何残余牙石（a），随后通过手动器械去除（b），使位点达到满意的愈合（c）。

　　如果光纤是可剥离的，在龈沟或牙周袋不是很深的情况下，光纤头仅从一次性螺丝帽露出几毫米就足够了。然后，直接使用光纤头进行扫描式的探查，连续探查牙石20~30s。

　　激光起初被用来确认先前用牙周探针检测的牙石的位置。图4-56a和b展示了使用激光光纤作为一种龈下沉积物探查方法的优势。由于激光的石英纤维体积较牙周探针小，临床医生的触觉灵敏度有所提高，从而提高了牙石探查的效率。

　　使用激光，图中用绿色虚线表示（图4-56b），来评估龈下牙石的分布和形态学，与使用牙周探针相比，牙龈边缘组织移位更轻微。因此，半导体激光的使用具有显著的优势，它能使临床医生在识别哪怕是非常微小的牙石时更加敏感[7,50]。由于这一特点，操作人员应使用激光来探查牙石，从而完全去除

它们。激光辅助检测时动作必须缓慢、轻柔和重复。建议在清创时经常重复此操作；因此，在使用激光辅助清创时，临床医生应使用细的光纤头插入，在交替激活激光的情况下使用激光评估龈下牙石的情况。在此步骤后，应使用激光装置达到杀菌效果，并大大减少龈下致病菌的数量。图4-56c和d阐释了这种去污作用，它能显著地减少龈下细菌数量。

　　图4-56d与图4-56c相比，微生物数量减少了。

　　在非常深的牙周袋内，如图4-57a所示，探诊深度≥10mm，必须用探针将牙龈组织移到相当大的幅度以探查牙石。这种方法在严重缺损处操作可能比较困难，而且要以一个角度移动探针达到牙周袋的最底端并不容易。在复杂的临床情况下，使用光纤进行探查或评估是非常有用的。

图4-56（a～d）

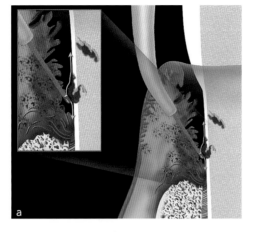
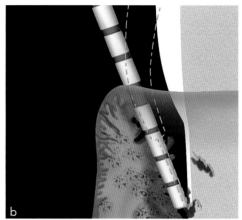
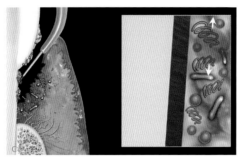
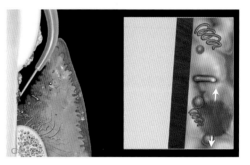

值得注意的是，某些类型的半导体激光有对于操作者来讲非常实用的5mm一次性尖端，但此尖端有其固有的缺点，即它们不能到达初期探诊深度≥6mm的牙周袋位点的底部。

在图4-57～图4-68所示病例中，即使临床指标有了较大改善，如探诊深度减少，无探诊出血以及牙周组织颜色改善（图4-60），但根尖片显示仍有严重的牙周破坏（图4-59），因此不能认为症状的缓解就达到了令人满意的治疗效果。在后续的复诊中，患者进行龈下刮治（图4-61），同时辅助使用半导体激光去除任何可能形式的牙石。

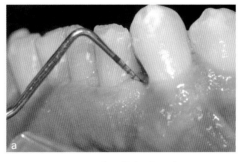
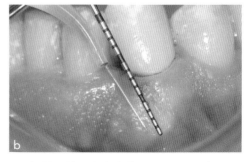

图4-57 （a）评估初期探诊深度≥10mm后，牙周探针以某一个角度进行适当的牙石探查。（b）光纤头需与牙周探针进行比较，并将其延长至与实际探诊深度相同的程度，以达到病损最底端。

最后一次就诊后的4个月左右，患者出现了牙周脓肿。将牙胶尖插入脓肿中拍摄根尖片显示瘘管的位置（图4-62）。口内照显示牙龈质软水肿（图4-63）。如果用牙周探针轻压颊侧，牙周袋内会溢出脓性渗出物，并出现瘘管。患者通常有一种持续的不适感，牙髓活力测试呈阳性。临床医生建议并计划进行手术治疗。在前期临床治疗中，决定使用半导体激光，将其插入牙周袋及瘘管内（图4-64）用于局部杀菌，以减少龈下微生物的数量从而改善患者的不适感。

除了使用半导体激光外，还应适时使用刮治器（图4-65）。而且，最重要的是，即使在出现牙周脓肿的情况下，也要告知患者必须有效彻底地去除菌斑。这种情况，指套刷是一种特别适合的辅助清洁工具（图4-66）。

半导体激光也可使用一个特殊探头进行生物刺激模式，探头的直径约为1cm（图4-67），与软组织成直角。由于本例患者接受手术治疗，**激光辅助的牙周非手术治疗可视为基础治疗阶段**。该病例的临床和影像学再评估证实了再生手术治疗的成功（图4-68）。

另一种情况见图4-69。

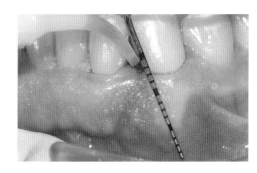

图4-58 需要一个能到达牙周袋底部的光纤。

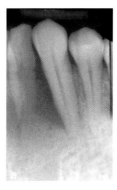
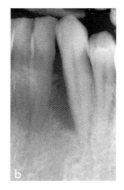

图4-59（a和b）

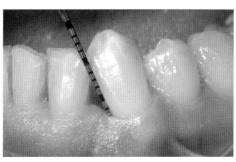

图4-60

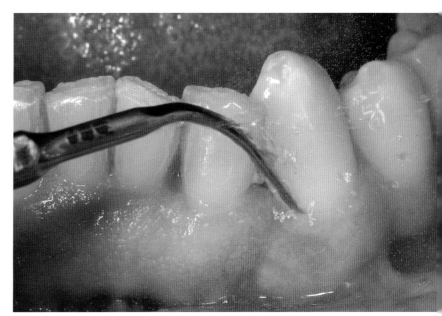

图4-61

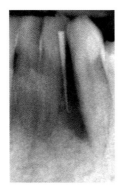
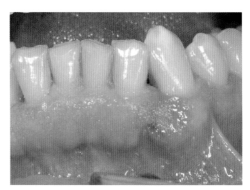

图4-62　　　　图4-63

图4-64　将半导体激光的光纤插入到瘘管和牙周袋内。

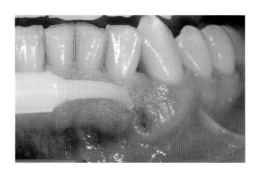

图4-65

图4-66

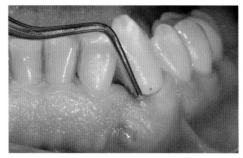
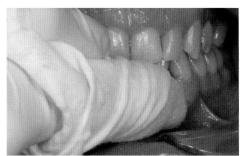

图4-67

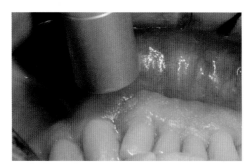

图4-68（a和b）

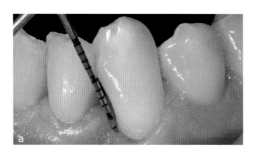
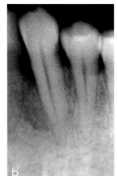

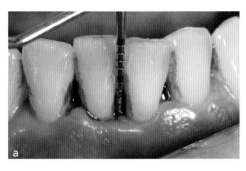
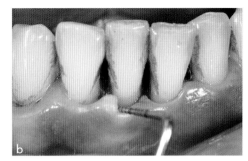
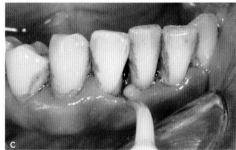
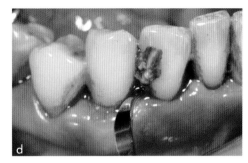
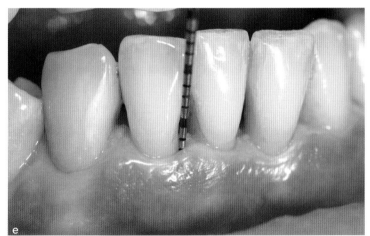

图4-69 （a）初始探诊深度为6mm。（b）牙周探针以某一个角度探查到坚硬的龈下牙石。半导体激光（c）用于辅助后续的刮治治疗（d）。1年后的再评估显示探诊深度2mm，没有探诊出血（e）。

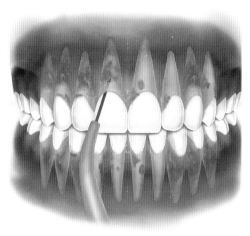

图4-70

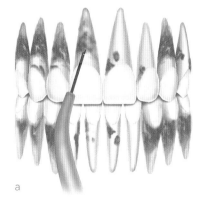
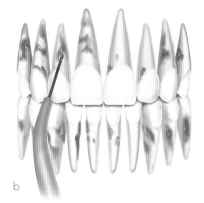

图4-71（a和b）

在牙周非手术清创前，激光必须严格地使用"扫描仪"模式运动并且光纤完全**没有进行光活化**（图4-70和图4-71）。在所有病例中，激光都可以选择和机械或手动器械配合使用（见第3章，"复杂临床病例中的牙周非手术治疗方案"）。

光纤应发出清晰的光线；换句话说，输送尖端在组织上的投影必须显示一个光滑清晰的轮廓线（图4-72a）。建议经常检查光照射投影是否满足图中说明的这些要求。相反，如果光斑的轮廓是边缘不齐或不规则的（图4-72b），则必须用陶瓷剪刀切割光纤，以保证有轮廓清晰的光投影（图4-73）。

在半导体激光照射后（图4-74a），按要求使用牙周非手术器械。然后再使用半导体激光伸入牙周袋的最深区域（图4-74b）并辅助随后的清创术，其目的是到达最深层的沉积物。笔者认为，任何由半导体激光照射过的残留龈

图4-72（a和b）

图4-73（a和b）

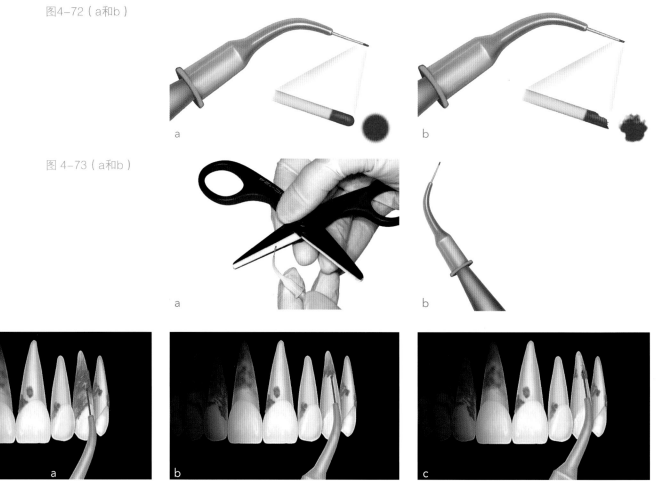

图4-74　牙周基础治疗中在刮治之前使用半导体激光（a），并在一个更深的位点（b）上到达牙石，以及清除任何可能残留的牙石（c）。

下牙石（图4-74c），即使很小也可从激光的杀菌作用中受益，可能会减少它们表面的微生物量，并"减弱"它们的致炎能力。

根据第3章中描述的牙周非手术治疗过程，在非手术清创后的牙周病因学治疗阶段的第二次或第三次复诊时，使用半导体激光的主要目的是为了检测不规则地分布在牙根表面的残留牙石（图4-75）。临床的目的始终是尽可能地去净牙石，但在存在极深牙周袋的情况下，尽量少地遗留龈下牙石（图4-75）。

半导体激光在使用时总是先将光纤头朝向牙根表面或暴露的种植体表面来消毒杀菌。然后将光纤头朝向软组织，对牙周袋或种植体周袋内壁上存在的微生物施予杀菌作用（图4-77）。这种方法对于减少致炎成分非常重要。

半导体激光可用于去除被感染上皮中的龈下细菌[4]。袋内上皮由肉芽肿组织形成，颜色较深（与健康组织相比而

言），使激光发挥选择性的特性，更好地作用于炎症组织，光辐射聚焦于炎症组织上。

致病性细菌在溃疡性袋内上皮的数量尤其多[51]，这意味着通过将激光束朝向软组织可以达到明显的杀菌效果（图4-77a和b）。

在过去没有激光的情况下，袋内壁刮治术通过将刮治器的工作端转向软组织去除相应的组织来去除溃疡性牙

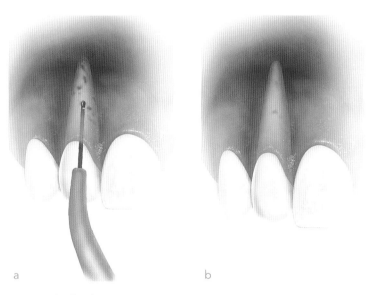

图 4-75（a和b）

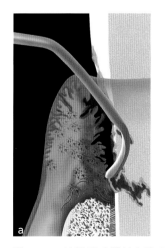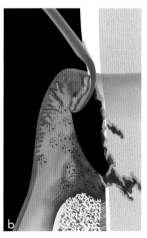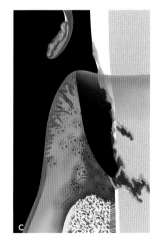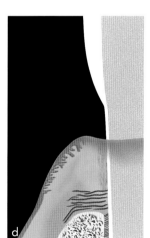

图4-76 使用手动器械去除肉芽组织（a~c），容易导致生物损伤，如牙龈退缩（d）。

周袋壁内的细菌（现在被认为是过度治疗），如图4-76所示。这一过程通常导致牙龈退缩，特别是当牙龈为薄生物型且相当脆弱的时候（图4-76d）。激光对袋内壁的龈下病原菌存在杀菌作用，加上对成纤维细胞可能的生物刺激作用，以及对骨和结缔组织代谢的促进作用，提示其可能促进再附着的形成，甚至可能有新附着的部分形成。如果这一推论成立，就能够印证一些学者所提出的[52]激光辅助牙周非手术治疗与单纯牙周非手术治疗相比，临床牙龈退缩较少[18,35]。

在光活化前，单独的尖端（通常是红色），从浅色的塑料（聚酰胺）外壳中露出来（图4-2、图4-3c和图4-72a）。通过这种涂层，激光表现出它的特性：它的杀菌作用和削弱牙石与牙根表面之间的化学黏附能力。相反，光活化后，激光显示出不同的特性，因为它现在能够像手术刀片一样切割黏膜组织。如果光活化是偶然发生的而不是由操作者有意操作，治疗会变得疼痛，造成软组织损伤。光活化总是伴随着一闪一闪的烟雾，这只有当塑料涂层燃烧时才会发生（图4-78）。如图4-12所示，可使用一张射线胶片来实现光活化。

相反，在牙周非手术治疗中，光纤千万不能进行光活化。

在特定的手术，如牙龈成形术、系带成形术和其他激光手术前，光纤尖端需要在一张黑色的纸上进行光活化。

图4-77 注意半导体激光的光纤现在朝向炎症组织以杀死在牙周袋内壁中数量最多的致病性细菌（a和b）。该操作产生的生物损伤可能小于刮治术，可防止牙龈严重退缩（图4-76），并且总是形成长结合上皮再附着的愈合形式（c）。

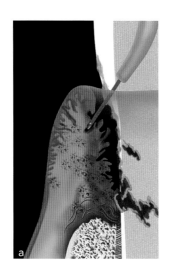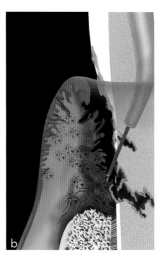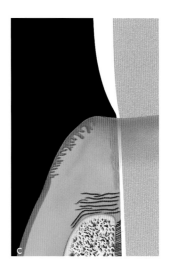

在牙周非手术治疗中，光纤可能会出现意外的光活化。当使用半导体激光靠近修复材料或种植体支持的义齿时，常常存在这种风险。如果光纤头在无意中触及深色的金属修复体边缘，光纤将被活化（图4-78和图4-79）。在这种情况下，320/400nm光纤的聚酰胺外壳涂层将会破碎，光纤因此不再受到保护（图4-79）。此时，它的功能发生变化，获得组织切割特性。

甚至当光纤头接触到棕色或黑色的色素沉着，光活化也可能发生（图4-80和图4-81）。尽管临床医生可能会因为光活化所产生的烟雾以及患者在随后的刮治术中抱怨感到疼痛（刮治的过程是无痛的）而有所发觉。然而，有时候操作者可能并没有意识到这一意外事件已经发生，因此继续在龈下使用激光。虽然对许多患者来说这种疼痛可以忍受，但这并不是一种舒适的感觉，应该避免。因此，临床医生应该时常询问患者，至少偶尔问下："一切都好吗？"或者"治疗还舒适吗？"。在靠近金属修复体边缘或在种植体周操作时（图4-80），临床医生必须格外警觉，迅速阻断可能的意外的光活化。如果这种无意的光活化发生了，必须暂停仪器的使用，并且恢复由聚酰胺涂层保护的完整的光纤。特殊的陶瓷剪刀可用于此（图4-73）。临床医生简单地用剪刀剪去一小段光纤，即被剥离了聚酰胺涂层的部分。然后，临床医生重新启动仪器，患者不会再感觉到疼痛。

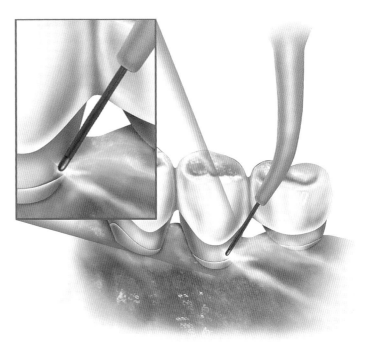

图4-78

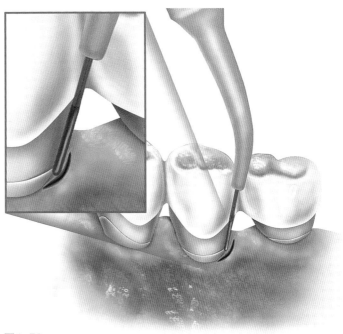

图4-79

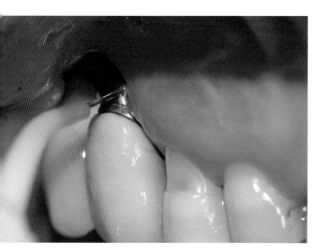

图4-80

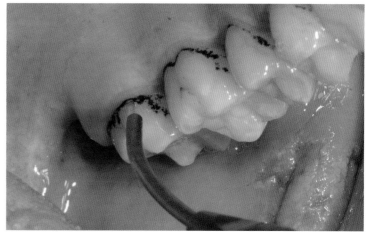

图4-81

实用的临床使用技巧：建议经常检查光纤的尖端，以证实牙周袋内存在的肉芽组织或血液有没有引起光活化。每隔10s检查一下光纤，然后用盐水浸润的棉卷清洁光纤尖端。如果光纤在尖端呈暗色（光活化标志），就像上文描述的那样切掉尖端。

下面列举了一些可能有助于预防这类光活化问题的临床技巧。

- 在修复体存在的情况下，将光纤插入龈沟内或牙周袋内后再操作控制踏板开始使用激光。
- 经常向患者询问以确保激光治疗完全无痛。
- 在使用激光的同时，应用氯己定凝胶或过氧化氢创造一个安全的距离，同时也能达到消毒的效果。
- 在任何时候都要保持光纤的连续运动，特别是在龈下使用激光时。虽然在天然牙存在的情况下，短暂的运动中断不会产生任何严重的后果，但在修复体存在的情况下，偶然的中断会引起光活化。

在进行牙龈成形术、系带成形术或其他激光手术之前，必须先进行光活化。激光治疗之前和之后用3%（或10-vol）过氧化氢冲洗。同样的步骤在每个牙周袋重复3次，用于术前消毒，并有助于消除牙周袋中可能出现的任何血凝块、瘘管和牙石。

利用高频激光与稳定的过氧化氢，可以在大量减少细菌数量的同时，达到最大限度的生物刺激效果[53]。在进行刮治术或牙龈成形术的情况下，也可获得较好的止血效果。

通过指压诱导局部缺血是很重要的，应用棉卷按压几秒来确定需要止血的确切位置。当出血时，激光实际上并不能辨别出血的来源。因此，可用激光与血液渗出部位接触1s。激光与出血部位接触后会产生可视的烟雾，然后可以评估其止血效果。使用时建议在CW模式下设定2W的功率。

激光辅助牙周非手术刮治术的操作时间与没有激光辅助技术的操作时间是相近的[4]。一些学者认为刮治的时间增加了15%[4]。使用激光的目的不是减少操作时间，而是提高治疗质量[25]。因为光纤的接触直径只有400/320μm，为了确保所有菌斑牙石的消除，需要重复的重叠照射。理论上，一个深7mm的牙周袋，如果在水平向重叠0.1mm，将需要至少33个来回方可充分覆盖牙周袋内的牙根表面[37]。

有效地将光纤应用于临床是可能的。如果光纤是可剥离的，则在治疗过程中临床医生需要不断调整自己的体位，以尽可能更多地从光纤中获益。如果使用的光纤是一次性的，则在每次临床使用后，需要根据制造商的说明书将光纤进行更换或消毒。

牙医助理的帮助不是必需的，但肯定能提高专业治疗的质量。建议坐在患者左侧，以便更好地查看治疗部位，从而进行激光辅助治疗。

半导体激光：临床适应证

本节列出了一些临床适应证。在某些情况下，半导体激光可能是一种有用的辅助手段，包括所有难以到达的位点，如窄而深的牙周袋（其中腭侧沟是一个典型例子）。在本书的其他章节中，许多案例都有更详细的说明。

以腭侧沟为特征的解剖缺陷的仪器使用（图4-82）。半导体激光光纤很容易进入腭侧沟内（图4-82d），以实现深度清洁。

另一种使用半导体激光的特殊的解剖结构是牙根紧邻处（图4-83和图4-84）。在这种解剖结构处，牙根之间是非常接近的，使牙周非手术刮

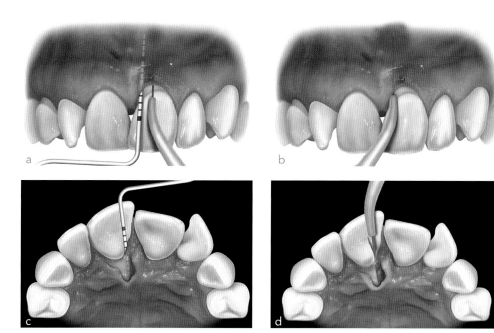

图4-82　图示如何将半导体激光插入到点状的、窄而深的牙周袋（a和b）以及进入腭侧沟（c和d）。

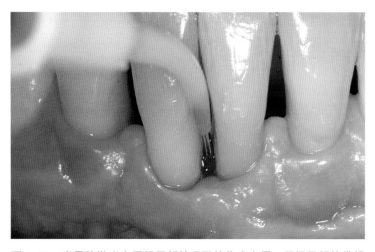

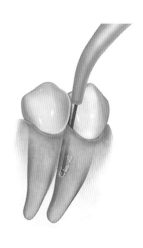

图4-83 半导体激光在牙根紧邻情况下的临床应用，牙根紧邻使常规手动刮治操作十分困难。

图4-84 图示在牙根紧邻的情况下，半导体激光光纤易于进入。

治具有很大的挑战性（图4-83和图4-84），特别是需要进行移动的手动刮治，在这些情况下临床操作很难完成。

在腭侧存在窄而深的牙周袋的情况下，使用半导体激光能够进入牙周袋底部（图4-85）。

另一种使用半导体激光的临床适应证是下颌牙舌侧较深的牙周袋（图4-86）。此外，根分叉处是半导体激光使用的绝对适应证，如图4-87和图4-88所示（请参阅第3章的"根分叉区的清创和器械使用"部分）。

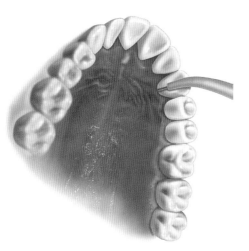

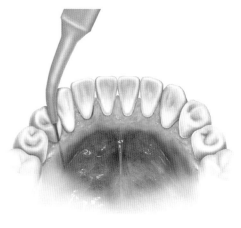

图4-85

图4-86

图4-87

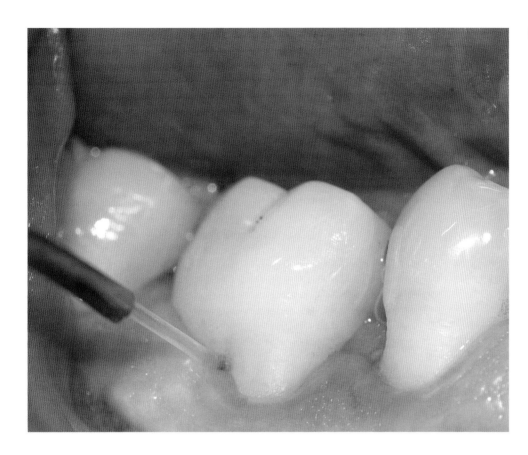

图4-88

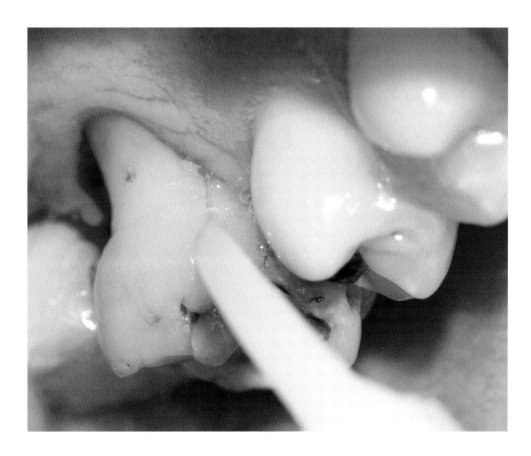

安全原则

激光是一种通过辐射激发的光放大形式。因此，在使用激光设备时，特别是在第Ⅳ类激光的情况下，必须遵守非常严格的辐射防护标准。建议医生和患者都要佩戴特殊的激光护目镜，因为眼睛可能会受到损伤，其损伤可能来自：

- 直接辐射。
- 镜面反射。
- 漫反射。

辐射风险最大的工作人员是牙医助理，他可能接触到由口镜反射出来的光辐射。因为镜子没有抛光，所以它的折射率较低。对于具有光学传输系统的激光器，在几厘米的光辐射发射中，每个人都必须佩戴屏蔽护目镜，对于具有铰接臂传输系统的功率激光器和激光器，至少需要1.5m的安全距离。

使用有如下建议：

- 仅使用符合欧洲标准（EN）207的激光护目镜，并适用于所使用的激光（注意，用于光固化灯的护目镜不适合用于半导体激光器，因为它们可防止的紫外线光谱在300～400nm，半导体激光器所占的电磁波谱范围不同；图4 –1）。护目镜必须完好无损。还需要遵循制造商提供的用户指南。
- 避免直视光束。
- 定期清洗眼镜。
- 使用后，及时更换激光护目镜盒中已老化的护目镜（图4–89）。
- 更换有缺陷或损坏的护目镜。
- 为牙科诊室的参观者提供额外的护

目镜。

镜片可能是粉红色或绿色的都不重要；关键的是它们为佩戴者提供了恰当的防护。当仪器开启激光束朝向眼睛时，眼睛会受到伤害（即踩下脚踏板的时候），而护目镜的佩戴可以保护临床医生和患者的视网膜不受到伤害。安全标准要求在使用激光技术的环境中，任何时候都应佩戴护目镜。临床诊室的门应保持关闭，以防止其他没有直接参与激光辅助治疗的工作人员进入。此外，必须告知激光设备的存在，以阻止其他人不小心闯入。因此，在使用它的治疗室外面必须张贴一个引人注目的警告标志（图4-90）。按规定在设备使用的整个过程中应该一直发出清晰的声音。这个声音信号可以根据操作人员的判断来进行设定。

在使用激光设备时，请将任何移动电话或相机放在远离激光装置的地方，因为这可能会使他们的存储卡消磁。

其他重要的细节和有用的临床提示包括以下内容：

- 临床治疗后，一定要关闭设备。
- 当不使用激光时，应将踏板固定或搁置起来。这一步确保它不会被意外开启，减少使用不当的风险。根据所使用的激光类型，当临床活动停止时选择是关闭设备开关或开启待机模式。
- 适当保护可剥离性光纤。如果在其使用过程中产生了扭结，光纤断裂的风险就会增加。最脆弱的区域是

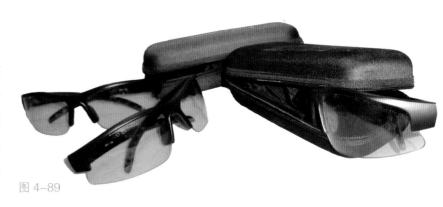

图 4-89

在牙科诊所，安全专家是该设施的医疗顾问。

过度警示激光设备（特别是有光纤传输系统的设备）并不合理，但知道风险并防范它们仍然是必要的。

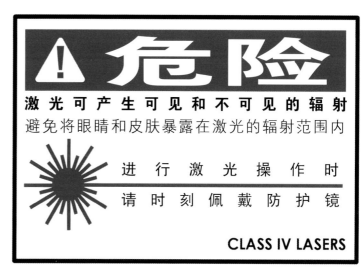

图4-90

光纤从底盘上出现的部分，在一些设备中有一个加固系统，在那里光纤被涂上双层塑料。

使用一次性或可消毒的光纤工作尖，操作人员应遵守保持无菌条件的基本规则，类似于包装无菌器械的管理方式。

如何向患者介绍激光辅助治疗？

向患者解释激光辅助治疗所使用的设备和治疗过程是必要的（图4-91和图4-92）。因此，建议临床医生向患者说明使用这种技术的适应证和必要性。对定期来牙科诊所进行复诊的患者和需要牙周医生评估的新患者之间应该有所区别。

在初步诊断后开始治疗前，应告知患者治疗方案，进行病因学治疗的必要性，其中包括牙周非手术清创。临床医生应当告知患者需要的牙周治疗和推荐的治疗程序，包括使用半导体激光和常规的牙周非手术治疗。当患者到接待处完成相关的信息登记后，他们会得到一份解释治疗方案的说明书，该说明书通常适用于复杂的牙周病患者（图2-146）。除了预约时间外，说明书还为患者提供了关于病因相关的牙周非手术治疗的详细评估信息，并根据是否使用半导体激光对费用进行了区分。在阅读知情同意书后，患者可以选择接受或拒绝治疗计划，并了解每项治疗的费用。

如果患者已经进行了个性化的牙周维护治疗，并定期复诊（每间隔3个月、4个月或6个月），而在此期间，从未使用过半导体激光。在这种情况下，可向这些患者建议使用这项技术。在随后的复诊中，如果临床医生或口腔保健员发现了炎症不易控制的区域，可向患者解释激光辅助治疗的指征，并建议在这些位点辅助使用半导体激光。需要告知患者治疗的价格将会增加，患者可以接受或拒绝建议的治疗方案。建议超声治疗和手动刮治仍作为后续治疗的常规操作。

临床医生应该让患者参与并向其解释牙周炎症的状况（可在牙周探针的帮助下）。给患者一面镜子，指示口内炎症所在。同时，需要考虑到将来治疗的需要，要特别向患者展示在他们的日常清洁活动中需要更加关注和强化清洁的区域。

随后，临床医生会告诉患者不同的治疗方案，根据不同的临床需求提出以下建议：

- 在大约3个月后，也就是下一次随访复诊中使用激光。这种方案适用于牙周炎症不是特别严重时，激光辅助治疗可以推迟，或者患者由于个人原因不能在初诊时安排1h的激光辅助治疗。
- 如果问题特别严重或紧急，可以在短时间内安排复诊。这个时间范围（1h的激光辅助治疗主要集中于炎症明确的位点）将允许临床医生在关键区域或大部分区域进行全面的龈下刮治。

遵循适当的专业流程，在安排下一次复诊时，工作人员会告知患者不同治

疗方法之间费用的差异。这使患者有机
会考虑是否同意接受治疗。然而，他们
很少会表达经济上的担忧，因为此时，
患者已经充分了解了使用激光技术的原
因，并且患者更倾向于采用更有针对性
的牙周非手术治疗，而避免更有创伤性
的手术治疗方法。

图4-91（a~d）

图4-92

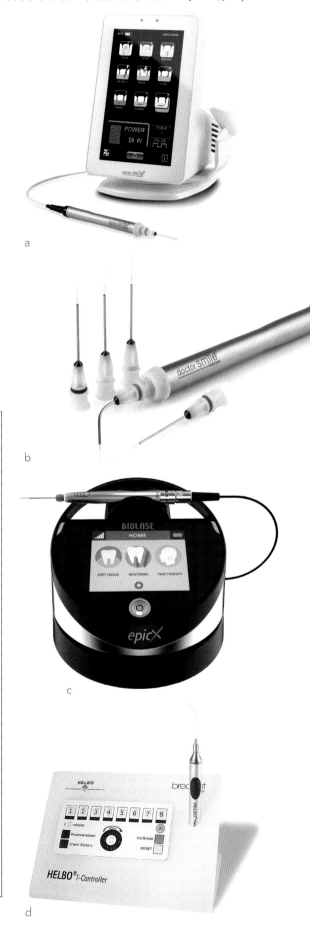

Dr Marisa Roncati Parma Benfenati,
Graduate Dentist
Corso della Giovecca 155/a
44121 Ferrara
Tel and Fax 0532.210522
Email: info@studioparmabenfenati.it
Website: www.studiopannabenfenati.it

亲爱的朋友：
　　在牙周检查过程中发现您口腔内某些区域存在炎症。为了控制
这些炎症，我们建议您进行如下治疗。

[No.]激光辅助的牙周非手术治疗[费用]
总治疗费用：[费用]

　　建议采用半导体激光治疗，目的是尽可能彻底消除龈下细菌。
半导体激光具有杀菌功能，也能削弱牙石与牙根或植入物表面之间
的化学黏附，从而有助于后续的常规非手术刮治，这是**重要和必不
可少**的步骤。换句话说，单独的半导体激光治疗并不足以清除龈下
菌斑和牙石，但它是一种有用的辅助工具，可以有效地提高疗效。
我们想要强调的是，在这个治疗阶段，您需要在家庭口腔护理过程
方面密切地配合我们，这对于确保治疗的成功非常重要。因此，我
们建议您：

　　1. 遵循我们向您建议的家庭口腔护理方法。
　　2. 定期复诊。

　　在治疗开始后，我们将定期重新评估您的口腔状况，评估激光
辅助的病因相关疗法是否对您口腔的局部或整体有益。并在您知情
下，决定进一步的治疗方案。

对于"难治性"牙周炎，可选择激光辅助治疗

　　牙周非手术刮治不仅是基础治疗最主要的治疗方法，某些情况下也是最佳的治疗方法，有时也被推荐作为一种替代疗法（例如在这本书中出现的例子）。众所周知，非手术治疗也有一定的局限——它常常代表"暂时改善"的解决方案或策略——通常在非常严重的牙周病损时用于延长牙齿"保留"时间或在患者不同意"理想"治疗方案的情况下使用。因此，这种治疗应作为一种替代疗法，适用于特殊或已经明确常规治疗不能获得很好疗效的临床情况。换言之，这种激光辅助治疗并不是唯一的常规方案，而是在特殊情况甚至是个别情况下可选择的一种替代方案，例如牙周破坏严重和具有严重的全身系统性疾病，不宜接受常规治疗的患者（例如，

服用高剂量二膦酸盐或常年静脉注射这些药物来控制癌症的患者，对他们而言，尽量避免牙科治疗，特别是与手术相关的治疗）。

　　诸如此类的临床情况我们将在下面的病例中进一步说明（图4-93～图4-109）。病例中的患者追踪了24年[9]。在基础治疗后，患者在第一象限进行了牙周再生性手术。临床和影像学图像表明在上颌右侧尖牙近中存在垂直向骨缺损，其初诊时探诊深度为10mm，并伴有出血和溢脓。在第一次手术后，患者定期间隔4个月进行随访，并进行相应的牙周维护治疗。

　　在为期15年的牙周维护治疗期间，由于患者的疏忽偶尔没有按时复诊，就诊时观察到牙周炎症的复发。图

4-93显示探诊深度为7mm，并伴有探诊出血。临床医生将大量具有致病性的病原菌的生物膜去除，从而阻断了由菌斑诱导的牙周炎症的复发。除了让患者在家中遵循更有效的清洁程序外，还建议使用半导体激光（图4-94）。使用该半导体激光的目的是杀菌，并与常规的牙周非手术刮治相结合。在4个月后的随访复诊中，用轻柔的力量进行探诊，探诊深度稳定在大约5mm，无探诊出血。

在之后的每次随访复诊中，该区域都被密切监测，并且在使用半导体激光治疗后1年，临床状态似乎已经稳定。图4-95为急性发作5年后的牙周情况，总随访时间为20年。这张图片说明患者的牙周状况保持稳定，探诊深度约为3mm，无探诊出血。

在额外使用半导体激光进行非手术治疗后大约6年，又发生了急性症状。在后续复诊（图4-96）中再次使用了半导体激光，并与常规的非手术刮治相

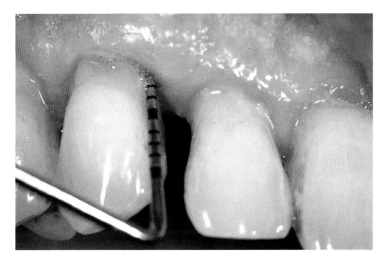

图4-93

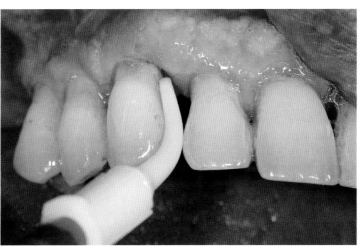

图4-94

图4-95

图4-96

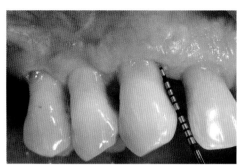 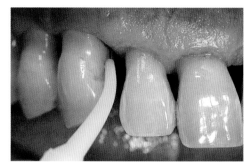

结合。患者对家庭护理的疏忽可能是其复发的原因。急性发作后出现缓解期，牙周指数有所改善。

临床情况保持稳定约2年，从最初的治疗开始已经过了大约22年，在第一象限的同一区域发生了第三次复发（图4-97和图4-98），在复发期间，瘘管位于颊侧（图4-99）。根尖片（图4-100）显示插入光纤所示的瘘管的路径（图4-99）。之所以选择非手术治疗是因为患牙仍有牙髓活力，并且患者只有轻微不适，并无明显疼痛。

患者表示相比于手术治疗而言，更愿意进行激光辅助的非手术治疗（图4-101a）。

尖牙近中面的探诊深度大约为10mm（图4-101b），相邻前磨牙近中面的探诊深度为7mm。

在后续复诊中进行了常规刮治（图4-108和图4-109）。所涉及患牙的牙周指数正常，无探诊出血，牙齿也无松动（尽管在急性炎症期，牙齿有Ⅱ度松动）（图4-105）。定期将半导体激光与传统刮治联合使用，以防止病变复发（图4-99~图4-106）。

牙周基础治疗24年后的临床图像（图4-102和图4-103）。在此之前，患者明显表现出菌斑相关炎症的反复性和易感性，并且没有充分遵循推荐的家庭护理程序。这一病例的进展表明，牙周维护治疗与辅助使用半导体激光这种治疗方式得到了患者的认可，并且可能有助于改善他的口腔状况（图4-104~图4-106）。

图4-97

图4-98

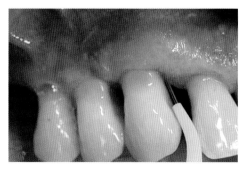 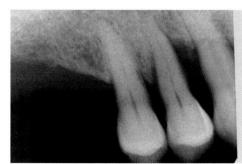

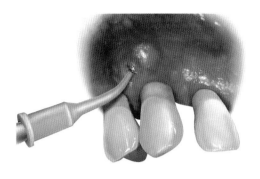

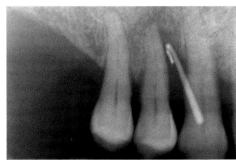

图4-99

图4-100

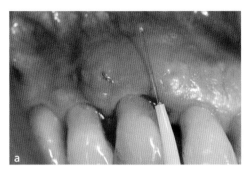

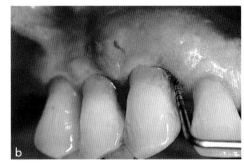

图4-101（a和b）将手柄的一次性光纤的尺寸调整到适合10mm的袋深后，再使用半导体激光。

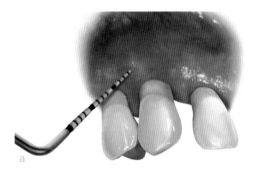

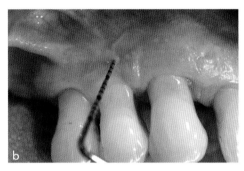

图4-102 图4-100和图4-101中的病例1年后的情况，模式图（a）和临床图像（b）表明了瘘道已消除，牙周探针不能再插入。

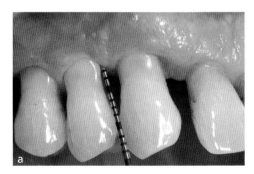

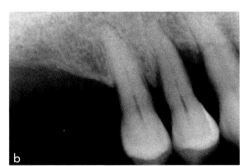

图4-103（a和b）激光辅助的牙周非手术治疗1年后的临床和影像学评估。

　　然而，关键因素仍然是患者的家庭护理水平。医生必须抓住一切机会鼓励患者使用最合适的家庭护理方法。邻间隙宽大的情况不适合使用牙线，因为即使它能很好地清洁邻间隙，但并不适合清洁上颌前磨牙近中根面凹陷处的生物膜。在这种情况下，最好使用牙间隙刷，特别是一种具有特殊解剖形状的

图4-104 可以使用600μm手柄的半导体激光（808nm，Quanta System）对位点进行生物刺激。

图4-105 24年后复诊时的临床检查。

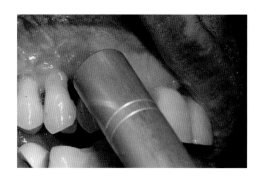

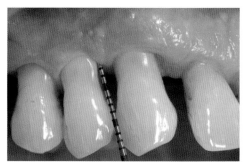

图4-106 在每年进行的3次复诊中至少使用1次半导体激光（808nm，Picasso），以使取得的临床效果更稳定。

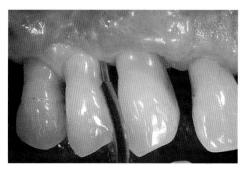

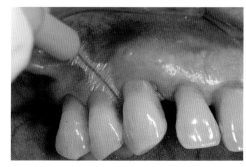

图4-107 加强家庭护理技术，特别是对邻间隙的正确清洁至关重要。

图4-108和图4-109 使用通用型匙形刮治器（Micerium）进行水平（左）和垂直向刮治运动（右）。

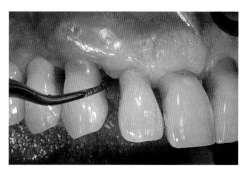

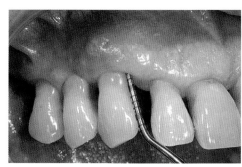

邻间隙刷（Enacare，Micerium）（图4-107和图3-30）。在牙周维护治疗中，建议使用通用匙形刮治器，在水平

和垂直方向上进行适当的刮治移动（图4-108和图4-109）。

重要文献回顾

临床医生就是否应该在非手术治疗中辅助使用半导体激光进行了激烈的讨论[9,54]。目前的科学证据表明使用半导体激光，即使是作为传统疗法的辅助手段也能提供一定的益处[7,55]。

正如一直强调的那样，牙周炎的控制必须包括从牙根或种植体表面去除生物膜和钙化沉积物这一传统治疗方法。激光治疗可作为支持牙周病常规治疗的一种选择或一种辅助手段，但牙周常规治疗仍然是必要的和不可替代的。

2011年4月，美国牙周病学会（AAP）发表了一篇"激光在牙周非手术治疗中疗效的研究"，认为使用激光作为单一疗法或作为牙周非手术治疗的辅助治疗没有任何优势[56]。一共包括了25篇文献，其中3篇为综述[57]。笔者认为除了之前发表的2篇综述外[7,58]，其他综述都是考虑了用于口腔的4种类型激光，但这些激光的适应证和应用范围是不同的。

正如本书中详细讨论的那样，医学激光可以根据其用途分为两大类：主要用于硬组织的激光（即铒）和用于软组织的激光（即半导体和Nd）。后者更适合于软组织的处理，因为它们会与我们体内的有色物质（例如血红蛋白、氧合血红蛋白和黑色素）相互作用，这些有色物质存在于黏膜组织中，是内源性色素团。炎症组织中血管丰富，这意味着它富含血红素，其与激光反应可产生热效应，使炎症组织汽化，此外，表面会因为半导体激光的止血作用而形成血凝块。

为了评估激光辅助的牙周非手术治疗的疗效，建议选择可与软组织相互作用的激光类型，排除没有明确证据证实有效的激光类型。而在大多数情况下选择的是更适合于硬组织治疗的激光，因为除了牙周非手术治疗外，还将应用于口腔外科、修复科、牙体牙髓科、牙周手术和其他的牙科诊疗活动[59-60]。因此，也就能解释为什么有时在牙周非手术治疗中辅助使用激光没有观察到明显的益处。

AAP是美国牙周协会的代表机构，它发表了一份由AAP委员会审查和批准的激光声明，并在此声明中陈述了以下3个结论。

- 口腔相关文献表明，激光（笔者注：请注意，在这条声明中，激光的类型未指明）可用作单一疗法（笔者注：作为传统疗法的替代疗法）或作为牙周非手术刮治（SRP）的辅助手段，机械、化学或激光刮治术与单独SRP相比，在减少探诊深度或增加临床附着水平方面几乎没有或有极少的益处。
- 激光的杀菌效果不一致且不可预测。
- 激光能够很容易削弱牙石的附着，这似乎是Er：YAG激光的独有特征。然而，在牙石去除的过程中存在牙根表面损伤的可能，因为Er：YAG是硬组织激光，且操作者无法观察到被照射的组织，这限制了该激光在刮治中的使用（即不应该去掉牙本质和牙骨质）。

虽然上述观点真实可靠，且基于科学的证据，但它们也存在一些局限：

- 第一项关于使用激光的一般声明

美国牙周病学会（AAP）关于激光疗效的第一份官方声明

是在没有指定波长类型的情况下提出。现有的证据一致表明，铒激光没有提供额外的治疗益处[36,60-62]，但当其与常规的牙周非手术刮治相结合，而不是作为单一疗法时，结果有所不同，这点将在后面讨论[7,9]。

- 第二项声明的内容是基于对一些存在争议的研究设计和方法的开放性文献的评价。
- 最后一项声明是与半导体激光使用指征无关的原则，本书对此进行了阐述。换句话说，笔者只是阐述激光的传统优点，**并没有指出激光可以作为一种能够促进牙石消除的工具**，即半导体激光削弱了牙石和牙根表面之间的连接，从而有助于后续的常规刮治。**必须强调的是，铒激光的使用具有潜在的损害，并且不适于在牙周非手术治疗中使用。**

基于以上原因，笔者最近发表的一篇文献综述中提到了这一章节[9]，所引用的文章涉及半导体激光或Nd激光的临床应用。本综述的目的是在慢性牙周炎和种植体周炎软组织有炎症时，评估应用半导体激光对牙根或种植体表面进行净化后的治疗效果。笔者研究表明激光与传统疗法相结合是有益的，且有其他益处。

通过电子计算机和手动检索美国国家医学图书馆的PubMed数据库和Cochrane协作网的Cochrane图书馆（CENTRAL）数据库，对现有的文献进行系统回顾，包括摘要和可能相关的文献。这些文献发表于1990—2012

年，以关键词：Nd：YAG激光、半导体激光、牙周炎、炎症、系统回顾、牙周非手术治疗进行搜索。经过系统的初筛后，纳入77篇相关文献。最后，总共有6篇文献符合系统回顾所要求的选择标准。

重新分析了5篇已发表的系统回顾：

1. Cobb，2006[14]。

2. Schwarz et al，2008[61]。

3. Karlsson et al，2008[63]。

4. Slot et al，2009[57]。

5. Cobb et al，2010[36]。

仅纳入关于半导体或Nd激光的临床试验，排除铒激光的相关研究，对所

表4-1　半导体激光应用于牙周病因学治疗的临床试验

激光能量水平	研究设计	学者
HLLT	SRP + HLLT vs SRP	De Micheli et al, 2011[64]* Qadri et al, 2010[65]† Slot et al, 2009[57]† Caruso et al, 2008[66]* Roncati et al, 2007[21]* Ambrosini et al, 2005[67]† Borrajo et al, 2004[68]* Harris et al, 2004[30]† Sjöström and Friskopp, 2002[69]† Gutknecht et al, 2002[23]† Liu et al, 1999[70]† Moritz et al, 1998[13]* Neill and Mellonig, 1997[71]† Cobb et al, 1992[37]†
	HLLT vs SRP	Miyazaki et al, 2003[72]† Radvar et al, 1996[34]† Aoki et al, 2015[20]†
LLLT	SRP vs LLLT	Aykol et al, 2011[73]*
		De Oliveira et al, 2009[74]*
	LLLT vs SRP vs LLLT +SRP	Andersen et al, 2007[75]*
	SRP vs LLLT vs SRP + LLLT vs OHI	Yilmaz et al, 2002[76]*
	LLLT	Rydén et al, 1994[77]*

OHI=口腔卫生宣教。
*半导体激光：10项研究。
†Nd：YAG激光：12项研究。
来自Roncati和Gariffo，2014[9]。

有的文献进行再次分析。表4-1总结了纳入的文献，根据实验设计，对使用的激光类型和激光波长进行了区分。用于牙周病损的高能量激光治疗（HLLT）与低能量激光治疗（LLLT）不同，后者能获得生物刺激效果并促进组织愈合。然而，如果单独使用，LLLT将成为一种还原疗法，因此并不适合作为单一疗法使用（见本章的前一节，"半导体激光效应"）。因此，也排除有关LLLT的文献。

使用HLLT进行牙周非手术治疗的科学研究，进一步被划分为：

- 14项研究中，激光被用作常规牙周治疗的辅助手段，这是笔者认为最正确的一种方案，在本书中多次提到，并与单独进行牙周非手术治疗相比较。
- 所有其他的研究都将激光作为传统治疗的替代方法，按照前述的原则，在进一步分析中将这些研究排除。

根据这些评估，文章的数量减少到14篇。15项研究中只有5项符合以下纳入标准：

- 最短临床试验时间：6个月，将此时间段视为可以用来可靠地记录治疗后的牙周生物学指数变化的最小间隔时间。
- 使用激光的功率：0.5 W≤P≤2.5 W。
- 激光发射模式：PW或超脉冲模式（PSPM）。
- 初诊和治疗后牙周生物学指数的评估与记录：探诊深度（PD）和探诊出血。

在所分析的14项研究中，5项符合这些纳入标准（表4-1中用蓝色标出），并在下面详细描述。表4-2简要描述了表4-1中列出的所有研究的特点。

表4-2 半导体激光和/或Nd：YAG激光辅助的牙周治疗的临床试验

学者	研究设计	患者数	研究持续时间	牙周生物学指数	微生物学参数	激光参数	结果
De Micheli等2011[64]	自身半口对照随机双盲临床试验	28	6周	CAL PD GR BOP PLI	计数：伴放线聚集杆菌 中间普氏菌 牙龈卟啉单胞菌	半导体激光 波长：（808±5）nm 功率：1.5W 能量密度：1193.7W/cm² 在CW模式下冠根向运动20s。光纤插入牙周袋内，距底部最多1mm。为了达到这个目的，使用了牙髓止点	两组PD参数均无明显差异。在治疗6周后，这两组患者的平均值降低了2.1mm。在对照组中观察到CAL的改善程度略高于对照组（1.9mm vs 1.2mm） PLI、BOP及细菌菌落数在两组之间无统计学差异。虽然对照组与试验组相比，对照组的上述指标有所下降，但无统计学差异
Qadri等2010[65]	自身半口对照临床试验	30	3个月	PD GI PLI	龈沟液的收集和分析	Nd：YAG激光 波长：1064nm 功率：4W 能量/每脉冲：80mJ 脉冲频率：50Hz 在PW模式下近远中向运动60~120s。激光与空气-水冷却系统相结合	在3个月后的再评估中（T2），试验组的牙周参数比对照组改善明显（均值±SD值）。即： PI 对照组（0.48±0.69）vs 试验组（0.91±0.81） GI对照组（0.43±0.55）vs 试验组（1.02±0.76） GCF量 对照组（0.14±0.45）μL vs 试验组（0.40±0.47）μL 在治疗期间或治疗后未发现与激光治疗有关的不良反应

（续表）

学者	研究设计	患者数	研究持续时间	牙周生物学指数	微生物学参数	激光参数	结果
Slot等 2009[57]	自身半口对照临床试验	19	3个月	PD BOP PLI	所有厌氧菌和特殊牙周病原体的计数	Nd：YAG激光 波长：1064nm 功率：6W 能量/每脉冲：400mJ 脉冲频率：50Hz 近远中向运动2mm，每个位点最多60s。激光与空气-水冷却系统相结合	未发现水冷却Nd：YAG激光器的辅助使用对本研究中牙周生物学指数具有更佳的改善效果 在3个月的重新评估中（T2），测试组和对照组之间没有观察到显著的差异
Caruso等 2008	病例对照，随机自身半口对照临床试验	13	6个月	PD CAL BOP GI PLI	聚合酶链式反应分析揭示了下列细菌的存在： 伴放线聚集杆菌 直肠弯曲杆菌 具核梭杆菌 福赛坦氏菌 侵蚀艾肯氏菌 牙龈卟啉单胞菌 中间普氏菌 齿垢密螺旋体	半导体激光 波长：980nm 功率：2.5W 脉冲频率：30Hz 能量以PW模式释放。应用程序以60s的间隔进行两次冠根向运动，每次30s	激光的使用与PLI、GI、PD、牙周病原菌的减少相关，结果在两组相似 在试验组观察到BOP%的显著降低 [试验组（-15.8%）vs对照组（-10%）]
Ambrosini等2005[67]	单盲、随机、自身半口对照临床试验	30	3个月	PD CAL BOP GI PLI	计数： 伴放线聚集杆菌 牙龈卟啉单胞菌 中间普氏菌 福赛坦氏菌 齿垢密螺旋体	Nd：YAG激光 波长：1340nm 功率：10W 对于每个唇颊侧位点，激光被用于单一的近远中向运动，先从近中向远中运动，再反向运动	在牙周和微生物学参数的变化方面，没有观察到组间具有显著的统计学差异
Harris等 2004[30]	自身半口对照临床试验	75	6个月	PD CAL	计数： 牙龈卟啉单胞菌 福赛坦氏菌 中间普氏菌	Nd：YAG激光 波长：1340nm 功率：10W 对于每个唇颊侧位点，激光被用于单一的近远中向运动，先从近中向远中运动，再反向运动	在使用激光辅助的治疗组中，PD平均减少了3.44mm。该研究没有提供对照组的数据
Borrajo等 2004[68]	前瞻性双盲研究	10	6周	PD CAL GR BOP 龈乳头出血指数		半导体激光 波长：980nm 功率：2W 在PW模式下使用，且装有冷却系统。光纤插入牙周袋内，并做冠根向运动	除龈乳头出血指数外，各组之间未发现统计学上的显著差异。龈乳头出血指数试验组较对照组有较大改善。值得注意的是，试验组的患者在治疗中及治疗后的敏感性和不适症状都有显著降低
Gutknecht等2002[23]	自身对照半口临床试验	20	6个月	PD BI	计数： 伴放线聚集杆菌 中间普氏菌 牙龈卟啉单胞菌	Nd：YAG激光 功率：2W 能量/每脉冲：100mJ 脉冲频率：20Hz 在PW模式下使用。光纤以画圆的方式沿牙周袋底部运动，与牙根表面平行，照射40s	在降低细菌水平方面，激光辅助治疗比常规治疗更有效。对照组的细菌水平随着时间的推移呈上升趋势，试验组的细菌水平持续保持在低水平，并且与对照组相比，微生物水平下降更大 除探诊出血仅在试验组中有所改善外，两组患者的其他牙周参数均有改善，但无显著的统计学差异

（续表）

学者	研究设计	患者数	研究持续时间	牙周生物学指数	微生物学参数	激光参数	结果
Sjöström and Friskopp 2002[69]	自身对照半口临床研究	27	4个月	PD BI		Nd：YAG激光 波长：1064nm 功率： 在第一次激光治疗期间为3W（光纤在距离牙龈1mm的范围内进行广泛的运动，以达到镇痛效果） 在第二次激光治疗期间（光纤与牙根接触）为7W 脉冲持续时间：250μs 脉冲频率：60Hz 在PW模式下使用，装有喷水冷却系统	在减少PD或探诊出血方面，两组间无显著差异
Liu等 1999[70]	随机临床试验	8	3个月	PD GI	龈沟液的收集和分析	Nd：YAG激光 功率：3W 脉冲频率：20Hz 能量/每脉冲：150mJ 在PW模式下使用，且在牙周袋基底部的牙根周围进行缓慢的运动	激光+SRP治疗组治疗期间IL-1β水平显著降低。未记录治疗后牙周生物学指数
Moritz等 1998[13]	对照临床试验	50	6个月	Quigley-Hein牙周袋深指数 BOP	牙周病原菌总计数和特殊细菌计数： 伴放线聚集杆菌 中间普氏菌 牙龈卟啉单胞菌	半导体激光 波长：805nm 功率：2.5W 脉冲持续时间：10ms 脉冲频率：50Hz 在PW模式下使用，激光做与牙根平行的冠根向运动，每毫米的牙周袋深度对应于1s的激光照射，例如： 4mm PD=4s 5mm PD=5s	在6个月的再评估中（T2），试验组与对照组相比，平均探诊深度的改善幅度更大（1.3mm vs 0.4mm） 在试验组中龈乳头出血指数评估结果也更好（-97% vs -67%） 对于细菌计数，在治疗结束时两组间无显著的统计学差异
Neill and Mellonig, 1997[71]	自身半口对照随机双盲临床试验	10	6个月	GI GBI PD CAL 牙齿松动度	用DNA探针技术对牙龈卟啉单胞菌和中间普氏菌的水平进行测定	Nd：YAG激光 功率：2W 能量/每脉冲：80mJ 脉冲频率：25Hz 每个位点的应用时间根据PD变化： <4mm PD=4~5s 4~6mm PD=20s 7~9mm PD=30s >9mm PD=40s 在PW模式下使用，激光光纤进行冠根向运动	GI：SRP+激光组在3~6个月后表现出更大的改善效果 GBI：SRP+激光组比另一组有更大的改善效果，但这些差异无统计学意义 在PD、CAL、微生物计数、牙齿松动度等方面均无显著的统计学意义（注意，几乎所有的牙齿在基线时都有生理动度）

（续表）

学者	研究设计	患者数	研究持续时间	牙周生物学指数	微生物学参数	激光参数	结果
Miyazaki 等2003[72]	随机临床试验	18	3个月	PD CAL BOP PLI GI	龈下菌斑和龈沟液样品的收集。龈沟液和IL-1β的分析	Nd：YAG激光 功率：2W 能量/每脉冲：100 mJ 脉冲频率：20Hz 在PW模式下使用，激光光纤插入牙周袋的底部，与牙根平行，并沿着根部缓慢移动	PD： Nd：YAG=1.43mm CO_2=1.36mm SRP=1mm CAL： Nd：YAG=0.50mm CO_2=0.31mm SRP=0.57mm BOP： Nd：YAG=43% CO_2=16% SRP=34% 龈沟液量和IL-1β在3个组（Nd：YAG，CO_2和SRP）之间没有统计学差异
Aoki等 2015[20]	临床试验	14	10周		计数： 伴放线聚集杆菌 牙龈卟啉单胞菌 福赛坦氏菌 齿垢密螺旋体	Nd：YAG激光 波长：1064nm 研究中的4组每一组都使用不同的功率 组1： 功率：0.8W 脉冲频率：10Hz 能量/每脉冲：100mJ 组2： 功率：1W 脉冲频率：10Hz 能量/每脉冲：100mJ 组3： 功率：1.2W 脉冲频率：12Hz 能量/每脉冲：100mJ 组4： 功率：1.5W 脉冲频率：15Hz 能量/每脉冲：100mJ 在PW模式下，光纤插入距袋底1mm的位置，每个牙周袋照射30s，做冠根向运动	除组4外，其他所有组的细菌水平都有显著下降
Radvar 等 1996[34]	随机临床试验	14	6周	PD BOP PLI GI	收集GCF和龈下微生物菌斑，以评估厌氧菌菌落的形成	Nd：YAG激光 波长：1064nm 脉冲持续时间：150μs 组1： 能量/每脉冲：50mJ 脉冲频率：10Hz 组2： 能量/脉冲：80mJ 脉冲频率：10Hz 在PW模式下使用激光进行前后向移动	只有对照组的患者表现出PD的明显减少 在GI降低方面，各组之间没有发现统计学差异 只有SRP治疗组显示PD（0.5mm vs 1.7mm）显著降低

（续表）

学者	研究设计	患者数	研究持续时间	牙周生物学指数	微生物学参数	激光参数	结果
Cobb等1992[37]	描述性随机临床试验	8	3周		计数： 伴放线聚集杆菌 中间普氏菌 牙龈卟啉单胞菌	Nd：YAG激光 在PW模式下使用320μm的光纤 组1： 功率：3W 能量/脉冲：150mJ 脉冲频率：20Hz 脉冲持续时间：3min 组2： 功率：2.25W 脉冲频率：20Hz 能量/脉冲：112.5mJ 脉冲持续时间：3min 组3： 功率：1.75W 脉冲频率：20Hz 能量/脉冲：87.5mJ 脉冲持续时间：1min	在所有治疗组中，均可观察到微生物水平的显著降低
Roncati等2007[21]	回顾性对照临床试验	13	12个月	PD CAL BOP PLI		半导体激光 使用直径320μm的光纤 输出功率：1W 时间：30s 功率：在PW模式下，0.5~1W/位点，每个位点重复一次（每个位点连续照射2次） 能量密度：62J/cm² 能量：15000mJ 频率：10Hz 将光纤平行于牙根插入，距牙周袋底部1mm，做冠根向及近远中向运动	试验组比对照组表现出更多的改善： PD降低 （1.55mm vs 1.13mm） BOP减少 （-44% vs -40%） 试验组的所有患者在治疗期间和结束时都没有不适感
Aykol等2011[73]	对照临床试验	36	6个月	PD CAL SBI PI	龈沟液的收集及金属基质蛋白酶-1、金属蛋白酶组织抑制因子-1、转化生长因子-β1和碱性成纤维细胞生长因子水平的分析	半导体激光（LLLT） 波长：808nm 功率：0.25W 能量密度：4J/cm² 在LLLT和CW模式下使用激光。使用距离为0.5~1cm，对前牙和前磨牙的牙龈照射10s，对磨牙的牙龈照射20s	在研究过程中，两组患者的临床参数均有明显下降。在试验组中，SBI、PD和CAL改善显著高于对照组 在生物标志物水平方面，两组间并没有统计学上的差异
De Oliveira等2009[74]	自身半口对照临床试验	10	3个月		龈沟液中细胞因子水平、肿瘤坏死因子-α（TNF-α）浓度和核因子-κB（NF-κB）受体活化水平	半导体激光（LLLT） 波长：660nm 功率：60mW/cm² 使用低能量水平的激光（LLLT），每个位点（每颗牙齿6个位点）照射10s	研究结束时，两组间无统计学差异。两种治疗方式的结果相似
Andersen等2007[75]	随机对照临床试验	33	3个月	PD CAL BI		半导体激光（LLLT） 波长：670nm 功率：150mW 能量密度：10~20J/cm² 使用低能量水平的激光（LLLT），每个位点照射60s	接受光动力和牙周基础治疗的患者，临床附着水平增加（0.92mm vs 0.62mm） 探诊出血指数显示两组患者均有改善： 试验组 （1.11±0.53）mm vs 对照组 （0.78±0.47）mm

（续表）

学者	研究设计	患者数	研究持续时间	牙周生物学指数	微生物学参数	激光参数	结果
Yilmaz等 2002[76]	自身半口对照临床试验	10	1个月	PD BOP PLI GI	专性厌氧微生物计数	半导体激光（LLLT） 波长：685nm 功率：30mW 脉冲频率：50Hz 能量密度：1.6J/cm² 在CW模式下使用，每位患者在每个龈乳头区域每周接受3次激光治疗，每次1.11min	在不同治疗组中，牙周指数的改善和活菌总数的减少都没有统计学意义。所有患者在治疗前后均无不适、敏感和疼痛 然而，从该研究中可以清楚地看出，与激光相结合的传统刮治比单独使用激光更有效
Rydén等 1994[77]	随机、双盲临床试验	10	1个月	菌斑百分率 牙龈出血		半导体激光（LLLT） 波长：904nm 功率：0.9~8mW 脉冲频率：500~4000Hz 能量密度：0.5J/cm² 研究了低能量激光辐照对牙龈炎症的影响。辐照集中在侧切牙的颊侧龈缘处0.5cm²的区域	在菌斑控制及探诊出血水平上两组之间无统计学差异

CAL：临床附着水平；PD：探诊深度；GR：牙龈退缩；BOP：探诊出血；PLI：菌斑指数；BI：出血指数；GI：牙龈指数；GBI：牙龈出血指数；GCF：龈沟液；SBI：龈沟出血指数；SD：标准差

Neill和Mellonig[71]的研究显示，试验组在牙龈指数（GI）、牙龈出血指数（GBI）、探诊深度（PD）和临床附着水平（CAL）方面有较大改善。在CAL方面，试验组表现出持续的改善，6个月后平均增加（1.1±1.9）mm。而在对照组，1个月后，CAL获得（1.5±1.8）mm的增长。6个月后，CAL减少，平均CAL获得量为（1.0±1.7）mm[71]。

在Moritz等[13]的研究中，激光治疗组96.9%的患者，常规牙周治疗组66.7%的患者龈乳头出血指数有所改善。在PD上，试验组与对照组相比有较大的改善：PD减少在磨牙区约为1.3mm，前磨牙区为1mm，前牙区为0.9mm。对照组的PD减少在前磨牙区和前牙区分别为0.4mm、0.1mm和0.2mm。这篇文章的作者还强调，激光治疗是一种患者接受和喜欢的治疗方式，因为它完全无痛。

Gutknecht等[23]在2002年发表的研究表明两种治疗方法（SRP和激光辅助SRP）之间没有显著的统计学差异，但在研究结束时，激光辅助治疗后BOP阳性的位点总数与仅使用常规方法治疗相比显著下降，几乎降至0[23]。因此，该学者们认为，在他们的研究中通过Nd激光的辅助可使探诊出血减少，证实该治疗方法是合理的。

Caruso等[66]在2008年发表的一篇文章中也指出，试验组和对照组的菌斑指数（PLI）、GI、PD和牙周病原菌数量都有类似的减少。然而，在试验组中，探诊出血率显著下降（试验组为15.8%，对照组为10.5%）[66]。因此，该学者们认为，使用半导体激光辅助治疗后4周、8周、12周可能会略微改善牙周临床指数（即PD、CAL、GI、PLI），且探诊出血指数明显减少。

Roncati等[21]在2007年发表的文章中也指出，试验组在平均探诊深度（1.55mm vs 1.13mm）和探诊出血减少（−44% vs −40%）等方面比对照组有更大的改善。所有的患者都有过痛苦的牙周非手术刮治的经历。但激光辅助治疗未让他们感受到治疗后明显的不适。此外，激光辅助治疗还带来了更积极的结果：因为没有经历过治疗后的酸痛，患者能够在多个方面遵守推荐的家庭护理程序。这可以带来一个良性循环：即患者在治疗区域感觉到舒适，并能更有效地执行推荐的家庭护理方法[21,35]。在常规的临床实践中，使用半导体激光在软组织的牙周非手术治疗中可能被认为是一种有效的辅助手段[10,78]，考虑到利用其杀菌和生物刺激作用，激光技术必须作为常规治疗的辅助治疗。

讨论

基于Schwarz等的科学研究综述，作者指出，激光治疗可以辅助SRP，否则作为单一疗法将没有益处[61]。

这种消极的观念可能是由于缺乏可用的证据和可靠的标准。在Schwarz的综述中，在筛选了1248篇摘要后，选出了18篇文章，其中的6篇文章因不符合纳入标准被排除，因此纳入的文献减少到12篇。值得注意的是，这12项研究中有7项评估了铒激光疗法，该疗法应该用于治疗硬组织，而不是软组织。在12篇文章中，只有2篇研究了半导体或钕激光疗法，如前所述，这实际上是牙周治疗中最常用的激光。因此，得出激光在牙周非手术治疗中作为一种辅助疗法并未表现出益处的结论并不令人惊讶。类似的发现是由Cobb[14]在2006年发表的一篇文献综述中得出的，当时关于铒激光的文章在数量上也占主导地位。

另一个严格的科学研究来自佛罗伦萨大学的Rotundo博士[60]。这项随机对照试验采用自身半口对照设计，对27位患者进行了3年的随访。该研究的临床方案是根据Consort声明[79]进行的，该研究于2009年在斯德哥尔摩获得了著名的Jacquard奖。在2010年发表的文章中，作者研究了铒激光与牙周非手术治疗的联合应用，标题中做出与传统疗法相比"辅助使用铒激光缺乏额外的益处"的结论就不足为奇了。

当参考基于循证医学的文献综述和对比各种类型激光适应证和禁忌证的研

究时，仅限于使用半导体或Nd激光的文献才是合适的。

这就是为什么这篇综述将使用半导体或Nd激光治疗作为纳入标准。目前，支持使用激光作为SRP辅助龈下清创的证据较少。

目前的证据表明：Nd：YAG或半导体激光治疗慢性牙周炎时，PD和龈下细菌的减少效果与SRP相当[14,36,60-61]。

此外，选择合适的激光辅助牙周非手术治疗也不能保证达到令人满意的疗效。正确的治疗方案才是保证临床疗效的关键。笔者认为Schwarz[61]等在2008年发表的文献中引用的Ambrosini[67]等在2005年的一项临床试验是不恰当的，原因如下：随机单盲自身半口对照临床研究比较SRP（对照位点）与SRP+Nd：YAP激光治疗（试验位点）。通过在牙齿的颊舌侧由近中向远中再回到近中的单向运动来进行激光的移动。这种方法似乎是不合适的，因为它移动得太快，不足以达到治疗作用。

国际上出版的文献规定需要遵循以下方案[71]：在每一个炎症位点（牙周或种植体周），平行于牙齿或种植体的长轴插入0.320mm或0.400mm的光纤，大约到牙周袋的最底部，光纤沿冠根向和近远中方向做30s的重复运动2次。808nm的半导体激光应该在PW模式以1W的功率使用，相当于在CW模式下以0.5W的功率在每个位点做30s的重复运动2次，最多工作360s，能量为62J/cm^2，总释放能量为15000mJ，频率为10Hz。不同的是，Doctor Smile Wiser 980nm半导体激光在超脉冲模式

下工作，启动时间为30μs，关闭时间为70μs，平均输出功率为0.7W，功率峰值为2.5W，每个位点的最长工作时间为30s，经过10s的时间间隔后可重复工作。

随后，根据需要对每个位点进行牙周非手术刮治，通过牙周探诊对牙石进行探查，以去除所有菌斑和牙石。

与之相反，Ambrosini等[67]报告了一项在SRP后短时使用激光治疗的研究，因为缺乏激光对牙石与牙根表面化学黏附的减弱作用，因此难以识别这种激光治疗的任何优点。此外，试验组的初诊时平均PD为4.2mm，对照组为4.1mm；这种浅的牙周袋很容易通过常规的非手术治疗来治愈，这在文献中已经得到证实[31,80]。

Ambrosini等[67]在局部麻醉下使用刮治器进行一个象限浅牙周袋的治疗，每周1次，持续4周。4周后试验组和对照组的PD减少到2.8mm和2.7mm。此外，激光照射并没有减少患者的不适，这可能由于在使用刮治器后才使用激光。如果在刮治前使用激光可能更为恰当。

Yilmaz等[76]在2002年发表的另一篇文献中的方法在2008年被Schwarz等引用，也存在争议。在该研究中，一种低水平激光被用于最初探诊深度<4mm的位点，在这些位点，即使不使用其他任何方法，常规牙周治疗也能有效。此外，操作人员只在龈乳头区使用激光，研究也只持续30天，这个30天的时间间隔不足以进行正确的评估。

结论

即使在今天，基于循证医学文献中的发现也不支持辅助使用半导体激光或Nd激光，因为：

- 这些激光和铒激光之间没有区别，而铒激光已经被证明没有提供额外的益处[14,59-61]。
- 如前所述，所评估的研究中所采用的方案往往不严谨、不正确或不明确。

病因相关的牙周治疗中应用半导体激光时，在正确的参数下，似乎是可以作为常规的牙周非手术刮治的辅助手段[9-10,81]。**辅助使用半导体激光可以一定程度上改善PD和CAL，以及轻微但显著地下降出血指数**[7,9-10]。

应用参数[13,48,57,66]

激光束的主要参数为：

- 波长，用纳米（nm）表示（例如808mm和980nm）。
- 功率，以瓦特（W）为单位。
- 脉冲波［PW；或脉冲模式（PM）］或连续波（CW）。

指定的参数：

- 波长：808nm。
- 功率：1W（平均0.5 W–10kHz）。
- 模式：PW（或PM），启动时间50μs，关闭时间50μs。
- 能量密度：62J/cm^2。
- 时间：30s/牙周袋。
- 纤维：0.32mm。
- 麻醉剂的使用：由临床医生和患者决定。

- 波长：980nm。
- 功率：2.5W（平均0.7 W–10kHz）。
- 模式：PSPM，启动时间30μs，关闭时间70μs。
- 能量密度：120J/cm^2。
- 时间：30s/牙周袋。
- 光纤直径：0.40mm。
- 麻醉剂的使用：由临床医生和患者决定。

随访10年的临床病例（图 4-110 ~ 图4-138）

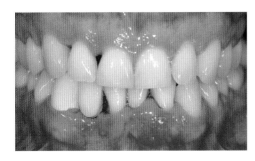

图4-110　初诊临床照片。患者诉日常口腔卫生维护时牙龈频繁肿胀和大量出血，弥漫性疼痛，口臭。口内可见患者口腔卫生欠佳。下颌右侧尖牙为过渡性修复体，利用桥体修复无牙区，缺牙为近期拔除。患者未觉得存在美观问题及露龈笑，如图 4-114。

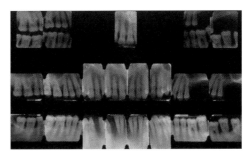

图4-111　全口X线片确诊为广泛的中度和局部表现为重度的牙周炎。上颌左侧多个后牙因牙周炎缺失，下颌右侧侧切牙拔除也与牙周炎有关。上颌右侧前磨牙和磨牙邻间隙存在垂直向骨缺损。在下颌左侧，第一磨牙存在穿通型根分叉病变，第二和第三磨牙预后也不佳。

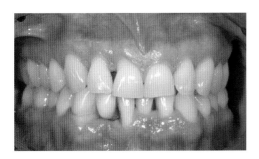

图4-112　病因学治疗后4年的临床照片。

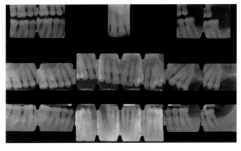

图4-113　初次摄片（图4-111）4年后的全口影像学检查。

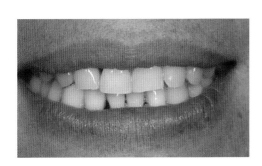

图4-114　患者决定暂缓所有牙周手术或修复治疗，因为对牙周非手术治疗的结果很满意。现在已经没有出血，患者咀嚼功能正常。由于微笑时龈缘没暴露所以没有美学问题。

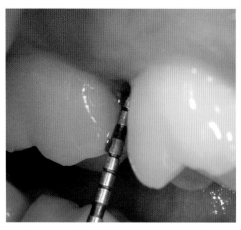

图4-115 上颌右侧第一磨牙远中，探诊深度7mm，初诊检查时大量出血。

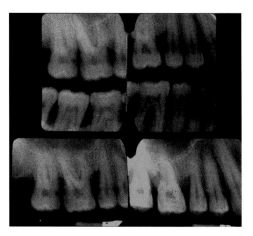

图4-116 根尖片和𬌗翼片提示上颌右侧前磨牙和磨牙在邻面存在垂直向骨缺损。

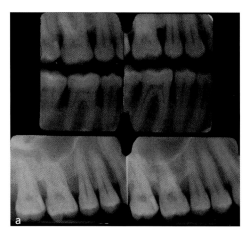

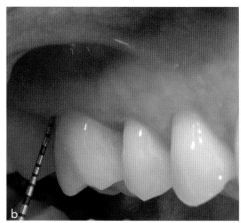

图4-117 （a）邻间和根尖影像学检查，图4-116的3年后。上颌右侧牙弓的邻间隙骨量有明显改善。与图4-116相比硬骨板更加明显。（b）即便是10年随访，探诊深度也在正常范围。在牙周刮治后1年的愈合期后，探诊压力可以到正常水平。

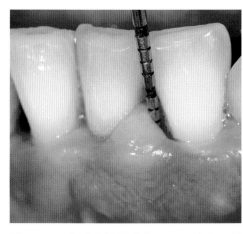

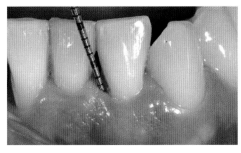

图4-118 初次探诊深度约8mm，出血。因为水肿导致的牙龈增生量大约有2mm。附着丧失为6mm。

图4-119 1年随访后拍摄照片，探诊深度从8mm降为3mm，因为牙周非手术刮治后组织收缩并且由于炎性血管和液体减少导致水肿减轻。然而依然存在出血，提示着炎症依然存在。初次治疗1年后，医生检查正常压力下探诊读数为3mm。虽然在正常范围，但是有出血，意味着临床情况未稳定。因此需要继续每3个月随访监测。该位点在2年随访后达到稳定，探诊深度正常且没有出血。这个临床指数在接下来的10年都维持较好。

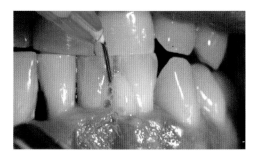

图4-120 通过一次性注射器的钝头针向龈沟内注射抗菌药物。只在还存在炎症的位点进行药物治疗。

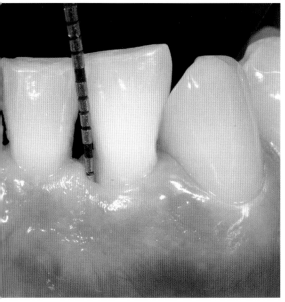

图4-121 初次治疗10年后的临床情况。

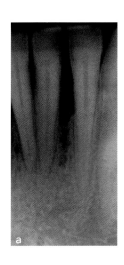
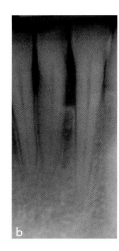

图4-122 基线时的影像学图像（a）和10年后的情况（b）。

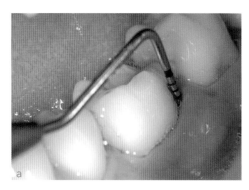 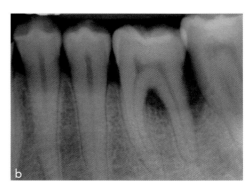

图4-123 （a）初诊时下颌左侧第一磨牙远中探诊深度为11mm，15mm探针探入超过10mm的位置。（b）根尖片显示存在穿通型根分叉病变。

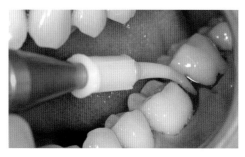 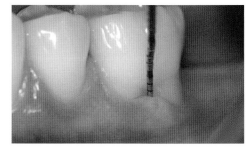

图4-124 在龈下刮治时，使用了半导体激光。

图4-125 颊侧中间位点探诊深度1mm，无出血。下颌左侧第二和第三磨牙（预后不佳）已经拔除。拔除这2颗预后不佳的患牙有助于第一磨牙新骨的形成。

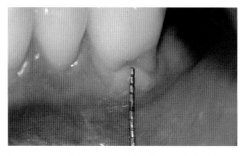 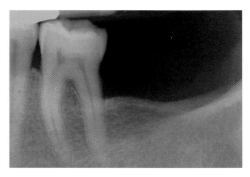

图4-126 将探针与牙长轴成合适的角度并且施加根向压力时，可以观察到黏膜缺血，从而可以评估根分叉区的黏膜封闭情况。该位点存在牙龈退缩，由于牙周刮治治疗，降低了探诊深度。

图4-127 在病因学治疗3年后下颌第一磨牙的影像学情况。

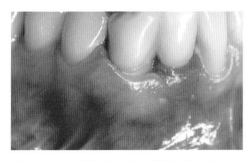

图4-128 病因学治疗后进行牙周维护治疗。3年后就诊时过渡性修复体出现局部重度炎症。患者之前拒绝更换过渡性修复体，因此该修复体一直在使用。该修复体是在另一个诊所完成。

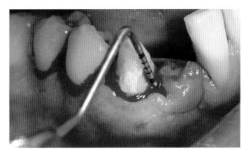

图4-129 过渡性修复体移除后，探诊深度大约9mm伴探诊出血。

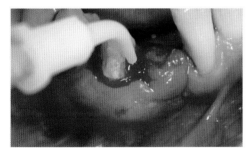

图4-130 半导体激光作为传统牙周刮治的辅助手段使用，在牙周模式下对下颌右侧尖牙近中进行点状的治疗。

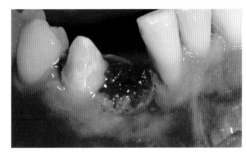

图4-131 使用半导体激光进行牙龈塑形，同样使用320nm纤维（图4-130），但是从牙周模式切换为牙龈成形模式。

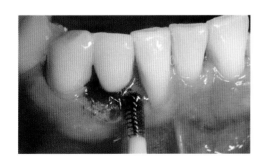

图4-132 在牙龈塑形后马上使用氯己定凝胶放置在破溃的组织上，建议患者不要吃辛辣和咸的食物，因为可能在愈合早期产生不适。

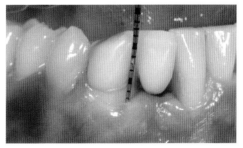

图4-133 治疗1年后，探诊深度2mm且不伴有出血，即便是正常力度的探诊也是如此。

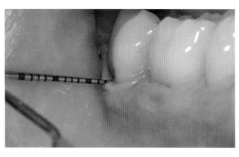

图4-134 病因学治疗后6年随访复诊，下颌右侧第一磨牙探诊深度3mm伴探诊出血，并有2mm的牙龈退缩，根分叉开放处总体的附着丧失5mm。

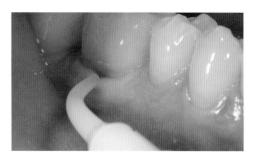

图4-135 半导体激光对于根分叉病变治疗非常合适；它辅助手动或超声治疗也可以获得杀菌作用。光纤在水平向和垂直向都可以使用。

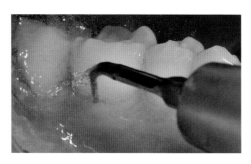

图4-136 当在根分叉处治疗时，使用超声器械（Piezon Master 700，EMS）是必要的。

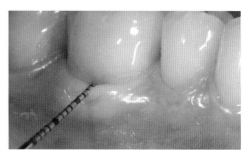

图4-137 病因学治疗后3年，临床检查显示当放置探针时黏膜封闭很稳定。

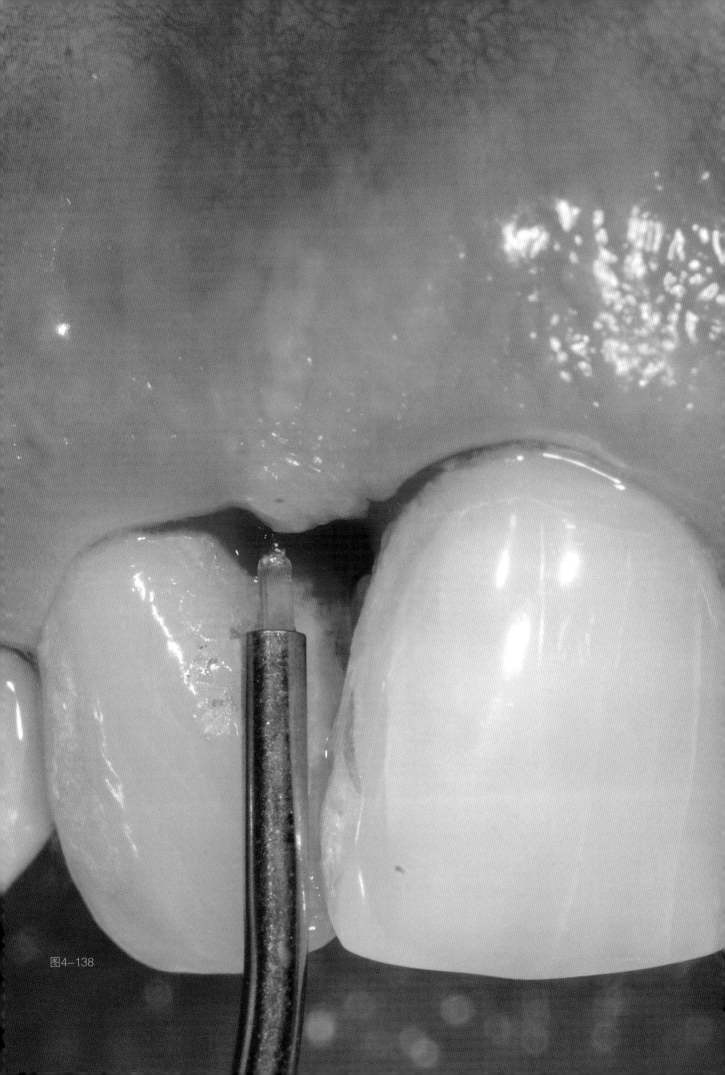

图4-138

第5章

种植体周围炎的非手术治疗

定义

口腔骨内种植体是一种已经被广泛认可的替代缺失牙的修复方法。虽然在许多病例中，口腔种植体获得了长期成功，但它们并不能幸免于并发症的发生，而种植体周围炎是常见的一种并发症[1-4]。

生物学并发症以两种方式存在：种植体周围黏膜炎和种植体周围炎[1,5]。黏膜炎是一种种植体周围牙龈感染，炎症位于软组织而没有牙槽骨丧失的表现[6]。种植体周围炎定义为累及骨结合的种植体周围软硬组织的病理性炎症，包括超出生理性骨改建程度的进行性骨丧失，最终会在种植体植入后1年内发生（图5-1）。

2010年，在第七届欧洲牙周病学研讨会上，对种植体周围疾病的定义做了修订。种植体周围黏膜炎反映了种植体周围组织对细菌侵袭的宿主反应，这与龈炎——反映牙龈对细菌侵袭的宿主反应，没有本质的区别[6]。然而，研讨会和最近的一项修订[7]都主要针对种植体周围炎，指出种植体周围炎和牙周炎可能在病损处细胞的组成、范围以及进展速度等方面都有所不同[8]。在牙周炎病损中，通常伴随着"保护性"结缔组织包被形成的自限性过程，而在种植体周围炎病损中却时常缺少这个过程[8]（图5-2）。因此，对于种植体周围炎

来说，全面的牙周状况评估和机械性菌斑生物膜清除（刮治）方法应该进行相应调整，本章节将详细阐述此部分内容。

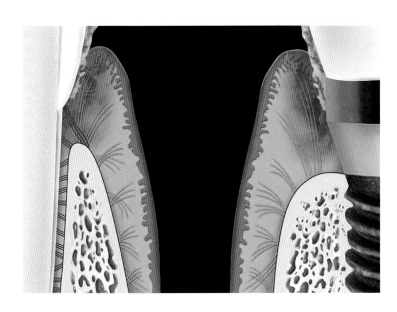

图5-1　发生在种植体周围的种植体周围黏膜炎的炎症过程与天然牙周围的龈炎非常相似。在两种情况下均存在菌斑相关性炎症，但没有临床附着或支持骨丧失。种植体表面可能定植着牙周菌群以外的细菌（条件致病菌：绿脓假单胞菌，金黄色葡萄球菌，白色念珠菌）[7]。

图5-2　近年来，关于牙周炎和种植体周围炎的对比显示天然牙周围的组织存在自限性反应，可形成保护性结缔组织包被于牙龈嵴顶纤维（SCGF；在b中以紫色圆圈标注）上，将病损与牙槽骨分离开。种植体周围的病变具有特异性：值得注意的是，种植体周围炎病损的浸润范围是牙周炎病损的2~3倍，在缺乏SCGF的情况下，浸润直达骨面。

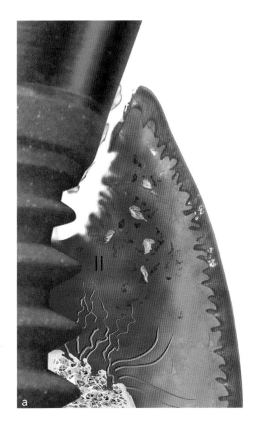
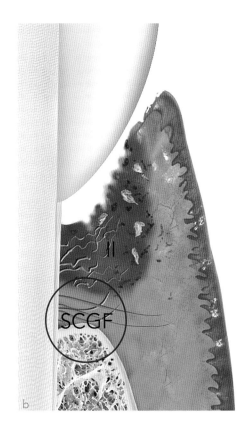

病因

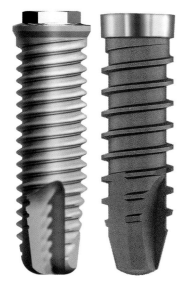

图5-3

种植体周围感染通常与菌斑生物膜的发生发展密切相关[9-11]。因此，菌斑生物膜的清除对于种植体周围感染的预防、处理和控制非常必要。不同类型的种植体对于种植失败没有特殊影响。种植体表面菌斑生物膜的形成与天然牙表面没有差异，但可能受到表面粗糙度的影响[12]。表面粗糙度和表面自由能促进种植体表面和基台表面的菌斑生物膜形成。

在超过3年时期内，经过机械处理的表面发生种植体周围炎的风险大概降低20%[13]。表面化学处理和种植体基台外形的设计在菌斑生物膜形成过程中发挥重要作用。尽管如此，还没有证据显示这些差异可能影响种植体周围炎的发生[1]。单独的骨丧失和探诊深度（PD）的加深不足以构成种植体周围炎的诊断依据。支持骨的丧失可以由很多非菌斑原因导致，包括手术技术不当、种植体设计不良（图5-3）、植入位置偏离、牙槽嵴宽度不足、修复体或基台不密合以及咬合力过重等。

危险因素

许多危险因素都可能导致种植体周围黏膜炎和种植体周围炎的发生发展。如：（1）口腔卫生不佳；（2）牙周炎病史；（3）糖尿病病史；（4）吸烟。

近年来，来自第六届、第七届，直到第十一届欧洲牙周病学研讨会的共识文件[1-2,7]以及来自2013年美国牙周病学会的声明[9]提出了多个种植体周围疾病的危险因素，包括：口腔卫生不佳；糖尿病，特别是未控制的糖尿病（例如在代谢控制不佳的情况下）；吸烟；酗酒；基因特征；治疗后维护不当[15]；种植体表面特性；以及特别强调有牙周病史的患者（图5-4和图5-5）。目前的研究，依然致力于探索其他可能影响种植体周围炎发生、发展的因素，其中包括伴随结缔组织疾病的类风湿关节炎、负载时间增加以及饮酒[9]。近期文献提示咬合负荷、种植体表面损坏以及腐蚀等，可能与致病菌协同作用，促进支持骨的丧失[9]。

种植体失败率与医源性因素有关，最近才公认医源性因素是种植体周围并发症的直接原因（图5-6~图5-8）。

例如相邻种植体不平行（相邻种植体结构极度相近）（图5-7）；固定装置与修复部件之间存在间隙（图5-6），以及龈下粘接剂残留[17-18]（图5-8）。

除了美国牙周病学会在2013年声明中列出的危险因素外，最新的关于种植体周围炎病因的假说包括维护过程中的医源性操作，比如过大的探诊力量（>0.25N）[15]；使用超声器械进行种植体刮治时未将金属工作尖更换为专用工作尖；使用了不恰当类型的激光，比如钕或铒激光——据文献报道可能导致种植体表面裂纹或者融化，最终加剧菌斑堆积[19]；或使用半导体激光时参数不当。生物力学并发症通常出现在相对早的时期，但是生物和感染性并发症倾向于在晚期出现，虽然二者有时同时发生[20]。牙周维护相关技术在预防和治疗菌斑相关性种植体黏膜炎及种植体周围炎中起着关键作用[21]。

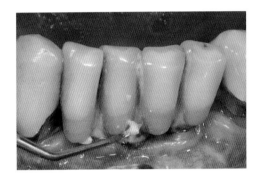

图5-4 菌斑控制不佳/无法有效清洁仍然是种植体周围疾病的首要病因。

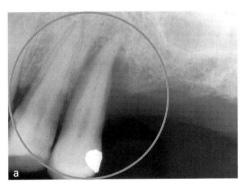

图5-5 牙周病史（a）是种植体周围并发症的危险因素（b）。

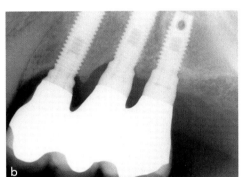

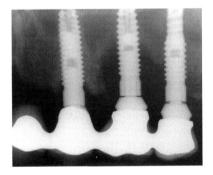

图5-6 种植体失败率与医源性因素有关，最近认为医源性因素是种植体周围并发症的直接原因，如种植体和修复部件存在缝隙。

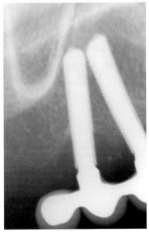

图5-7 相邻种植体不平行，导致医源性种植体过近，增加了并发症发生的风险。

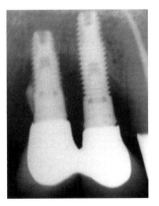

图5-8 根尖片显示粘接剂残留，这是另一个导致种植体周围炎的医源性因素。

患病率

在美国预计已植入300000～428000颗骨内种植体，并且数据预计以每年12%的倍率增长[22]。根据意大利统计机构发布的数据，意大利有63%的诊所进行种植操作。每年植入1200000颗种植体，此数据与美国每年植入1500000颗种植体等高，但是考虑到意大利的人口数量与拥有3亿人口的美国相比非常少，意大利保持着平均每患者有2.4颗种植体的纪录。

在2000年前发表的论文中，报道的种植体周围炎患病率为2%～10%[23]。多个临床报告以及系统性评价发现，与牙周健康的患者相比，种植体周围炎更频繁地见于曾患或正患牙周炎的患者[16,24-25]。没有牙周疾病史的所谓"健康"的患者的种植体周围炎患病率较低（≤10%）。相比之下，有牙周病史患者，即所谓"牙周炎患者"（图5-5）的种植体周围炎患病率急剧增加，为30%～80%[4,25]。

健康的牙周会延长种植治疗的寿命。

种植体周围疾病很常见，据报道31%～64.5%的患者以及21.6%～38%的种植体可罹患种植体周围黏膜炎[2,4]。而11.2%～47.1%的患者和6.6%～36.6%的种植体则可发生更为严重的种植体周围炎[4]。已有的研究多次

图5-9 记录口腔基线情况的临床照片（a）21年随访复诊（b）骨结合种植体（c）植入以治疗一上颌右侧侧切牙缺失的年轻患者（感谢Francesca Manfrini医生提供）。

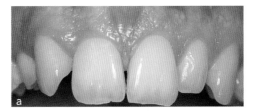
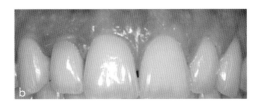
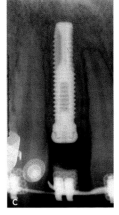

图5-10 种植前先进行正畸治疗以获得足够的间隙（感谢Francesca Manfrini医生提供）。

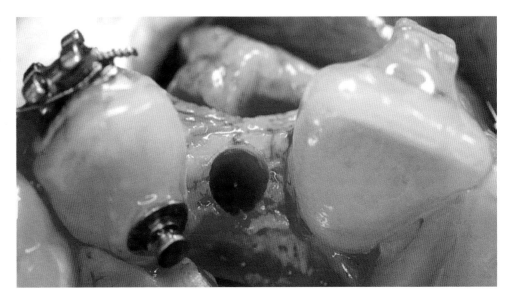

证明了在牙列缺失患者和牙列缺损患者中均可能产生有效的骨结合，钛种植体使用5年后仍有高达99%的成功率[25]。在过去10年里，牙周和种植相关文献从基础和临床研究角度均集中关注种植体周围疾病的治疗[26-27]。

未治疗或未充分治疗的牙周疾病增加了种植体周围炎发生和种植体失败的风险[28]。在依从性差的患者中种植体周围炎的患病率更高（例如，不遵从临床医生建议以及不按时复诊的患者）。在最近的一项关于牙周状况不佳患者的种植体的三方前瞻性研究（three-arm prospective cohort）中，Rocuzzo等[16,29]对比了经牙周治疗患者、牙周状况不佳患者以及牙周健康患者种植治疗10年后的长期预后。有牙周炎病史的患者种植体存留率更低，且发生种植体周围骨丧失的位点更多。未完全坚持牙周支持治疗的牙周状况不佳的患者表现出更高的失败率。

应该强调这样一个重要的概念：与牙周健康的患者相比，牙周病患者发生种植体并发症的风险更高。

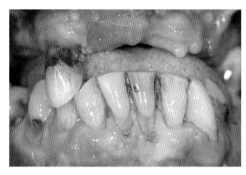

图5-11 治疗前临床情况。患者疏忽的家庭口腔卫生护理情况是显而易见的。必须在机械刮治和良好的菌斑控制治疗牙周炎症后，才能开展种植治疗。不完善的牙周治疗增加了种植体周围炎风险。

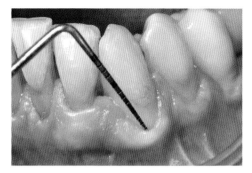

图5-12 在经过恰当的基础治疗后，探诊深度在正常范围内，且生物学封闭良好。

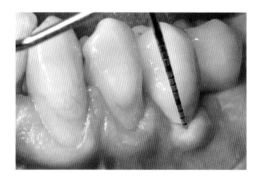

图5-13 种植后1年，探诊深度在正常范围内，无探诊出血。

为了控制再感染和减少生物学并发症，牙周支持治疗在提高种植体长期稳定效果方面起着重要的作用，尤其是对于牙周炎患者[30]。换句话说，强烈建议在种植前对于所有牙周病位点进行恰当维护以及种植后进行正确的支持治疗，以提高种植治疗的长期预后稳定性。

为了降低种植体周围炎的患病率，在种植计划实施前治疗牙周炎患牙是绝对必要的（图5-9~图5-13）。初诊存在广泛重度牙周感染，即使患者要求进行种植治疗（图5-11），在这种情况下植入种植体是不合理的。针对病因进行了恰当的非手术牙周刮治后，天然牙列以及种植体周围组织都获得了正常的

相比于牙周健康的患者，伴有牙周炎病史的患者存在更高的种植体周围感染风险和种植失败风险。

探诊深度（图5-12）。在种植体植入1年后，进行了修复治疗（图5-13）。

存在深且未经治疗的牙周袋增加了牙周炎和种植体周围炎发生的风险[31]。充分的牙周支持治疗可以积极地控制天然牙及种植体周围牙槽骨吸收[32-34]。种植体周围探诊出血意味着种植体周围存在炎症。天然牙存在炎症时，由于缺乏临床稳定性，探诊深度3mm但伴随探诊出血应视为异常情况。

种植体存留与种植成功的区别

阐明"种植成功"与"种植体存留"之间的主要区别是至关重要的。目前关于种植体存留的证据比种植成功更有力[25]。在2008年Ong等所发表的一篇文献综述中，5篇研究里有4篇报道了非牙周炎患者的种植体存留率高于经过治疗的牙周炎患者。但是在某些研究中存留率的计算基于种植体位点，而其他研究则基于患者[35]。换句话说，"存留"的种植体或许已经在口腔中存在并随访了15年，但并不代表这些种植体一定没有并发症。

种植体存留与成功是不同的。

严格的牙周维护治疗往往可以使种植体寿命长久，但这不是完全可以预测的。必须正确地告知患者所有存在问题的种植体的相关风险，特别是当患者在牙科诊所接受种植治疗，而不是在常规为患者提供术后支持护理的牙科医院（dental office）时。

情况不良的种植体可能会导致炎症，也可能影响全身健康。如果系统性并发症出现，应该告知患者最终移除种植体的可能，这些都是为了避免使已经存在的疾病出现恶化，比如心血管疾病、代谢疾病和肾脏问题。虽然牙周炎、种植体周围炎和动脉粥样硬化之间尚没有因果关系，但许多研究提出二者之间可能存在生物学机制上的联系[35]，因为中度到重度牙周炎导致炎症程度的增加并且与系统性炎症标志物水平增加相关。**对于中–重度牙周炎患者的处理以及牙周健康维护，可以降低心血管疾病的风险、改善临床病例指征、降低系统炎症因子水平**[36]。同样地，我们可以假设种植体周围炎的治疗能够促进全身健康。关于牙周疾病与心血管疾病之间的相关性的发现影响重大，在2009年9月，心血管专科医生与牙周专科医生同时在各自官方发布了专家共识以强调这种联系的科学性[37]。最近的一篇文章对这一概念做了很好的诠释，该文章是在比萨2007年国际口腔种植医生大会（International Congress of Oral Implantologists）的种植成功共识会议上起草和批准的，大会讨论了种植体健康的评价标准，这也是后面章节中将讨论的关于分类的基础。

种植体不同临床表现的分类[38]

种植治疗成功（图5–14和图5–15）（理想健康状况）：

- 功能状态下无疼痛或不适。
- 无松动。
- 自初次手术起影像学上无超过2mm的骨丧失。
- 无渗出（溢脓）史。
- 探诊深度在正常范围内。
- 探诊无出血。

令人满意的存留（见本章后"黏膜炎伴牙龈增生的非手术治疗"）：

- 功能状态下无疼痛。
- 无松动。
- 2~4mm影像学骨丧失。
- 无渗出史。

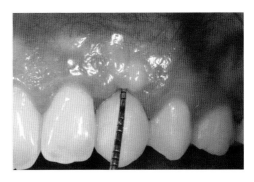

图5–14

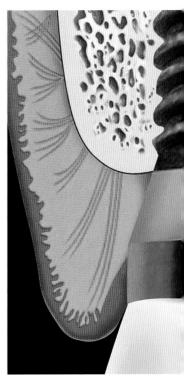

图5–15

不尽如人意的存留（图5-16和图
5-17）：

- 功能状态下可能出现敏感不适。
- 无松动。
- 影像学骨丧失>4mm（小于种植体
  长度的1/2）。
- PD>7mm。
- 可能有渗出史。

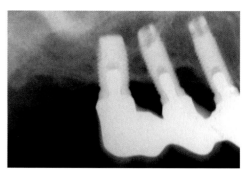

图5-16

失败（图5-18）（临床或绝对失
败）与以下几点相关：

- 功能状态下疼痛。
- 松动。
- 影像学骨丧失>种植体长度的1/2。
- 未控制的渗出。
- 种植体脱落。

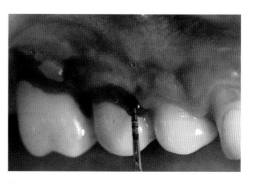

图5-17

图5-18

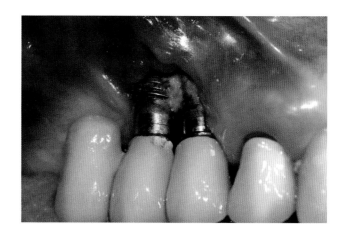

即使在有问题的种植体案例中，我
们也能够辨别对于临床医生和患者"可
以接受"的存留和"非常勉强"的情
况，此时建议考虑种植体拔除的可能。

如果患者不愿意接受除了支持治疗
以外任何形式的治疗，并且已经充分了
解保留周围存在炎症的种植体的相关风
险时，临床医生能够做的只有寻找实现
种植体"不尽如人意的存留"的方法，
即便在多数有问题的案例中，也可以通
过种植体周围软组织的处理来改善以下
指标：舒适度、功能、外观和正确的清
洁维护手段。

鉴别

种植体周围探诊出血（BOP）是最具指征性的种植体周围炎症（图5-19）的表现。与牙龈炎一样，种植体周围黏膜炎（图5-20）是基于临床表现做出诊断，即探诊出血且影像学上未见超出骨改建的支持骨丧失[1]。因为种植体周围黏膜炎可以通过早期干预和去除病因而逆转，因此报道的患病率有可能偏低。

然而，当种植体植入经初始改建后发现存在相同的指征，且伴随着可探查到的任何程度骨丧失时，应当诊断为种植体周围炎。种植体周围炎（图5-19和图5-21）以种植体周围炎症为特征，包括软组织炎症，初探诊深度≥4mm，探

诊出血，伴或不伴化脓。要着重强调的是种植体周围炎是不可逆的[1]。

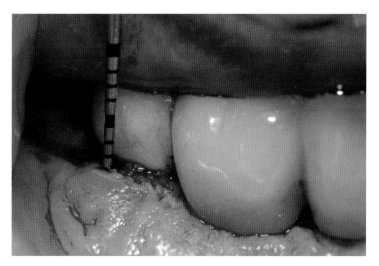

图5-19

这一诊断仅适用于在上部结构修复同期获得基准影像资料的病例。当基准影像资料缺失时，建议将与种植体植入后预期骨改建水平间的垂直距离>2mm作为种植体周围炎的诊断标准[9]。无松动和临床症状并不总是与临床稳定性相关。早期干预是获得良好治疗预后的关键因素。因为疼痛并不总是出现，所以指导患者重视任何不适和疼痛是非常重要的，即便这种不适感非常微小[39]。

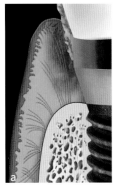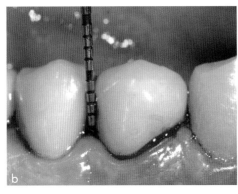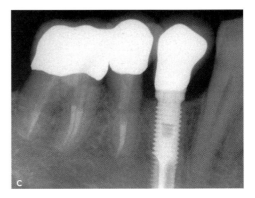

图5-20 种植体周围黏膜炎是种植体周围软组织的炎症，没有支持骨丧失的表现（a和c）因此是可逆的。它与探诊出血相关（b）。

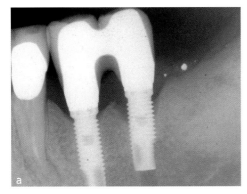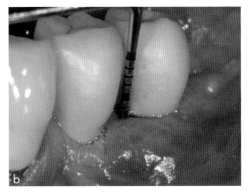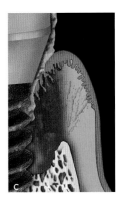

图5-21 种植体周围炎的诊断根据根尖片确定（a），但是建立在全面临床检查的基础上（b）。种植体周围炎，除了黏膜炎症，还有支持骨丧失以及不可逆的特点（c）。

探诊

应该在最终修复体放置后立即采集常规的临床和影像学数据，以作为基准参考来监测种植体周围的改变[1]。定期进行环绕种植体一周的探诊是检测种植体周围黏膜健康和疾病的有效方法[2]。然而由于种植体周围黏膜的解剖比较脆弱和独特，过去仅推荐使用塑料探针进行探诊，现在传统的牙周探针也可以使用，但是探诊力度不能超过0.25N（约20g）[18,40]（图5-22和图5-23）。为了避免BOP假阳性，应该使用0.15N作为探诊力度的阈值。因此与天然牙周围探诊相比，种植体周围探诊更加敏感。诊断种植体周围黏膜炎的关键参数是种

图5-22

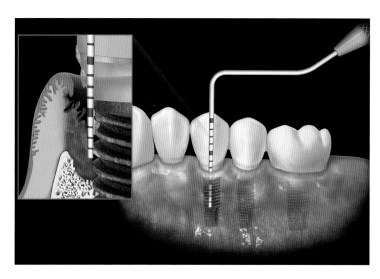

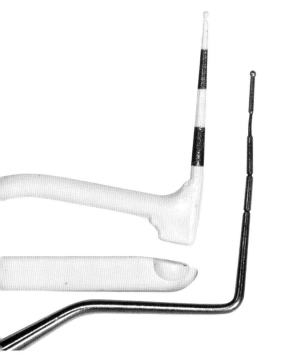

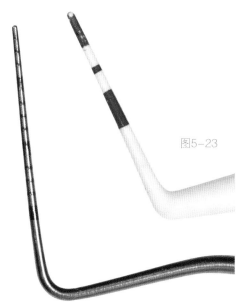

图5-23

植体四周以轻探诊（0.15N）力探诊时出血，且应该通过定期反复评估来监测种植体周围的牙周生物学指数。BOP是一个可靠的炎症标记物，具有很高的预后价值。

种植体周围黏膜比较脆弱和独特，缺乏发生在天然牙周围组织的"自限性"过程，无法同天然牙一样形成牙龈牙槽嵴纤维的保护性结缔组织被膜（图5-2）。可以进一步推测，牙周膜缺如和种植体表面炎症的侧向扩散等特点，

可能与通常观察到的种植体周围病变为环形有关，仅在最能被穿透的地方行一次探查即可证明（例如在单个最能穿透的最容易避开上部修复结构位点的位置），在某些情况下修复体去除后难以探诊，因为探诊方向可能偏离种植体长轴。天然牙局部位点的牙周炎病损可能与解剖特点有关，因此与探诊天然牙一样，在种植体周围探诊6个位点是非常重要的。探查病损形态需要进行四周探诊[41]，因为如图5-25所示，探诊读数

图5-24

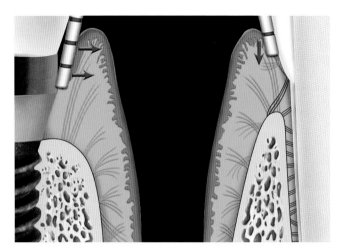

图5-25 推荐围绕种植体探诊一周，因为可以记录到不同的数据，如3幅图所示：4mm（a）、3mm（b）和7mm（c）。

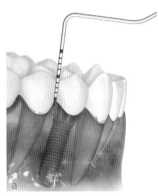
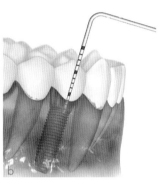
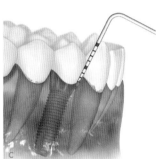

图5-26 牙周探针的插入（a）造成了结合上皮完全分离（b）。

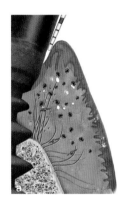
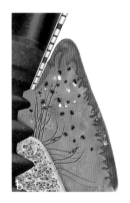

根据位点的不同而有所区别。与天然牙相比，种植体位点的探诊倾向于寻找阻力更小的位置（图5-24）。探诊导致种植体表面和结合上皮的分离，但未超出结缔组织的适应性。器械探入种植体周围上皮附着，与健康条件下探针穿透天然牙组织2/3上皮附着相似[41]（图5-26）。

种植体周围组织的一致性和密度影响牙周探针的穿透能力，一般来说，探针尖端位于组织学上牙槽嵴上结缔组织的最冠方。如果种植体已经植入且只有牙槽黏膜包绕缺乏角化黏膜（KM），那么维持牙周健康就非常具有挑战性。

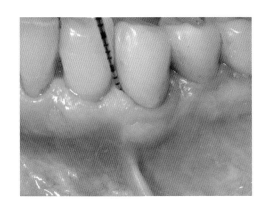

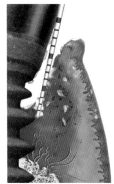

图5-27

图5-28

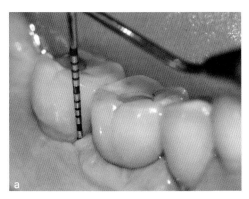

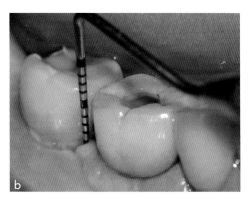

图5-29（a和b）　种植体周围探诊力度的不同会导致牙周袋探诊深度读数不同。

临床上，狭窄的KM常伴有牙龈退缩和牙周炎症，提示我们：一定量的KM对于牙周稳定是必要的[1,42-43]。即便伴随轻微的炎症，牙槽黏膜也已经分离并且更容易被牙周探针穿透[43]（图5-24）。

　　探诊出血增加了附着丧失的风险，因此被认为是预后不良的指征。在种植体周围炎的案例中，探针深深地穿透了炎症的结缔组织（图5-27和图5-28）。临床上在骨结合种植体周围探诊似乎不会对软组织封闭产生不利影响，因此也不会影响口内种植体的寿命[42]。在探诊后的第5天，上皮附着似乎已经完全愈合了[41]。因此，与天然牙周探诊相比，种植体周围探诊更加敏感[44]。在0.15N的基础上增加0.1N的探诊力度会导致种植体BOP概率增加13.7%，对侧牙BOP阳性概率增加

6.6%（图5-24）。图5-29显示不同的探诊力度如何导致不同的读数：图5-29a示探诊深度为3mm，而图5-29b示，在同一位点的探诊深度为5mm。当使用0.25N的力度探诊时，天然牙与种植体周围的平均BOP比例有显著的差异，种植体周围高于天然牙周围[18,43]（图5-30）。结论是，无论表面性质如何，在愈合期内短间隔的频繁临床探诊将影响黏膜封闭（mucosal seal）的维度和结构[44]。尤其在愈合期，环绕探诊（circumferential probing）来确定牙周袋深度时应小心操作，提倡在定期随访时谨慎操作，使用恰当的探诊力度（0.15N）来确保牙周生物密闭的完整性，无论是否为诊断需要[44]。

　　建议使用牙周探针来检测以下指标：

- 探诊深度。
- 出血。
- 溢脓。
- 角化黏膜。
- 附着龈。
- 生物学封闭。

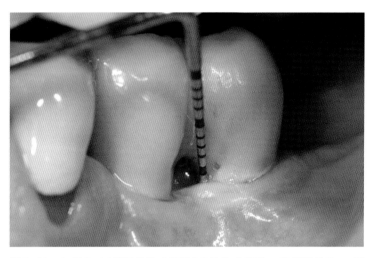

图5-30　与图5-21相同的位点随访8年的临床照片，很明显的7mm探诊深度。现在记录的探诊深度为3mm。通过非手术治疗，种植体周围炎已经治疗成功。

牙周探诊评估结果必须每年记录一次，包括BOP指数，探诊时使用牙周探针并且力度≤0.15N。

值得注意的是，即使是5mm，绝对的探诊值并不具有特别的指示意义（图5-38）。一段时间里这些指标的变化比初次探诊的结果更有意义，因为种植体植入时可能考虑到美观原因更向根方置入，从而导致较深的软组织探诊深度。

其他的变量也是相关的，如附着龈是否存留或者由修复体穿黏膜纤维束（transmucosal tract）导致结合上皮处于不同位置。因此在术后支持治疗过程中，长期记录和监测主要的牙周指标是非常重要的。

影像学评估

锥形束CT似乎是在种植之前评价骨小梁细微结构最可靠的方法[45]。植入后和后期修复体修复的根尖片应该作为未来影像学检查对比的基线[9]。这些根尖片的投照角度应该与种植体体部垂直以显示螺纹间清晰的分界[9,24]。

随后的检查（例如在维护期复诊）中，如果怀疑种植体周围可能存在骨丧失时，则需要进行额外的影像摄片来确认。关于种植影像学检查的频率还没有广泛认可的标准。但是，如果存在种植体周围炎的临床指征，比如探诊深度增加伴随探诊出血，应该拍摄根尖片明确诊断[24,46]。多数显著的临床改变发生在种植体植入1年后到修复体修复期间。因此建议在修复后6～12个月拍摄口内根尖片随访[46]。基于诊断需要，影像学检查应该是当前的，并且允许对牙周以及种植体的状态进行恰当的评估和阐述。影像学评估也应该包括周围的天然牙，因为周围的任何异常情况都可能对种植体的长期预后产生不利影响[46]。

天然牙与种植体的主要区别

种植体区别于天然牙的主要特征如下：

- 无牙周膜。
- 胶原纤维方向不同：在种植体周围组织中，纤维的主要方向与种植体长轴平行，不同于天然牙周围存在龈牙组和牙槽嵴组纤维束（图5-31）。
- 更多的胶原组织，总计85%（对比天然牙周围的60%）。成纤维细胞为1%～3%（即比天然牙周围减少5%～15%）。
- 胶原主要是Ⅴ型和Ⅵ型，且与天然牙周围的Ⅰ型和Ⅱ型胶原相比，其对胶原酶的抵抗力更低。

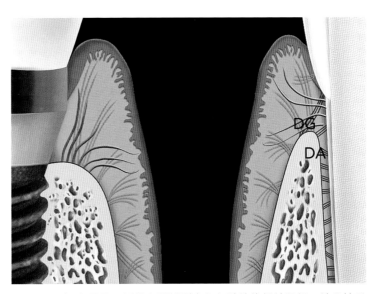

图5-31　如左图示，纤维主要排列方向与种植体长轴平行，并且缺乏龈牙（DG）和牙槽嵴（DA）纤维，纤维在右侧图（天然牙）中以紫色线表示。

- 由于缺乏来自牙周膜的血供，种植体周围结缔组织中血管化较少（图5-32）。
- 骨与种植体存在不同的结合方式。
- 种植体周围的平均结缔组织结合量是天然牙周围的2倍（2mm vs 1mm）（图5-33）。这定义为结缔组织结合而非附着，是因为此处缺乏穿透牙根的钙化的龈牙纤维——也叫沙比纤维（图5-31）。
- 更高的出血可能。
- 炎症渗透更容易向根方扩展（图5-2a）。

图5-32

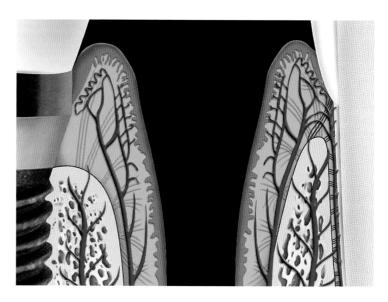

图5-33 天然牙周围有约1mm的结缔组织附着（CTA）（a），然而种植体周围结缔组织结合（CA）大约2mm（b）。

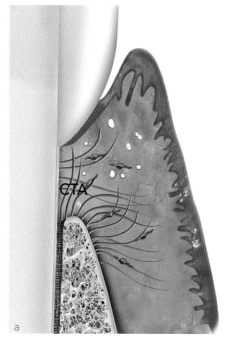

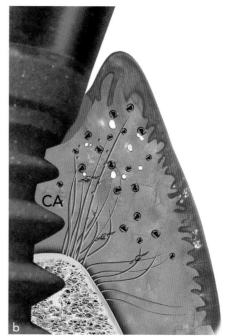

牙周炎与种植体周围炎的主要区别[1]

人体活检和动物实验的结果分析揭示了种植体周围炎和牙周炎病损之间存在组织病理学差异（图5-34~图5-38）：

- 与牙周炎相比，种植体周围炎（图5-34a和b）向根方扩展更严重。

- 种植体周围炎病损位点沿袋内上皮向根方扩展，病损的根方与种植体表面定植的菌斑生物膜有直接联系。

- 两种病损均以浆细胞和淋巴细胞浸润为主，但是种植体周围炎病损中的中性粒细胞和巨噬细胞相较于牙周炎占据了更大的比例（图5-35）。

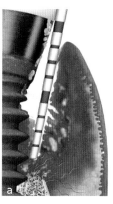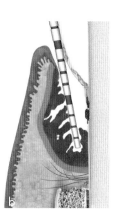

图5-34（a和b）

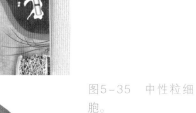

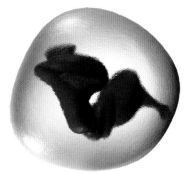

图5-35 中性粒细胞。

- 天然牙周围组织中存在一种自限性保护过程，能够形成保护性结缔组织包被从而将病损与牙槽骨分隔开。而这种"自限性"过程在种植体周围组织中并不存在，病损可侵犯牙槽嵴（图5-34a和图5-37）。

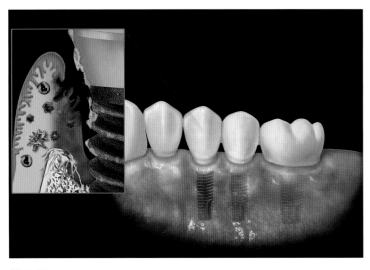

图5-36

- 相比于牙周炎病损，种植体周围炎病损表现为急性炎症，牙槽骨表面大量破骨细胞沉积（图5-36）。在中度或重度种植体周围炎中，牙周探针穿透了炎症结缔组织，几乎到达骨病损（图5-37）。然而在天然牙周炎病损检查评估时却不会出现这种情况（图5-2b），至少存在1mm的完整牙槽嵴纤维可以阻止探针到达结缔组织更深的位置。

探诊可用来评估种植体周围龈沟/袋深，软组织增生或退缩的程度，是否存在出血，是否有渗出和溢脓[41]。

探诊深度为5mm且在轻探诊时无出血可能表示种植体周围组织健康[41]（图5-39～图5-45）。有报道称稳定、坚硬、固定的种植体周围探诊深度范围在2～6mm[30]。种植体体部可能是经过机械处理或表面处理的，穿黏膜颈圈长度可能达到6～7mm。即使是健康的≥5mm的种植体周围龈沟（图5-46）也为患者和医生在牙周维护上增加了难度。如图5-38所示，由于美

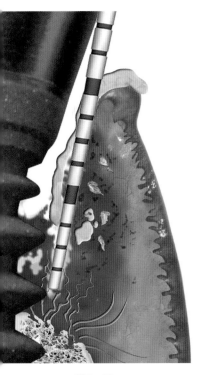

图5-37

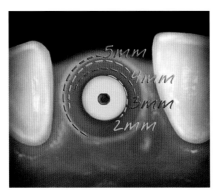

图5-38 种植体龈沟探诊深度可能在2～5mm的不同范围，无出血，都是正常的。随着探诊深度增加，无论是专业处理还是家庭护理都更有挑战性。

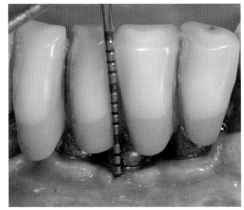

图5-39

学需要将长的修复穿黏膜通道延展到龈下时，虽然都是在正常范围内，但清理2~3mm的龈沟比清理≥5mm的龈沟更加容易。因此，种植体周围探诊深度≤3mm是比较好的。图5-40～图5-45显示了探诊深度≥3mm时，无探诊出血，由于修复体明显过大，无论是对定期专业预防还是患者家庭护理来说，维护种植体的稳定性变得复杂化。

　　因此，临床医生应该指导患者使用牙间隙刷和单束刷，也可以配合氯己定凝胶。凝胶至少每周使用1～2次。专业的龈下刮治必须使用手动（钛刮治器；图5-42）和机械驱动器械，正确地伸入钛种植体（图5-41）。如果使用半导体激光，临床医生应该极力避免纤维的光敏化。这种风险是很常见的，如图5-43临床照片所示。在使用激光之前建议在种植体表面使用大量氯己定凝胶。在激光辅助治疗过程中应该配合钝头的一次性注射器多次重复使用氯己定凝胶和/或3%过氧化氢冲洗（图5-44）。临床医生可以使用四环素和生理盐水擦拭种植体表面3min，以达

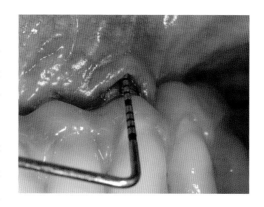

图5-40

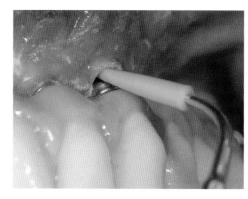

图5-41

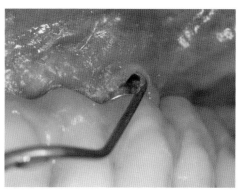

图5-42

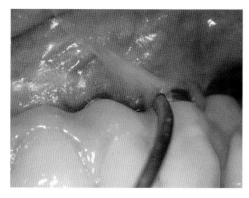

图5-43

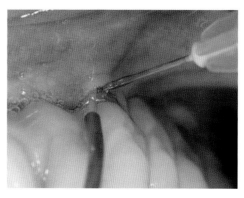

图5-44

图5-45（a和b）

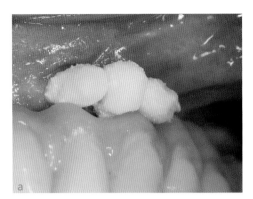
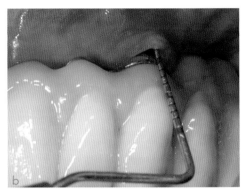

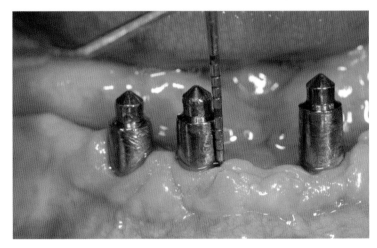

图5-46

图5-47 治疗前
（a）和牙周及种植
体治疗后（b）的临
床照片。

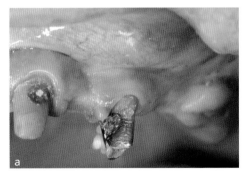
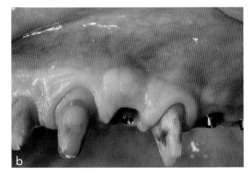

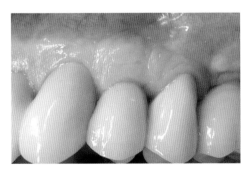
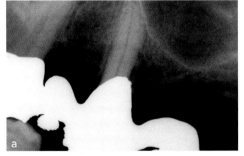

图5-48 在最终修复体放置后，对种植体周围组织施以无创伤的口腔卫生维护来增加治疗的持久性。

图5-49 治疗前的根尖片（a）和种植牙周治疗后3年的根尖片（b）。

到抗炎效应和酶抑制效应，然后冲洗30s。或者推荐使用超声设备工作（图5-45a）。目标是降低种植体周围龈沟深度（图5-45b）。两个临床病例如图5-47～图5-50。

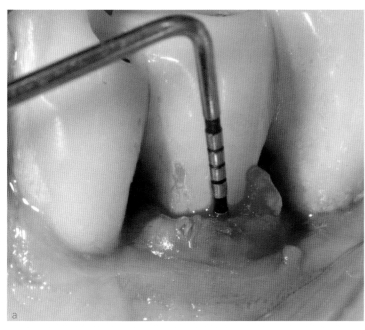

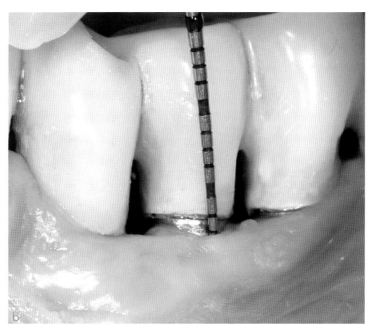

图5-50　治疗前（a）和治疗后（b）的临床照片。初诊探诊深度9mm和附着丧失6mm，在激光辅助非手术牙周刮治后分别降低到2mm和3mm，同时进行了激光辅助牙龈成形术。

生物膜与种植体表面钙化沉积物的区别

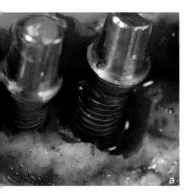

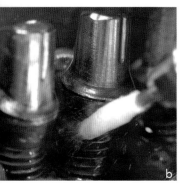

因为生态环境依然相同，所以种植体周围疾病和牙周疾病中生物膜形成的基本原理是相似的[47]。然而，关于基台表面的体内和体外研究提示，考虑到表面的化学及物理性质（材料、粗糙度和表面能），种植体周围疾病形成的生物膜可能有所不同。

种植体表面持续存在长达6个月生物膜会引起种植体周围黏膜结缔组织的炎症病损，主要以浆细胞和淋巴细胞为主[47]。假设种植体周围炎是由黏膜炎发展而来的，黏膜上菌斑的形成应当是种植体周围炎发生发展的早期事件[1]。临床观察提示种植体黏膜下形成的牙石比天然牙龈下牙石少见。这个现象可能与种植体周围炎进展通常比牙周炎更快有关[1]。通过充分地清创去除菌斑生物膜是处理种植体周围感染至关重要的环节。种植体和其他部件宏观或微观上的差异决定了种植体周围炎的治疗可能需要不同的非手术机械治疗方法与流程（图5-51）。

图5-51 （a）临床照片显示出大量龈下牙石沉积。这种情况是不常见的，特别是如此大量的沉积物，或许是种植体周围炎加速发展的结果。（b）治疗包括使用塑料熔附金属的超声工作尖（Piezon Master 700，EMS）。

预防

种植体植入前，临床医生必须治愈口内余留牙的牙周疾病。

种植体周围黏膜炎和种植体周围炎之间缺乏明显的微生物差异，反映了在多数情况下，种植体周围炎是从黏膜炎进展而来。种植体周围黏膜炎是种植体周围炎的前期疾病，就如同龈炎之于牙周炎。虽然种植体周围炎可以治疗，但预防是支持治疗所追求的目标。种植体周围黏膜炎是可逆的种植体周围龈炎，可以通过非手术治疗获得可预期的治疗效果；因此疾病的发生发展应该被有经验的临床医生及时终止[6,48-49]。这种做法应当在发现炎症后及时采用，特别是希望在疾病早期阶段获得有效的控制（图5-52）的情况下。换句话说，**预防是种植体周围炎理想的治疗方法。**

也建议在植入种植体前就开始种植体周围支持治疗。患者必须接受基于个人情况提出的详细并且个性化的家庭护理指导，包括在种植前拔除没有保留希望的牙齿。建议使用药制纱布或指套刷，如第3章详细描述了"药制纱布或一次性毛巾、指套刷"。实际上，种植体周围支持治疗应该在种植体植入之前开始。

相关文献强调了在牙列缺损患者植入种植体前牙周治疗的重要性，即以完全控制牙周炎症为目标[50-51]。在种植体植入前应该消除余留牙齿的炎症。为了在进一步治疗前使剩余牙列获得确切的临床稳定性，往往需要长时间的延期治疗，这有时是患者难以接受的

（见第4章描述的病例，图4-110～图4-137）。然而，如果炎症状态持续存在，临床医生一定不能进行种植治疗，特别是对于曾经因牙周疾病接受过治疗的患者，因为他们患种植体周围炎的风险更高[29,52]。牙周维护需要持续的监测和专业的菌斑清除，特别是对于有牙周疾病易感性的患者。

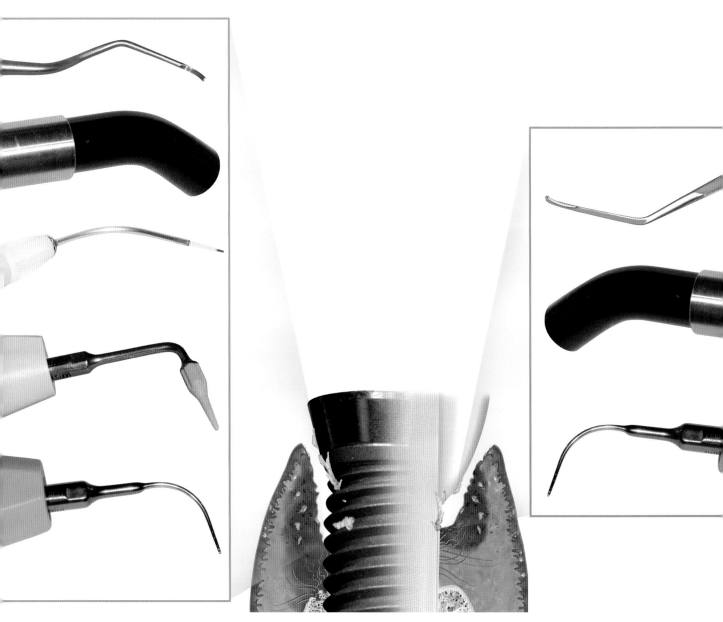

图5-52　存在种植体时，非手术牙周清创必须使用特殊的器械和方法。根面与种植体表面相似，但是没有种植体颈部肩领部分，这里建议根据钛的特性使用传统形状但是材料不同的器械。对于螺纹暴露的部分，建议使用额外的操作和设备更有效地清除生物膜。

种植体周围炎的非手术治疗

已经确诊的种植体周围炎应该尽快治疗[39]。治疗种植体周围炎的主要目标是控制感染和阻止疾病进展，如果可能的话争取达到稳定的临床状态。基于科学证据，牙周非手术治疗种植体周围炎的效果是难以预计的[2]。在第六届和第七届欧洲牙周病学研讨会上提到了机械非手术治疗辅助局部抗生素或激光治疗不能有效延长种植体寿命[2,53-54]。

虽然有报道非手术治疗可以在6～12个月期间减少探诊出血和探诊深度，然而基于循证医学而言，非手术治疗结果似乎难以预测且不一致，因为经过治疗的区域可能再度感染[2,55]。

这可能是因为非手术表面清创不能完全清除钛种植体表面的细菌沉积，因此在组织学水平上缺少骨–种植体间连接。根据种植体周围炎病损的严重程度，应该进行手术或非手术治疗。迄今为止，没有一个临界的探诊深度值可以决定应该选择手术或非手术治疗[56]。对于临床医生而言，用手术治疗还是非手术治疗来治疗和维护有问题的种植体是很艰难的决定，因为其中受多种关键因素影响，很多因素随着患者的喜好态度而改变，而这些因素是优先于客观临床评价的，并且常常与建议的治疗计划相冲突。

因此在一些受限的病例中，牙周非手术治疗可以作为一个替代方法，特

别是患者由于个人、生理、经济、治疗禁忌或其他原因，不能或拒绝接受牙医基于全面的临床检查后提出的最合适的治疗方案时。重要的是要说明这个解决方案应该如何达到种植体短期或长期存留目标。种植体存留，如前所述，与种植体成功或成功的种植体周围炎治疗是不同的[57-61]。存留/成功常在简单累积存留/成功率（simple cumulative survival/success rate，CSR）表格中报道，像Lang等[62]所报道的；然而，这可能高估了真实的临床效果[63]。

必须告知患者非手术治疗方案的结果是难以预测的。但不可抗拒的是，当手术治疗是绝对禁忌或仅仅由于患者不愿接受时，使用非手术治疗来支持预后以及改善存留是至关重要的[61]。

在种植治疗后，非手术牙周支持护理必须充分、具体并且考虑个人临床情况[49,64-65]。根据每次回访后更新诊断，Lang等（图5-53）提出了一种累积阻断支持疗法（cumulative interceptive supportive therapy）或CIST的维护系统[62]。如图5-53显示，根据CIST算法，种植体周围病损的初次探诊深度≤5mm，应该使用非手术治疗；当初次探诊深度≥5mm，应该采用手术方法治疗[62]。

在菌斑引起感染的情况下，机械清创结合抗菌药物/抗生素治疗，辅助使用激光，似乎是治疗种植体周围炎的正确手段[66]。激光辅助的非手术治疗是可以考虑的，至少在种植体周围炎处理的早期[66]，但是关于激光治疗操作的指征还没有具体和明确的定义。

因此，笔者认为详细描述用来治疗各种类型种植体周围并发症的材料、方法、策略以及操作会给临床带来很大帮助。

种植体周围疾病的处理必须关注的至关重要的两点：口腔卫生指导以控制龈上菌斑和龈下清创以减少或消除致病生物膜[30]，处理方式与天然牙周围炎症情况相似[67]。

图5-53 由Lang等提出的CSR表格[62]，提示5mm是手术和非手术治疗的关键点。

累积阻断支持疗法			
种植体周围深度≤3mm	菌斑/牙石探诊出血指数−	无须治疗	
	菌斑/牙石出血指数+	机械清创抛光	A+
种植体周围深度4~5mm		机械清创抛光	B
	探诊出血指数+无骨吸收		+
种植体周围深度≥5mm（拍X线片）	探诊出血指数+骨吸收≤2mm	全身/局部抗生素治疗	C+
	探诊出血指数+骨吸收>2mm	切除或再生治疗	D

A. 使用橡胶杯和抛光碟，丙烯酸刮治器来切碎牙石。指导更有效的口腔卫生操作。

B. 抗菌治疗。使用10mL0.1%或0.2%的葡萄糖酸氯己定含漱30s，每周3~4次，随后局部使用（0.2%~0.5%）氯己定冲洗或使用氯己定凝胶。

C. 抗生素治疗。

D. 手术治疗。

临床目标

非手术治疗的临床目标是：

1. 降低钛表面微生物积累的总量。
2. 减少种植体周围袋深。
3. 降低甚至消除探诊出血。
4. 加强自我口腔卫生维护，促进种植体周围组织健康。
5. 预防再感染。
6. 维持临床结果的长久稳定。

日常家庭护理

牙周病原体可以从天然牙转移到种植体；因此，谨慎的口腔卫生维护是不可或缺的前提。这是所有临床医生都熟知的概念；然而问题是：我们做得已经足够了吗？

换言之，我们作为患者的教育者，做到了关于口腔卫生训练所必需的一切吗？关于患者如何实现严格的菌斑控制的策略是特别值得关注的问题。在种植体周围炎症的病例中存在多种影响因素，其中各种因素可能影响临床疾病的发展，比如：组织解剖、种植体周围黏膜的角化龈情况和宽度、牙周情况或者表型（一系列可能影响宿主反应的环境性状，与之相对的是基因决定的性状，即基因型），还有牙周疾病史和治疗史。

意识到多因素病因可以帮助临床医生为患者制订个性化的口腔卫生维护方法。需要让患者意识到口腔健康护理习惯，比如刷牙和牙间清洁，对于长期维护是非常重要的。

为了保证患者的依从性，只需要选择几种关键的工具，以避免太多工具和复杂的操作让患者产生抵触，除了刷牙以外的措施，在坚持了较短时间后都放弃了[68]。因此应该正确建议：

- 轻柔有效的刷牙方式（手动或电动牙刷；图5-54）。
- 使用药制一次性纱布［例如，指套刷（Enacare, Micerium）；图5-55］。
- 牙间清洁工具（牙间隙刷或牙线，根据牙间隙的大小决定；图5-56）。

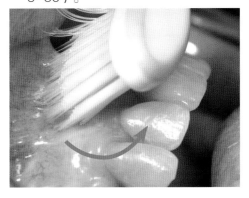

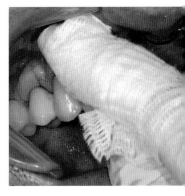

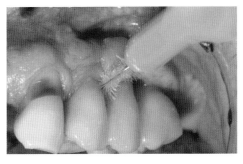

图5-54

图5-55

图5-56

刷牙技巧

在种植体支持的修复重建病例中，推荐使用旋转式刷牙法，联合使用软毛或电动牙刷，因为它们是无创且有效的。刷舌头也非常重要。如同第3章提到的，清洁效率是选择何种方法的重要参考因素。在评估刷牙技术时，有效的菌斑去除是最重要的因素[69]。刷牙时避免造成种植体周围黏膜的组织创伤也同样重要；换言之，彻底比方法更重要。旋转式刷牙法对于无损伤地清除菌斑堆积似乎已经可以了[70]。这种方法适合推荐给薄龈型或种植体周围角化龈缺失的患者（图5-57和图5-58）。

对于种植体支持修复并且种植体周围环绕足够角化龈的情况下（图5-59），旋转式刷牙法也是合适的，因此它也适用于厚龈型患者[71]。龈上菌斑是牙面上最早的沉积物，它的预防和控制对于预防龈下菌斑形成是至关重要的[69]。如果患者能够清除绝大多数龈上菌斑，那么龈下菌斑的发展也会较少[72-73]。通常认为颈部的刷牙磨损与刷牙过于频繁及用力、方式错误、刷毛太硬或设计不佳、惯用手灵活度或使用过于粗糙的牙膏牙粉有关[74]。

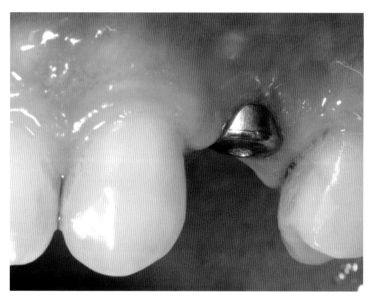

图5-57

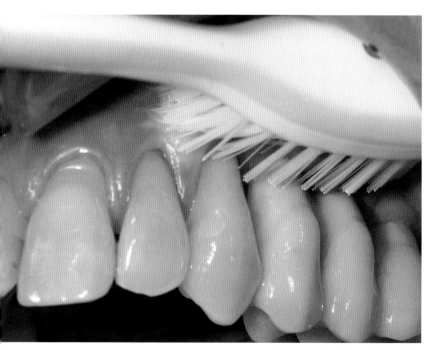

图5-58

使用药制一次性湿巾/指套刷

浸泡过0.12%氯己定一次性湿巾/指套刷的推荐用法如下：在惯用手第二根手指（食指）包裹药用纱布并冠根向旋转清理牙龈黏膜、牙齿和种植体（图5-55；见第3章"药制纱布或一次性毛巾、指套刷"部分）。

牙间清理工具

口腔清洁需要辅助牙间隙工具完成，可以是牙间隙刷或者牙线（图5-59），取决于牙间隙的宽度。

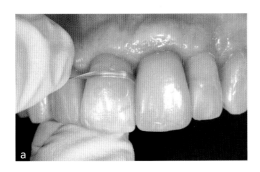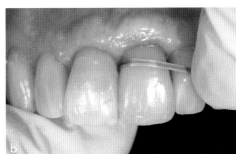

图5-59（a和b）

单束刷

单束刷可以用来清洁由种植体支持的相对笨重和复杂的修复上部结构（图5-60）。

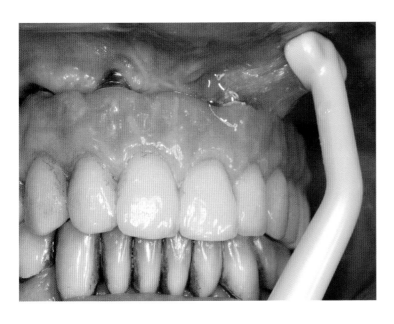

图5-60

专业全面的龈下清创

循证的文献提示种植体周围炎的来源是细菌。因此，专业的种植体表面清创是绝对必要和不可或缺的[75-76]。

种植体表面清创/专业护理

种植体表面清创的临床操作有以下几个步骤，其中有一些绝对不能取代，比如使用超声设备和手动钛刮治器等非手术牙周器械。其他步骤由临床医生决定，特别是处理像黏膜炎之类的轻度感染时，比如半导体激光或者四环素、氯己定、甲硝唑、氧化银抗微生物制剂的使用。

- **激光治疗**

集成半导体激光射线在种植体周围黏膜炎及种植体周围炎治疗方面对种植体表面清创有优势，并且是一项安全的操作，但只建议其作为传统治疗计划的辅助治疗，不能作为单一的治疗方案[77]。温度升高超过10℃会影响骨的活力。在合适的参数范围内，半导体激光不会造成可见的表面变化[78]，但是Er：YAG激光作为一种消融激光，在持续照射10s后温度升高可能超过阈值（10℃）[79]。并且，Nd：YAG激光可能造成损伤，比如融化、开裂以及局部医

源性裂纹[19]。在选择参数内的半导体激光不会造成温度升高超过47℃，并且在种植体周围炎治疗中显示出了前景[80]。治疗牙周感染的基本方法一直并仍然是清除龈上和龈下沉积物。因此，激光只能是辅助治疗，一种传统非手术治疗的附加手段，绝不可能代替牙/种植体表面的机械或手动治疗。推荐在连续的两次治疗中使用两种激光设备：半导体激光，808nm或980nm，在两次临床治疗中可以用于手动或机械治疗之前或之后[81-82]。效果主要是灭菌。作为副效应，激光照射能够削弱钙化沉积物和种植体表面的化学键，为其后的机械清除创造便利条件（图5-61和图5-62）。

建议的应用方法如下：在牙龈周围使用氯己定凝胶或另一种抗微生物药物，如过氧化氢结合抗菌凝胶、香精油、氯化十六烷基吡啶或2%氧化银。目的是预防意外的纤维光敏化（图5-43和图5-63），避免不正确使用激光，以防可能会导致患者疼痛不适。在使用半导体激光时如果距离充填体或种植体支持的修复体较近时，会存在这样的潜在风险。特别是如果临床医生将纤维垂直于或过长时间接触金属表面，目标物和光能之间的亲和力会产生热效应，从而烧灼塑料涂层。鉴于此，激光

图5-61

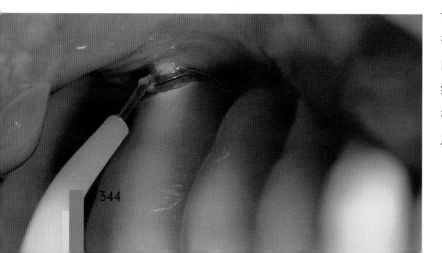

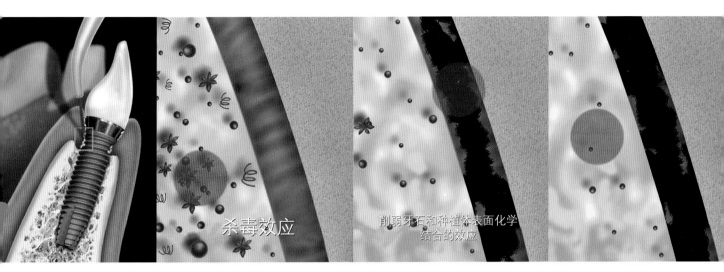

杀毒效应　　　　　　　　削弱牙石和种植体表面化学结合的效应

图5-62　使用半导体激光产生的生物学效应主要是减少种植体周围袋内的细菌数并削弱牙石和种植体表面的化学结合。

线用于切割黏膜组织，治疗有疼痛。除了识别患者的痛苦主诉外，医生应该注意火花或者冒烟现象，这些常伴随光敏化，如图5-63所示。对此应该暂停治疗去清理光线边缘再继续使用激光，以避免疼痛。或者为了更有效地重新获得纤维尖端，医生可以使用专用的陶瓷剪来修剪纤维末端尼龙外膜烧掉的部分。重要的临床建议：为了避免光敏化，可以使用一种类似润滑剂的物质来保证种植体与激光纤维之间有一定的安全距离。如果使用了抗微生物药物，还能进一步预防局部位点的感染，增强半导体激光的灭菌作用。预防药膏也可以作为抗微生物药物的替代选择。

　　每个种植体位点治疗时间为30s，治疗前后使用3%（10-vol）过氧化氢冲洗。同样的操作在每个袋位点重复3次。平行于种植体长轴方向插入光学纤维后，到达袋的最根方，二极管照射在冠根向和近远中向30s，至少2次。推荐

的参数如下：980nm波长半导体激光：功率2.5W（平均0.7W-10kHz）的脉冲波（PW）/脉冲模式（PM）/牙周超脉冲模式（perio super-pulsed mode，PSPM），运行时间30s，停止时间70s，能量密度120J/cm²，使用0.30mm的纤维工作尖，每个连续袋位点照射最长30s，随后应用2~3次；808nm半导体激光：PW模式1~2W，相当于0.5~1W连续波（CW）模式，每个位点照射30s 2次，总计最大360s，能量密

图5-63

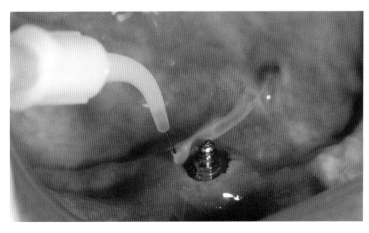

图5-64 种植体周围炎病例1例。牙周探诊记录了6mm探诊深度（a）伴随出血。实施激光辅助牙周非手术治疗（b）（半导体激光，808nm，Quanta System），在较短间隔内重复并且在急性炎症后3个月回访（c）。6年后再评估，探诊深度正常无出血（d）。修复体损坏但是患者不愿意替换。

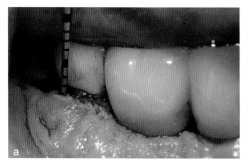
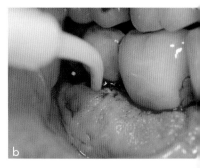
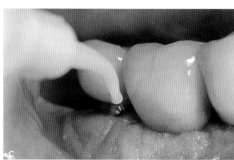
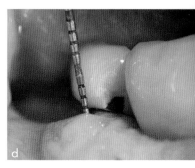

图5-65 诊断为种植体周围炎的根尖片（a）和激光辅助牙周非手术治疗6年后（b）。

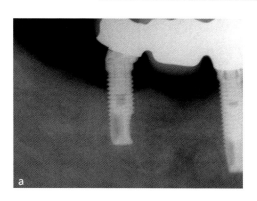
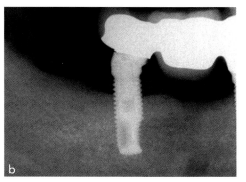

度1.96 J/cm²。每个位点随后进行超声或手动牙周非手术治疗，清除之前探诊时发现的所有软硬沉积物。

重要的临床提示：种植体的颜色特性吸引激光照射，这会造成意料之外但是很常见的光敏化，伴随着不利的后果和患者的不适。操作者需要意识到因为烟雾产生，光敏化也随之出现（图5-63）。如果继续临床操作，会产生刺鼻的组织烧灼的味道，伴有患者的不适。

- **光动力疗法**（图5-64～图5-66）

光动力疗法杀灭微生物的效应似乎带来了短期的临床疗效，包括有统计学意义的临床附着水平改善（*P*=0.006）和探诊深度降低（*P*=0.02）[83-85]。

图5-66 使用600nm尖端（半导体激光，808nm，Quanta System）如图5-64和5-65相同病例的光动力疗法。

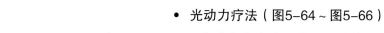
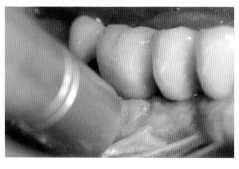

非手术牙周刮治

专业的预防应该充分利用手动和机动的刮治手段：

- 手动刮治器，叫作钛刮治器（ENACARE，Micerium；图5-67和图5-68或Roncati Implant Care，KLS Martin；图5-69和图5-72）。

建议主要使用水平向运动以避免损伤修复体边缘（图5-71a～c）。运动需要兼具近远中和远近中向，特别注意种植体肩部/边缘的刮治（图5-70）。推荐的刮治器已经根据笔者的意见进行了改良，是一种与迷你Langer1/2相似的钛通用型刮治器。因为种植体通常比天然牙小，使用微型化的刮治器更佳。只有一种通用器械是必需、充足的，建议用来手动刮治种植体支持的修复体。有了钛刮治器，可以通过轻柔的运动去除菌斑生物膜，使用稍强的力量去除钙化沉积物。相对地，塑料或碳复合材料手动器械只能去除软垢而不能去除钙化

牙石。如果临床医生担心使用钛刮治器划伤或损坏种植体表面，他们应该始终谨记种植体的临床稳定是由去除病原体保证的。因此临床目标始终是去除种植体表面的异物，遵循生物学基础。操作者需要始终谨记并且谨慎对待种植体周围手动刮治，不仅要有效地对所有暴露的螺纹和种植体周围龈沟清创，还要充

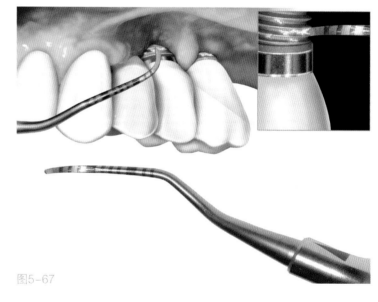

图5-67

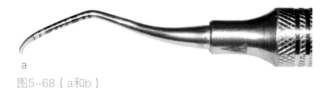

a

图5-68（a和b）

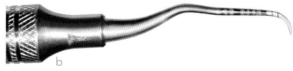

b

图5-69

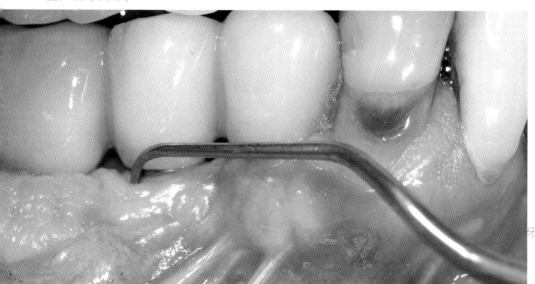

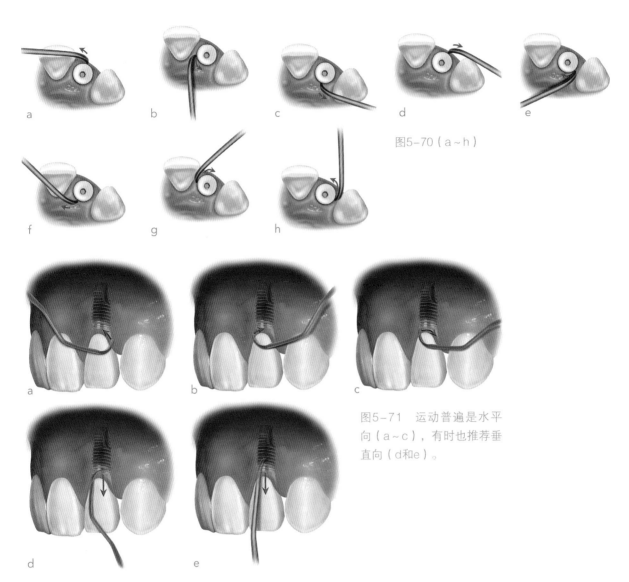

图5-70（a~h）

图5-71　运动普遍是水平向（a~c），有时也推荐垂直向（d和e）。

图5-72

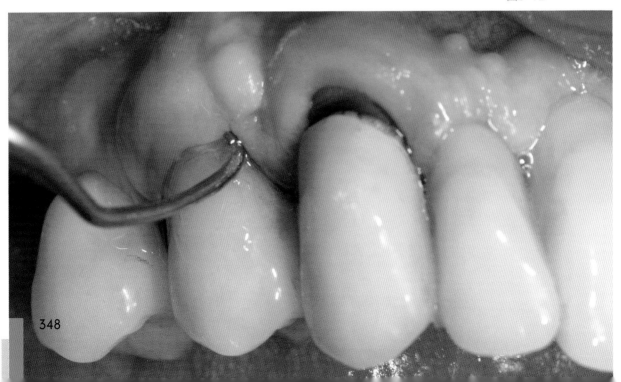

分意识到由于无理的惊慌和不适当的忧虑造成的未彻底地刮治而引起的生物膜残留是极其有害的[86-87]（图5-94，图5-106和图5-107）。

- 机械驱动的刮治器：
  - 压电式超声设备：Multipiezo Pro（Mectron）使用特殊的带有10mm圆锥形聚醚醚酮（PEEK）工作尖（图5-79和图5-81），Piezon Master 700（EMS）带有轻质的塑料熔附金属工作尖（图5-74和图5-75），或其他压电式设备（Satelec，Novaxa）带有碳复合物工作尖（图5-78）。
  - 磁致伸缩式超声设备（Cavitron，Dentsply）：工作尖外包一次性塑料套（图5-73和图5-76～图5-79）。

钛刷也能够用来清除污染的暴露的螺纹，特别是在种植体周围手术治疗时（图5-80）。

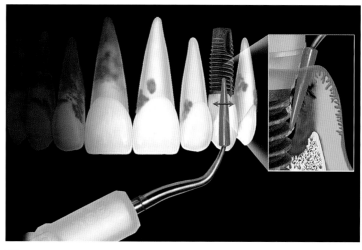

图5-73

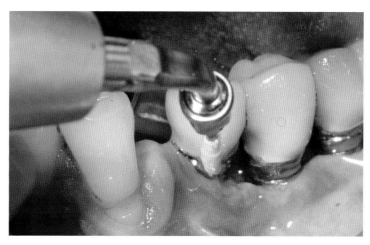

图5-75

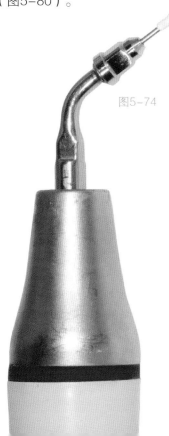

图5-74

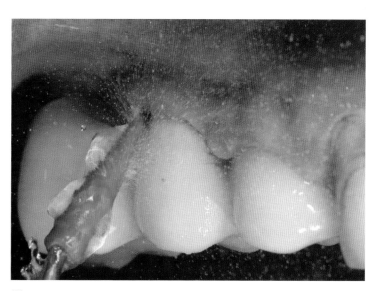

图5-76

图5-77

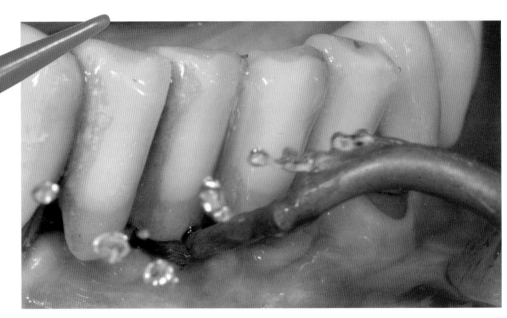

图5-78 压电式设备使用的碳复合物工作尖（Satelec）。

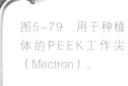

图5-79 用于种植体的PEEK工作尖（Mectron）。

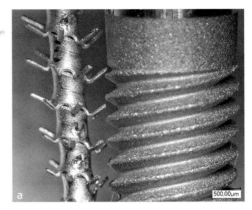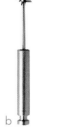

图5-80（a和b） 手术时推荐用于清理暴露的螺纹的钛刷（Tigran PeriBrush，Dentalica）。

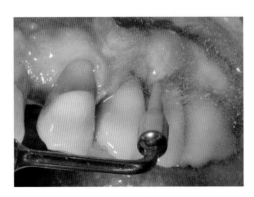

图5-81 Multipiezo。

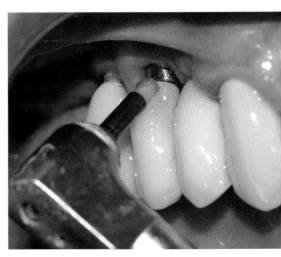

图5-82

抗菌药物

推荐采用结合甘氨酸粉末或赤藓糖醇的喷砂系统为牙周缺损处清创，对污染种植体表面进行清洁[88-89]（图5-81~图5-85）[专家喷砂系统（Air-Flow Master），EMS；Combi，Mectron]。氯己定对钛种植体表面附着性菌斑有显著的杀菌作用[90-91]。种植体周围手术时也可以用一次性注射器搭配钝针头来使用氯己定进行杀菌。推荐在非手术牙周清创治疗期间重复使用至少3次，以使抗菌产品在龈下达到较高浓度和较长时间，提高杀菌效果。在种植体周围炎症时，种植体表面清洁可以选用四环素类药物如四环素胶囊[例

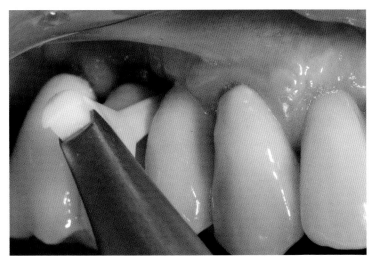

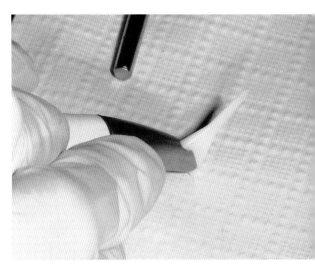

图5-83 喷砂系统装置的一次性喷嘴（disposable insert）和机头没有完全嵌入（图5-85）；末端部分突出。

图5-84 为了使一次性喷嘴（disposable insert）完全和准确地嵌入机头，建议练习使用支持面施压的手法。

图5-85 一次性喷嘴（disposable insert）正确地嵌入气-粉机头（专家喷砂系统，Air-Flow Master，EMS）。

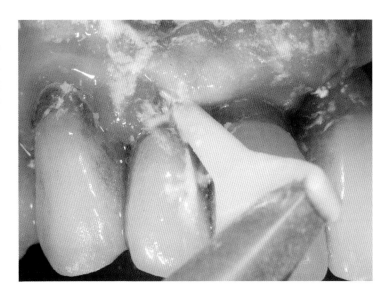

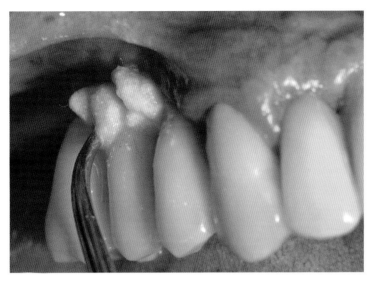

图5-86

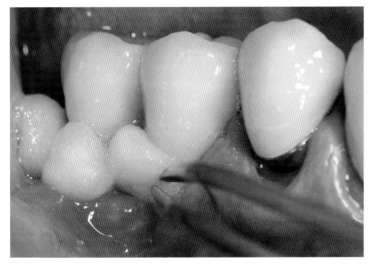

图5-87

如，四环素（Ambramicina），赛诺菲-安万特］，将其倒入牙科调药盘后用生理盐水稀释。然后用含有四环素的棉球擦拭所有暴露的种植体螺纹处3min（图5-86），接着每处至少冲洗30s。

尽管枸橼酸是体外清除受污染的钛种植体表面的菌斑生物膜能力最强的化学治疗药物[91]，人们依然更喜欢使用四环素类药物，因为它们酸性较弱。大量文献记录了四环素类的抗炎和酶抑制效应[92-93]。也可以将棉球浸泡在生理盐水中，然后用它擦去种植体表面的菌斑生物膜（图5-87）。

一项随机对照的临床试验已经证实，以2次/天的频率使用亚抗菌剂量（20mg）的多西环素（doxycycline，SDD）（CollaGenex公司的Periostat，或者其他同成分药物制剂），连续使用3~24个月后其治疗效果是安全和有效的[94]。荟萃分析（Meta分析）结果证实了长期使用SDD进行辅助治疗是有效的[83]。

当随诊中发现严重的种植体表面沉积物时，应当小心仔细地按照个体化方法，使沉积物获得最有效的清除。

种植体存在大量沉积物时
的序列治疗

下列图片按顺序展示了清除坚硬并且附着紧密的大量钙化沉积物的常规方法
（图5-88～图5-98）。

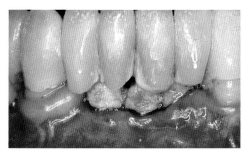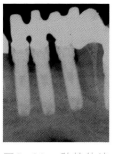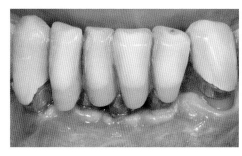

图5-88　大量牙石覆盖在暴露的种植体表面并存在临时性修复体。尽管患者的家庭口腔维护做得不好，这幅临床图像中的种植体依然存留了21年，后面的图片记录了这一过程。

图5-89　种植体治疗21年后的影像学图片。

图5-90　种植体植入21年后的临床图像。

图5-91 与患者约定每季度进行一次适当的牙周维护治疗。尽管治疗间隔时间较长，并形成了许多钙化沉积物。

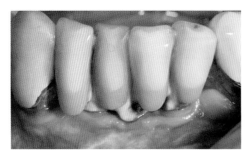

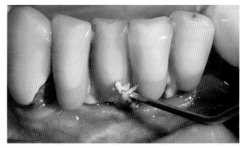

图5-92 用带有合适的一次性塑料包裹尖端的磁致伸缩式超声装置去除钙化沉积物。

图5-93 最初的种植体在治疗后15年的根尖片。

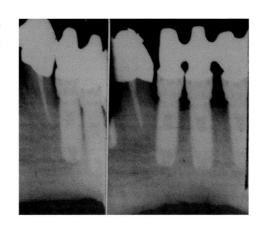

图5-94 图片展示了钛制器械具有有效清除钙化沉积物的能力。

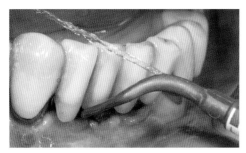

图5-95 水冷措施不正确，因为没有直接喷水朝向插入器械的尖端（压电式装置；赛特力公司）。喷水方向应当始终直接朝向器械来得到有效的冷却效果，以此提高患者舒适感。

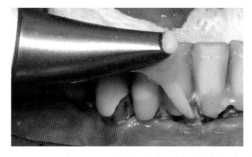

图5-96 在牙周维护阶段，推荐使用甘氨酸粉（Combi）。它是一种比碳酸氢钠粒度更小的非必需氨基酸，特别适合用于修复体下暴露的种植体的抛光。该粉末一定要和水共同使用来避免过度的"抛光"效果。在非手术治疗的牙周维护阶段也禁忌使用碳酸氢钠。但是，可以使用不致龋的甜味剂，即赤藓糖醇粉末（Air-Flow Master）。

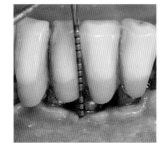

图5-97 21年随诊时发现探诊深度正常且无出血，但牙龈退缩2mm。

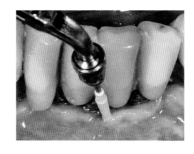

图5-98 压电式超声设备可以被用作磁致伸缩式超声设备的替代品，包括了金属尖端有塑料包裹的工作尖，操作时工作尖主要进行水平向移动（Piezon Master 700）。

医源性种植体周围炎的
序列治疗

选用粘接固位方式进行固定的种植体支持的修复体，可能遇到残余粘接剂过多，导致医源性种植体周围炎发生的风险[1,17-18]。尽管临床上小心控制这种情况，但是一旦有多余的粘接剂存在于种植体周围缝隙中，其也会成为口腔微生物繁殖的基础。菌斑生物膜形成后，种植体周围黏膜炎或种植体周围炎就可能会发生[18]，比如下面的病例（图5-99~图5-115）。

图5-99 根尖片显示，上颌右侧最后一颗种植体的远中可见广泛阻射区域。怀疑为钙化沉积物或者残余的粘接剂，但是最终发现它是粘接固位时种植体支持的修复体附近残余的粘接剂。2颗种植体周围有显著骨吸收。患者是由全科牙医推荐到笔者所在的牙周专科咨询的。

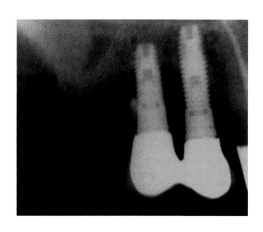

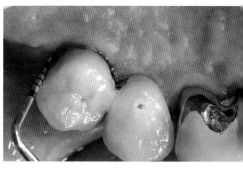

图5-100 临床牙周检查显示种植体远中腭侧探诊深度为8mm并且伴有探诊出血。

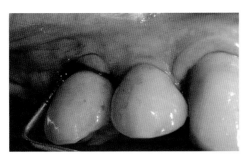

图5-101 种植体颊侧，牙周评估显示探诊深度9mm，出血伴溢脓。

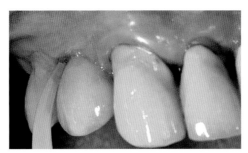

图5-102 该患者最初用半导体激光（波长810nm，Quanta System S.p.A.）治疗，在2W功率PW模式下治疗20s，重复3次，流量是124J/cm²，总能量20000mJ，频率10Hz。

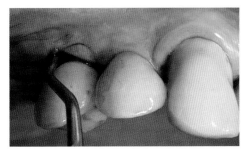

图5-103 随后的治疗使用了手动器械。图片展示了使用通用型钛刮治器垂直向移动（Roncati Implant Care）。

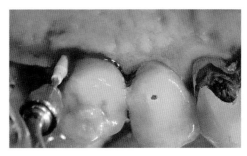

图5-104 临床图片展示了可用于钛金属固定义齿的，适用于压电式超声设备的金属尖端包裹塑料的工作尖（Piezon Master 700）。

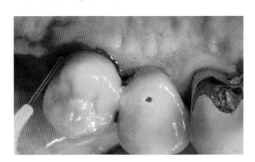

图5-105 腭侧应用波长808nm的半导体激光。图片显示了参照之前记录的探诊深度，使用加长的激光纤维插入袋内的时刻。

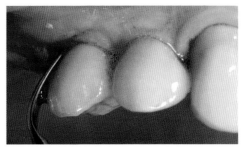

图5-106 使用种植体专用工作尖，无法清除根尖片上广泛的阻射区，因此临床医生决定使用常规金属工作尖（Piezon Master 700）。

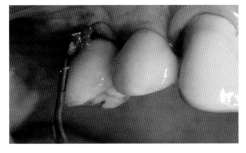

图5-107 图片显示了应用通用型刮治器手动治疗的效果。种植体远中龈下坚硬的牙石被去除。

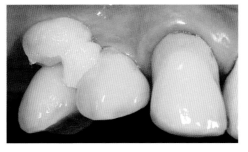

图5-108 在病因相关的牙周非手术清创治疗后，在该临床病例中使用了浸入银-氯己定凝胶（含有0.2%氯己定和0.005%银阳离子支持的阴离子二氧化硅颗粒）。

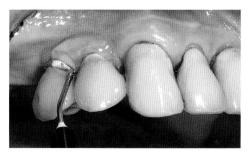

图5-109　在牙周非手术治疗前和治疗期间，使用带钝针头的一次性注射器将0.3%的氯己定凝胶植入种植体周围袋内。

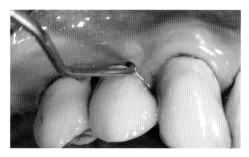

图5-110　在近中和远中方向使用钛刮治器水平向移动。

图5-111　使用与图5-102中同样的波长808nm的半导体激光（Quanta System）配合不同的工作尖进行治疗：600μm尖端。操作功率也不一样：PW模式下，功率为0.5W，每个位点操作60s，重复2次，总共3600s，达到单位面积的功为1J/cm²，总能量相当于频率为20Hz时6000MJ。

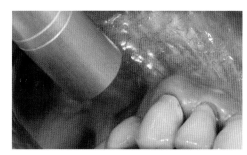

图5-112　（a）3个月后随访拍摄的根尖片，拍摄的目的是评估前期治疗去除残余粘接剂的疗效。在图5-99中能看到的广泛的阻射区已经不存在了，这证明非手术牙周器械治疗是有效的。即使在如此短的时间内，支持骨量也显著增加。（b）牙周非手术治疗1年后拍摄的口内根尖周影像，似乎能观察到一些骨水平提高的迹象。

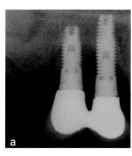
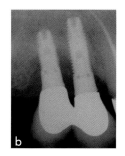

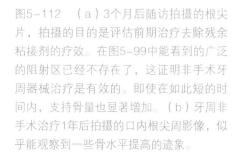

图5-113　非手术治疗后1年，重新评估该病例，发现探诊出血消失，远中牙周探诊深度从9mm（图5-101）降到3mm。

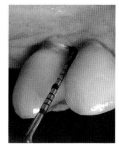

图5-114　近中牙周探诊深度大约2mm。

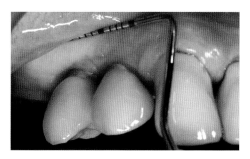

图5-115　在颊侧使用牙周探针，可以用来评估种植体周围生物学封闭的情况。

非手术治疗：总结

表5-1 病因相关的非手术牙周程序

诊断：黏膜炎	治疗
探诊深度≤5mm 探诊出血 无骨丧失	**必要的** 严格加强家庭口腔护理指导 专业的机械和人工非手术牙周清创治疗 **可选的** 附加应用半导体激光 附加应用抗菌药物
诊断：黏膜炎伴牙龈增生	治疗
探诊深度≥5mm 探诊出血 无骨丧失 探诊有或无分泌物/脓液渗出	**必要的** 严格加强家庭口腔护理指导 专业的机械和人工非手术牙周清创治疗 **强烈推荐** 附加应用半导体激光 **可选的** 附加应用抗菌药物
诊断：种植体周围炎	治疗
探诊深度≥5mm 探诊出血 影像学证据显示有渐进性支持骨丧失 探诊可能有分泌物	**必要的** 严格加强家庭口腔护理指导 专业的机械和人工非手术牙周清创治疗 **强烈推荐** 附加应用半导体激光 附加应用抗菌药物 **可选的** 全身使用抗生素

表5-1总结了临床推荐的治疗程序。总结了病因相关的牙周非手术治疗程序，针对最初的诊断：黏膜炎、种植体周围炎或黏膜炎伴牙龈增生，列出了相应的必需（也就是说绝对必要）、强烈推荐、极度推荐和可选的治疗内容。即使有假性牙周袋存在的黏膜炎病例，也推荐采用非手术方法治疗。然而，一些国际口腔循证医学文献认为，对于种植体周围炎而言，在病因学相关的治疗完成后或遇到万一没有解决的情况时，采用手术治疗是最合适的[1,95]，但是，由于全身系统性疾病史和全身健康不佳等禁忌证，一些患者不能接受牙周手术；有时因为患者自身原因或者经济状况不佳不能负担得起理想的手术治疗费用，而不能接受手术治疗。在这些病例中，使用非手术治疗程序成了唯一可替代的

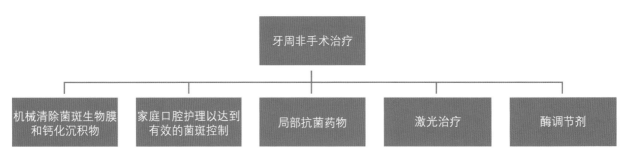

表5-2 图中显示了如何将病因相关的牙周非手术治疗与附加治疗相结合，并强调了去除病因学刺激和患者自我参与的菌斑控制是不可替代的，并且始终是牙周非手术治疗的先决条件。

治疗方式[46,61]。然而，医生需要让患者明白，非手术治疗途径只是属于牙周支持治疗阶段，其最终治疗效果是不可预测的[1,95]。因为这个原因，笔者认为同时选择表5-2中显示的附加治疗是有价值的。

非手术治疗程序的详细描述如下文，列出了发现种植体周围黏膜炎或者种植体周围炎之后最初的几个月治疗中所需要使用的材料和治疗方法。以下程序作为普适性的建议，临床医生可以根据自己和患者的意愿进行调整。例如，虽然强烈推荐第一次和第二次按照推荐时间点就诊，但是治疗第15天的例行检查可以调整，可以将第一次随诊放在第30天。第60天的预约就诊也可以调整。当然每季度一次的包括牙周专业检查在内的预防性预约就诊是极其重要并且不可或缺的。

非手术治疗程序

1. 第一次就诊（第0天）

（a）探诊4周评估患者牙周状况，探诊深度，牙龈边缘的位置（临床附着水平），也应当评估是否有探诊出血。

（b）探查菌斑生物膜和龈下钙化沉积物。

（c）半导体激光治疗。980nm波长的半导体激光，2.5W（平均0.7W～10kHz）功率，PW/PM/PSPM模式下，启动时间30s，关闭时间70s，120J/cm²的能量密度，使用0.300mm的纤维尖端，每个袋内连续照射最长时间30s，后续用2～3次。

（d）超声器械结合专用的PEEK、碳复合材料，或者塑料熔附金属或塑料包裹的一次性尖端的工作尖。

（e）手动器械和钛刮治器（ENACARE, Micerium or Roncati Implant Care）。

（f）甘氨酸或赤藓糖醇龈下喷砂抛光（EMS or Mectron）。

（g）四环素擦洗3min+生理盐水擦洗30s。

（h）使用带有钝针头的一次性注射器向袋内注入氯己定凝胶3次。

（i）口腔卫生宣教，包括使用药制一次性毛巾（指套刷，Enacare），每天3～4次，特别是强调餐后使用。

（j）用柔软多毛的牙刷按照旋转方式刷牙（每天至少2次，可能的话3次）。或者使用振动旋转电动牙刷。

（k）使用浸泡过0.1%氯己定的牙间隙刷。

（l）980nm波长的半导体激光进行激光生物刺激治疗：使用特殊的用于生物刺激的机头，发射镜头直径大约1cm，由无聚焦的光线组成，在0.7W的功率CW模式下使用60s。

（m）多西霉素（20mg，每天2次）连续使用3个月[83]。

2. 第二次就诊（第一次就诊之后的一天，第1天，如果可能的话，或者治疗后几天之内）

（a）半导体激光治疗。980nm波长的半导体激光，2.5W（平均0.7W～10kHz）功率，PW/PM/PSPM模式下，启动时间=30s，关闭时间=70s，选择120J/cm²的能量密度，使用0.300mm的纤维尖端，每个袋内连续照射最长时间30s，后续用2～3次。

（b）使用专用的超声器械和手动器械以及钛刮治器（ENACARE, Micerium or Roncati Implant Care）清除生物膜和/或剩余牙石。

c）使用甘氨酸或赤藓糖醇龈下喷砂抛光（EMS or Mectron）。

d）使用带有钝针头的一次性注射器袋内注入氯己定凝胶3次。

e）再次进行口腔卫生宣教，再次强调初诊时已告知的家庭口腔护理方式。

f）如初诊时一样继续使用半导体激光治疗，或者使用半导体激光进行生物刺激［低水平激光治疗（LLLT）］光动力治疗。

3. 第三次检查就诊（如果需要）（15天后）

a）使用专用的超声器械或者包含钛刮治器的手动器械，根据需要清除菌斑生物膜和/或残余牙石。

b）使用带有钝针头的一次性注射器袋内注入氯己定凝胶3次。

c）鼓励患者，进一步口腔卫生宣教，再次强调第0天已告知的家庭口腔护理方式。

d）如第0天一样使用半导体激光生物刺激治疗或使用半导体激光（LLLT）进行生物刺激光动力治疗。

4. 第四次检查就诊（如果需要）（15天后）

a）使用专用的超声器械或者包含钛刮治器的手动器械，根据需要清除菌斑生物膜和/或残余牙石。

b）使用带有钝针头的一次性注射器袋内注入氯己定凝胶3次。

c）使用甘氨酸或赤藓糖醇进行龈下喷砂抛光。

d）鼓励患者，进一步口腔卫生宣教，再次强调初诊时已告知的家庭口腔护理方式。

e）如初诊时一样使用半导体激光生物刺激治疗或使用半导体激光（LLLT）进行生物刺激光动力治疗。

5. 第五次检查就诊（如果合适）（60天后）

a）使用专用的超声器械或者包含钛刮治器的手动器械，根据需要清除菌斑生物膜和/或残余牙石。

b）使用带有钝针头的一次性注射器袋内注入氯己定凝胶3次。

c）鼓励患者，进一步口腔卫生宣教，再次强调初诊时已告知的家庭口腔护理方式。

d）如初诊时一样使用半导体激光生物刺激治疗或使用半导体激光（LLLT）进行生物刺激光动力治疗。

6. 第六次就诊（3个月后）

a）半导体激光治疗。980nm波长的半导体激光，2.5W（平均0.7W ~ 10kHz）功率，PW/PM/PSPM模式下，启动时间30s，关闭70s，选择120J/cm^{2}的能量密度，使用0.300mm的纤维尖端，每个袋内连续照射最长时间30s，后续用2 ~ 3次。

b）使用专用的超声器械和手动器械以及钛刮治器清除菌斑生物膜和/或剩余牙石。

c）使用甘氨酸或赤藓糖醇龈下喷砂抛光（EMS or Mectron）。

d）使用带有钝针头的一次性注射器袋内注入氯己定凝胶3次。

e）再次口腔卫生宣教，再次强调初诊时已告知患者的家庭口腔护理方式。

f）如初诊时一样使用半导体激光生物刺激治疗或使用半导体激光（LLLT）进行生物刺激光动力治疗。

7. 随诊（每3个月）

8. 根尖周影像学检查（1年后）

黏膜炎的非手术治疗

在种植体周围黏膜炎（PD≤5mm，BOP+，无骨丧失）病例中，凭借严格巩固患者的家庭口腔护理指导，以及专业的机械和手动器械为基础的基本治疗方式，一般足以恢复临床健康[46,96]。因此，在这里详细描述一例简单的轻度种植体周围炎病例的非手术治疗程序（图5-116～图5-129）。

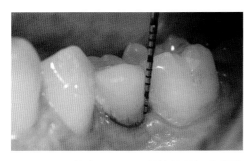

图5-116 前磨牙区一颗种植体的远中探诊深度2mm伴出血。该临床图片显示诊断黏膜炎，表现为种植体周围黏膜的可逆性炎症。

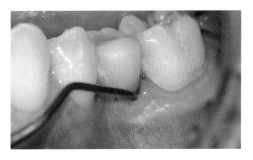

图5-117 使用钛刮治器（Roncati Implant Care）在远中方向水平移动，以此保证能彻底清洁到种植体支持的修复体重建的边缘处。

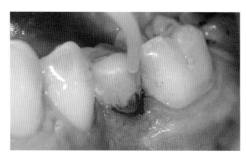

图5-118 使用半导体激光结合非手术牙周器械是完全可行的治疗方式（半导体激光，808nm，Quanta System）。

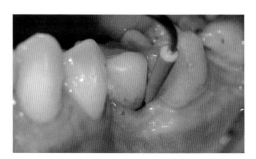

图5-119 超声器械几乎总是与专用工作尖联合使用。图片显示磁致伸缩式超声器械和带有一次性塑料帽的工作尖（Prophy Tip for SofTip insert for Cavitron，Dentsply）。

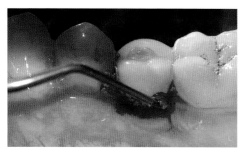

图5-120 舌侧使用钛刮治器进行器械治疗，主要在远中方向上使用水平向移动方式（Roncati Implant Care）。

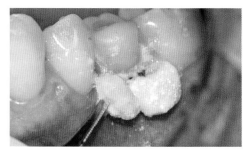

图5-121 使用四环素，将一颗四环素胶囊的内容物倒入牙科调料盘后，用生理盐水稀释，用棉花球蘸取后在原处保留约3min，后冲洗该区域至少30s。目的是通过该抗生素的酶抑制特性和相关抗炎特性来清除种植体表面龈下菌斑毒素。

图5-122 对于常规的家庭保健程序，建议使用浸泡过0.12%氯己定药物的一次性毛巾（指套刷），缠在惯用手的手指，在冠根方向旋转移动滑过牙齿。

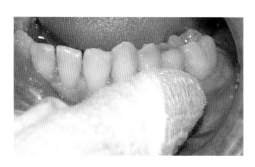

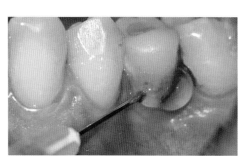

图5-123 在给予合适的家庭口腔护理指导后，操作者应当使用带有钝针头的一次性注射器向炎症位点注入氯己定凝胶或其他抗菌药物。

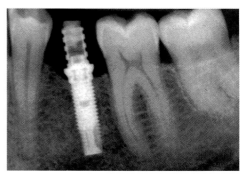

图5-124 口内根尖周影像显示没有支持骨丧失，以此确定种植体周围黏膜炎的诊断。

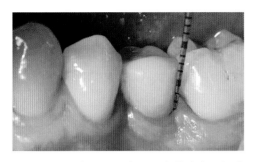

图5-125　3个月后，在下一次就诊中，探诊深度为1mm且无出血。 类似于牙龈炎，在种植体周围黏膜炎的病例中，3个月后重新评估比较可行，因为此时这种可逆性炎症就已经得到控制了。

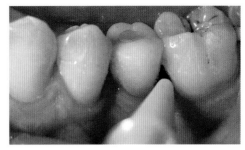

图5-126　由于操作者强调了使用能填满邻间隙的合适大小的牙间隙刷的重要性，患者因此能仔细地使用牙间隙刷进行个人口腔卫生护理。

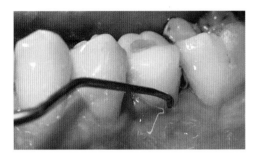

图5-127　使用钛刮治器进行治疗，主要进行水平向移动。与图5-120对比，出血不明显了。如果仍有少量菌斑生物膜存在，推荐在使用器械前使用氯己定凝胶以此减少清创术的创伤，然而，只有在有效地清除任何龈上和龈下的沉积物的前提下这个方法才会生效。

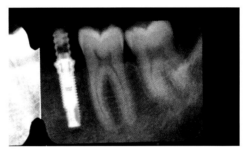

图5-128　图5-124拍摄3年后拍摄的口内根尖周影像图片。

图5-129　舌侧中央探诊深度1mm。

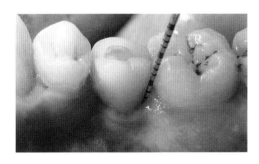

黏膜炎伴牙龈增生的非手术治疗

表5-3 患者特征

特征	实际情况
年龄（岁）	68
性别	男
第一次就诊时间	01/07/1992
最近一次重新评估日期	04/09/2015
随访维护期（年）	23
评估的种植体位点数目	42
评估的种植体数目	7
位点	7颗后牙区种植体
吸烟	是

以下面的图片（图5-130~图5-136）为例介绍了一例随访23年的病例[97]（表5-3）。在2004年，在患者的第二象限第二前磨牙种植体的中间部位，由于中到重度菌斑堆积引起了种植体周围炎，表现为9mm的PD（探诊深度）和局部BOP（+）（图5-135）。在激光辅助非手术治疗程序后11年，牙周再评估显示探诊值在正常范围内且无探诊出血。出现这种积极的改善效果，或许是因为种植体周围存在的是假性牙周袋[98]且无骨丧失存在，并且固定种植体支持的修复体穿龈距离也较长。

- 初始平均PDs：5.76mm。
- 最终平均PDs：2.57mm。
- 平均PD改变：3.19mm。
- 最初PD：在14个位点7mm。
- 最初PD：在4个位点6mm。
- 最初PD：在24个位点5mm。
- 最初PD：在24个位点3mm。
- 最初PD：在18个位点2mm。
- 在6个位点PDs减少达到2mm。
- 在22个位点PDs减少达到3mm。
- 在14个位点PDs减少达到4mm。
- 初始BOP：100%。
- 最新评估BOP：20%。

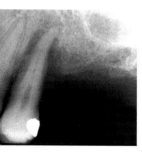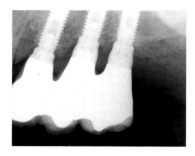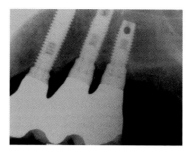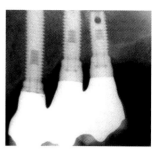

图5-130～图5-133 上颌左侧象限的根尖片。1991年，因为严重的牙周病损拔除了前磨牙（图5-130）；1992年，种植3颗种植体，并随访22年，1995年（图5-131）、2004年（图5-132）、2015年（图5-133）的影像资料记录了这一过程。

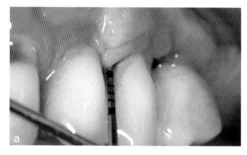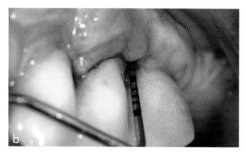

图5-134 2004年，种植体植入后第12年，在种植体支持的固定修复体周围发现显著的软组织炎症。临床检查提示中到重度菌斑引起的牙周炎症，伴随着假性牙周袋的出现，在替代之前拔除的上颌左侧第二前磨牙的种植体的近中探诊深度达到9mm（a），磨牙区的种植体近中探诊深度达7mm（b），都伴随探诊出血。诊断级的影像学图像显示无骨丧失（图5-132和图5-133），种植体穿龈部也未暴露。

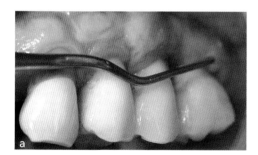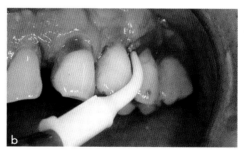

图5-135 牙周非手术治疗过程（a）配合使用半导体激光（808nm，Quanta System）（b）。

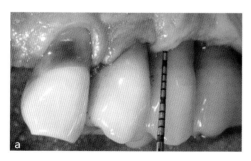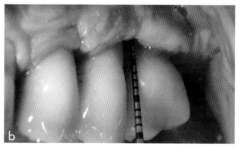

图5-136（a和b） 种植体植入后第23年，在图5-134中种植体周围炎急性发作经过治疗10年后，随访，种植体探诊深度在正常范围内且无出血。上颌左侧种植体周围情况似乎达到了临床稳定。

种植体周围炎的非手术治疗
（图5-137 ~ 图5-154）

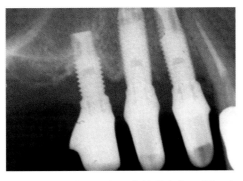

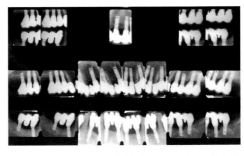

图5-138 全口影像学检查显示患者口腔内的
不同区域皆接受了种植治疗。

图5-137 根尖片显示磨牙区的种植体周围有显著的骨丧失。最远中
种植体已有5个螺纹暴露，同样情况也发生在前磨牙区尖牙远中的种植
体。中间的种植体至少有3个螺纹已经暴露。

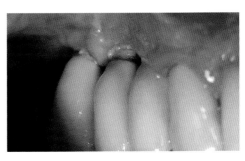

图5-139 前磨牙和磨牙区种植体，可见在暴
露的螺纹之间形成大量菌斑生物膜。

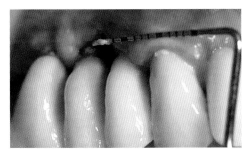

图5-140 使用牙周探针检查，可以发现患者没能够有效地清除软垢。

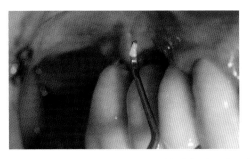

图5-141 当软垢处于暴露的种植体之间时，可以使用钛刮治器（Roncati Implant Care）将其清除。

图5-142 可用于固定种植体支持的修复体的非手术牙周器械治疗的钛刮治器。推荐使用时主要将刮治器在近远中方向水平移动。图片显示了在暴露的种植体螺纹之间的沉积物。微型刮治器的工作端更小（Enacare，Micerium），更适合用来去除已经存在的菌斑生物膜。

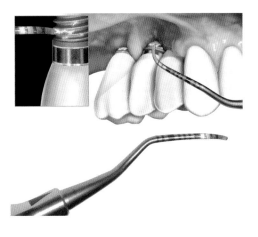

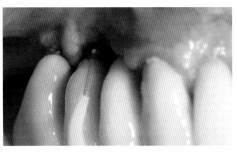

图5-143 笔者推荐使用半导体激光，波长808nm或980nm，通过激光潜在具有的杀菌作用来清除种植体表面毒素。激光光辐射和钛种植体之间的彩色亲和力常导致意外的光活化效应，使塑料涂层产生"热效应"的不良后果，从而导致患者极度不适。

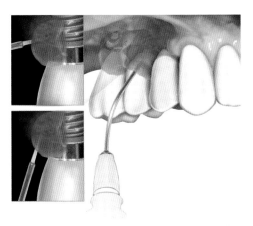

图5-144 图片显示了激光纤维和钛种植体表面的接触。色彩亲和力导致了意外的光活化作用，应该预防这种现象的出现。

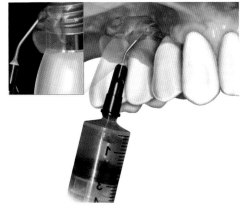

图5-145 推荐使用带有钝针头的一次性注射器大量局部袋内注射氯己定凝胶。也可以使用其他的抗菌物质代替，比如2%氧化银、西吡氯铵和香精油，以及24%甲硝唑，通过它们的介质作用使激光工作端尖端和种植体钛表面之间形成"安全"距离。

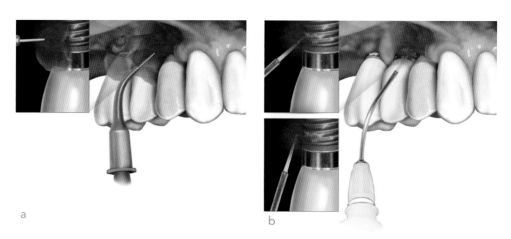

图5-146 （a）抗菌药物的存在也许能够避免激光纤维和钛表面的直接接触，防止光活化后激光纤维的聚酰胺护套涂层被破坏，从而引起热效应以及患者不必要的痛苦。（b）另一种型号的工作端和808nm波长适用于两种不同长度（5nm或10nm）的半导体激光设备（Picasso，AMD LASERS）。

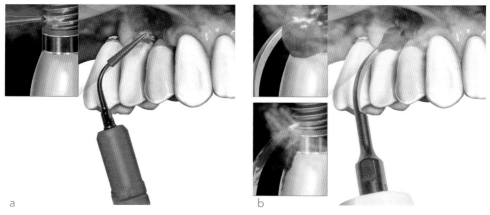

图5-147 应用超声设备进行非手术牙周仪器治疗。（a）使用磁致伸缩式设备和专用的工作尖：一次性塑料尖端包裹的金属工作尖（SofTip insert for Cavitron，Dentsply）。（b）使用压电式超声设备（with Peek insert，Mectron）。任何型号的带有为钛种植体设计的工作尖的超声设备，都可以使用。

图5-148 使用喷砂设备（Air-Flow Master）。即使在龈下，特殊的塑料工作端也能使喷砂粉在种植体暴露的螺纹之间均匀铺展开。手柄喷口依靠空气和水的压力，来控制由甘氨酸或赤藓糖醇粉末（喷砂粉）组成的半流体糊状物的喷射。

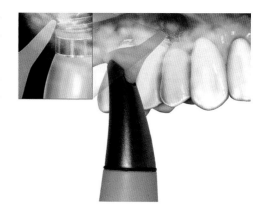

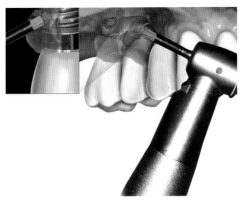

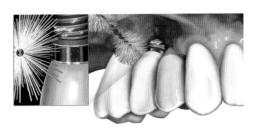

图5-149 推荐使用安装在慢速手机上的小毛刷。这些微小尺寸的刷毛与种植体暴露的螺纹之间的大小匹配，使用它能达到有效的抛光作用（Smart Prophy, Micerium）。

图5-150 图片演示了使用一种创新设计结构的牙间隙刷（Enacare）。即使是非常窄的牙间隙，不同的刷毛长度也能使该工具能较方便地进入其中。患者在使用牙间隙刷时使用如图所示的有倾向的或倾斜的插入动作也很重要。

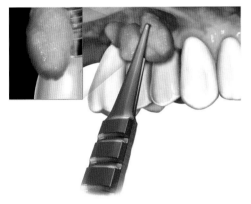

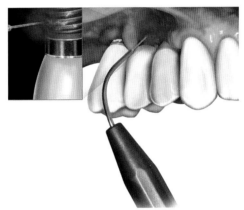

图5-151 建议在牙周非手术器械治疗之后，紧接着使用四环素，以达到进一步清除种植体表面污染物的目的。

图5-152 牙周非手术治疗后，接着进行后续的半导体激光（980nm或808nm，结合精确的操作参数）治疗，大约每个位点照射30s，在此过程中一直保持激光工作尖不停地移动。随后，建议在生物刺激模式下继续使用半导体激光。

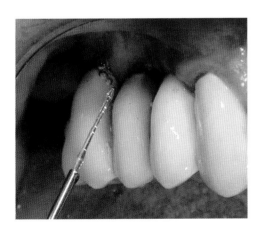

图5-153 四环素使用大约3min后（图5-151），冲洗30s。或者使用超声设备彻底清除干净。

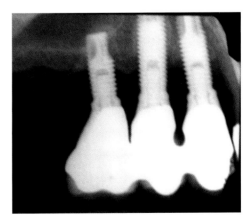

图5-154 在后续的牙周维护阶段拍摄的影像学图像。

维护治疗的意义

现有研究已经证实了，正确地实施个性化的牙周支持治疗（supportive periodontal therapy，SPT），是加强和巩固种植体治疗长期疗效的关键因素。在此过程中，最重要的是定期专业地清除龈下菌斑微生物，以及患者自身严格的菌斑控制能力[9,99-100]。种植治疗的寿命主要取决于合适的牙周支持治疗[16]。正如前文所述，有牙周炎病史并且没有完全遵守合适的牙周支持治疗的患者，其种植治疗失败和生物学并发症的发生比例更高[29]。至今，只有少数文章评估了种植体维护治疗程序的长期效果。在黏膜炎或种植体周围炎的病例中，关于推荐理想的随访频率或明确的专业的预防方法，并没有获得基于证据的文献数据的支持[99]。常规的牙周支持治疗应当每3~4个月进行一次，也应当定期地提供和强化家庭口腔护理[101]。骨结合的种植体的植入似乎能更明确地影响（支持治疗）SPT的患者依从性[102]。推荐使用包括激光辅助治疗在内的不同的支持治疗方法，但是缺乏可靠的证据证明哪种方法是种植体长期维护最有效的方法[103]。这并不是说目前的种植体维护治疗程序无效或不合适，而仅仅是因为目前还没有明确理想的种植体维护治疗金标准[104]。推荐在种植体支持治疗随访期间，每年实行一次半导体激光和传统牙周支持治疗相结合的治疗，以此改善和巩固临床疗效。即使对于初始探诊深度≥6mm的位点，其治疗具有很大挑战性，我们也应当设法用牙周非手术治疗作为最初的治疗手段。

正如前文所述，因为激光可能具有的杀菌作用的优势，强烈推荐在牙周治疗时辅助使用激光，相比于其他临床治疗，治疗后不适明显改善。治疗后导致不适和痛苦，会阻碍患者继续进行有效的自我口腔卫生维护，这会引起恶性循环，导致更多的菌斑堆积，持续的炎症以及治疗后愈合效果不佳。换句话说，激光辅助的牙周治疗可能在更精确的日常维护和促进更好的牙周愈合潜力方面，提供了不亚于一般支持治疗效果的良好疗效。考虑到患者依从性的重要性，如果激光治疗被证明在临床使用方面较为简便，并且能够达到重要的治疗目的，它显然应该明确地与传统的治疗程序联合使用：包括非手术牙周清创治疗，以及适当的家庭口腔维护。

在重度种植体周围炎病例中，当有如下任何情况出现时都应当去除种植体：触诊、叩诊或使用时疼痛；种植体发生水平向和/或垂直向移动；不能控制的液体渗出；超过50%的种植体周围出现进行性骨丧失[38]。然而现实中，患者通常想要保留失败的种植体。维护或随访的频率、全身情况、经济状况，以及心理因素和/或其他以患者为中心的关注点都会影响医生的临床决策。因此，牙周支持治疗是提高种植体存留率的唯一可选择/替代方式。

尽管目前还没有找到基于证据的种植体周围炎的治疗途径，凭借着笔者自己对于现存文献的回顾，以及多年来的临床经验，现表明观点如下：（1）为了达到最好的长期效果，支持治疗和种植手术同样重要；（2）如果病变进展，种植体周围炎的治疗是必要的；然而，没有科学证据能提供完整和可预测的解决方案来治疗种植体周围病变；（3）减少菌斑滞留是种植体周围炎症治疗中最重要的因素，但宿主反应依然发挥着最重要的作用（风险评估）；（4）即使缺乏有效的数据作为证明，抗生素治疗依然可以被认为是合适的；（5）当手术治疗是禁忌或者患者不接受手术治疗时，实施非手术治疗和后续支持治疗对于提高种植体存留率和预后也是相当重要的；（6）考虑到牙周炎和种植体周围炎的位点特异性，应当仔细且反复地监测曾经发生炎症感染并且经治疗后炎症获得成功控制的区域；（7）需要随机对照临床研究来评估种植体周围黏膜炎和种植体周围炎的非手术治疗程序。本章提供的内容旨在举例说明非手术治疗种植体周围疾病的多种多样的治疗方式，尽管这些方式有着明显的局限性，但它们依然能够代表我们向种植体周围疾病的非手术治疗的标准化定义迈出了极大的一步。在这些方法里，强调了抗菌药物和非手术器械治疗的联合使用，并且应该配合半导体激光进行辅助治疗。特别提出附加半导体激光治疗[87,105-107]的目的，也是考虑到目前临床上面临的最根本的困境。

第6章

牙周维护治疗

PERIODONTAL MAINTENANCE

定义

Wilson明确指出牙周维护是整个牙周治疗的核心（也就是说，是最重要的阶段），支持治疗是终身的责任[1]。换句话说，任何牙科治疗特别是牙周治疗的成功，应当基于长久的稳定和满意的效果。

1989年，美国牙周病学会（American Academy of Periodontology, AAP）将牙周维护治疗改为牙周支持治疗[2-3]。"支持"一词强调了整个牙科团队给予患者在牙周治疗中的专业性、临床性、有爱伤观念性以及支持治疗。2003年，AAP出版了一篇明确表明态度的文章，指出对于以前称为牙周支持治疗或者牙周回访的治疗程序，称之为牙周维护（periodontal maintenance，PM）更为合适。牙周维护也包括种植体的维护[4]。

牙周维护治疗的目标和生物学基础

牙周手术或非手术治疗的目的不仅仅是达到即刻的成功，更重要的是保证长久的成功的临床疗效。**因此最终的治疗目标是通过特定的适合患者的方法达到临床的稳定，将治疗需要和理想的治疗方案结合，始终以患者为中心。**

的确，许多研究已经证实牙周维护的功效，并且显示最理想的个人口腔卫生联合定期的支持治疗能够阻止或控制牙周炎复发[5-8]。也有数据表明由于很少有患者能够完全有效地清除菌斑，所以遵守个人维护程序能有效地减少未来附着丧失的风险[4,9-11]。

因为对于牙周病来说，典型的是急性发作与缓解周期会轮流出现[12-13]，因此在成功的牙周和种植治疗后，患者应遵从个性化、一丝不苟、始终如一的牙周维护程序，这对于促进牙周和种植体周围健康非常重要。这个观点对临床医生来说似乎很明确，但是对患者来说并不总是这么清晰[1]。因此，临床医生需要制订策略和设计方案来教育患者，以使患者严格遵从并建立起合适的牙周维护间隔周期[14]。

AAP 2003年发表的意见书指出[4]，有效的牙周维护的治疗目标是：

- 预防或者减少以前接受过牙龈炎、牙周炎和种植体周围炎患者牙周疾病的进展与复发。

- 通过仔细地监测自然牙列以及所有代替自然牙的修复体，包括固定种植体支持的修复体，预防或者减少牙齿或种植体缺失的发病率。

- 采用及时的方式提高识别和成功解决其他口腔内疾病或状况的可能性。

图6-1

亲爱的朋友：

我们希望通过牙周治疗取得的疗效主要受您配合水平的影响：

1. 按照我们推荐的具体的个性化的家庭护理技术；
2. 按照我们建议的频率参加复诊，接受后续治疗。

牙周维护治疗的时机

牙周维护治疗通常在牙周治疗之后即开始[4,8]。牙周维护治疗的间隔周期长短不一，但应当贯穿自然牙列或种植体的一生。因此它是牙周积极治疗的一种延伸[8]。

事实上，维护治疗一定要在第一次牙科就诊时就开始，这时，向患者解释接受由牙医或者牙科保健员在牙医的管理下进行专业的预防性复诊以及定期进行专业的检查的重要性，以此保证未来稳定的良好疗效。尽责的口腔卫生宣教中患者和治疗医生有同等的责任。这样，患者在所有针对牙周维护的意图和目的上，成为他们自己基本的治疗医生。患者应当是治疗计划中的"主导者"[8]，也是有价值的合作者，这种"治疗联盟"对治疗效果有着最大的影响，特别是在长期的临床纵向观察期间。当患者同意治疗计划后，给他或她一个写好的卡片也许很有用，这个卡片在强调支持治疗的价值同时，也代表一

种知情同意，特别是对于治疗合作关系（图6-1）。

在一些病例中，当需要一些干预时，牙周维护和手术治疗联合，治疗持续超过3个月。

在某一阶段，牙周维护治疗与手术治疗也许有关，特别是需要多种手术方式以及治疗周期持续超过3个月时（图6-2~图6-10）。在该病例中，在口腔内不同区域治疗方式不同，临床医生必须温和地按照术后的规则对近期手术的区域清创，比如，至少9个月内不对再生治疗位点探诊，以给予合适的愈合时间（图6-2b和d）。

换句话说，非手术牙周器械治疗应该始终适当并且适合于特定位点的需要。治疗的目标是，无一例外地，清除所有牙齿/种植体的外源物，并且考虑牙龈和牙齿组织的完整性，避免干扰手术治疗区域的愈合过程。

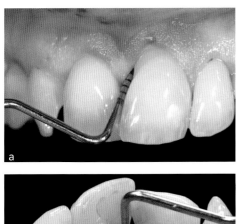
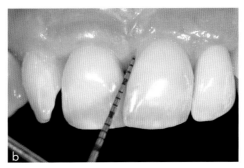
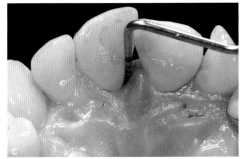
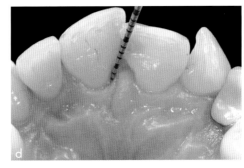

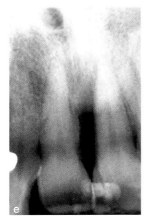
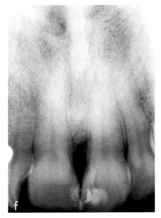

图6-2　牙周再生以及膜龈手术治疗前后临床病例。因为根面覆盖改善了美学。术后1年，探诊深度从最初的11mm（a和c）降到了2mm（b和d）。重要的是在再生手术后至少9个月内的随访复诊中避免探诊该部位。最初的根尖片（e）以及再生手术后1年根尖片（f）显示出了显著性的支持骨的改善（由Dr Stefano Parma Benfenati友情提供）。

图6-3　翻起全厚瓣后的颊侧牙周病损区。在上颌左侧中切牙的牙间位置能看到明显的骨缺损，伴随与腭侧穿通的骨开裂。

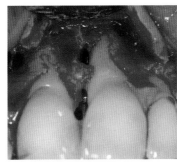
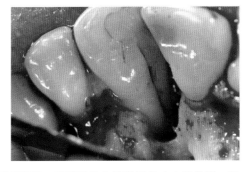

图6-4　翻瓣术后腭侧的骨内缺损。上颌左侧中切牙的腭侧近中面可见腭侧裂缝，表明该处为薄弱部位（也就是说，是该位点的解剖异常促使菌斑堆积的致病因素形成）。因为这个形态学特征，创造了利于细菌浸润和繁殖的快速通道，因此细菌可以渗透到龈下。着色表明腭侧裂缝内形成了沿着牙根很深的钙化沉积物。因此，即使家庭口腔卫生易于对该处进行清洁，生物膜仍然有机会在该处产生严重的局部缺损。由于其他方式很难到达深沟中，因此该病例需要手术治疗。翻瓣术也使安装在高速手机上的细小的金刚砂钻能够修整根面形态，以减少术后复发的风险。

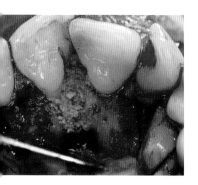 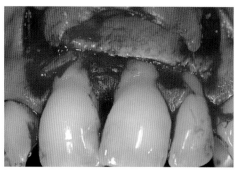 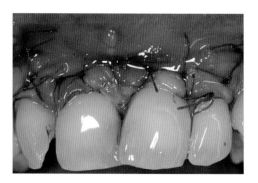

图6-5　腭侧裂沟手术整形后，使用骨替代材料混合四环素填充缺损，然后用可吸收膜覆盖。

图6-6　移植结缔组织瓣防止组织坍塌和与之相关的不良美学后果，同时提高退缩的牙周黏膜的质和量（见图6-2a初诊临床记录图片）。

图6-7　缝合促进伤口能够达到完美的、被动的、初期愈合的目的。保持密封能够让移植材料达到理想的覆盖，从而实现骨组织和牙龈的重建。

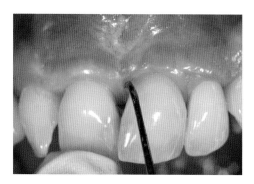 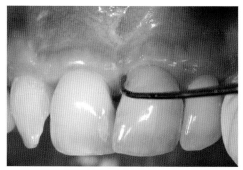

图6-8和图6-9　手术治疗后最初的9~12个月，在每季度一次的随访复诊中，小心地使用器械清除所有生物膜，以防损伤黏膜组织。限制垂直向移动（图6-8），推荐优先进行水平向移动（图6-9），同时很轻柔地使用器械，可保持牙龈黏膜的完整性。

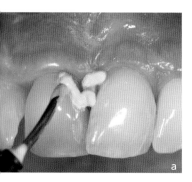 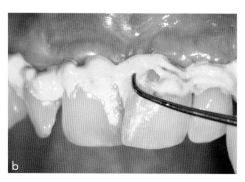 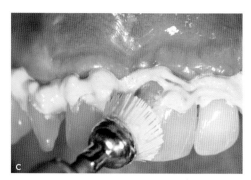

图6-10　（a）推荐使用预防性药膏，如果可能的话在牙周器械治疗前于牙龈位点近旁带钝针头的一次性注射器给药（Smart Prophy paste, Micerium）。（b）预防性药膏可作为牙龈边缘附近使用的润滑剂，以此减轻手动器械可能带来的损伤。（c）在专业的预防诊疗结束时，使用安装在低速手机上的刷头和预防性药膏抛光牙齿表面。

谁负责牙周维护

牙周维护由注册过的牙科卫生员在牙医的协助下完成。复发性牙龈炎或轻度慢性牙周炎患者通常由他们的全科口腔医生进行牙周维护[15-16]。

有重度牙周附着丧失或侵袭性牙周炎病史的患者通常在牙周医生处接受牙周维护，随访复诊间隔的确定取决于多种因素，包括患者的积极性、最初病情的严重程度、治疗效果、年龄、牙周疾病的易感性、危险因素的存在与否、动机水平，以及菌斑控制效果，同时也包括黏膜炎和种植体周围炎的发现与否。同时，全科口腔医生负责牙列的非牙周方面的维护。应该强调的是，在复杂病例中，牙周维护由专科医生负责与由牙科全科医生负责相比，牙周专科医生负责的患者最终的牙周临床附着稳定性会更好，但这也需要相对较高的费用[17-18]。

支持治疗的效益

回顾支持治疗相关的循证牙科文献，由Axelsson等报道的纵向研究是最有意义的文章之一[19]。在这项研究中，从1972年至2002年，550位患者中的257位保持了长期的预防治疗，并于30年后再次检测。在开始的2年期间，患者每2周进行1次复诊。从第3年到第30年，随访复诊的间隔根据患者的需要设置为3个月至12个月不等。结果表明龋病、牙周病以及牙齿缺失的发生率在该组中很低。值得注意的是，所有年龄组在1972年至2002年期间都有部分附着获得。在年龄最大的患者组（在该研究结束时，年龄在81～95岁），平均每年失牙0.06颗；年龄稍轻些组（即在该研究结束时，年龄在50～65岁以及66～80岁）平均每年失牙分别为0.01颗和0.04颗。30年后随访的所有年龄组的患者的龋病发生位置都少于2个牙面。由于该研究持续时间较长，此期间拔除的少量牙齿中9颗是因为牙周问题，108颗是因为根折。该研究密切追踪报道了被鼓励进行定期检查，并且口腔保健意识强、依从性好的受试者进行30年预防性牙周治疗的疗效。研究中92%的受试者每天刷牙≥2次，44%的受试者使用牙线，35%的受试者使用牙间隙刷进行日常护理。同时，吸烟者的比例也由46%下降到10%。一项最近的观察时间≥20年的回顾性研究同样证实了患者良好的依从性与增加牙周维护的频率，在减少缺牙提高牙科疾病的预后方面起着非常重要的作用[14]。

定期随访复诊的频率

相当数量的学者建议大部分有牙周炎病史的患者应当至少每年接受支持治疗4次，因为相比于牙周维护频率更低的患者，3个月的随访复诊间隔下，病变进展的可能性更小[19-21]。在Listgarten的经典研究中[22-23]，研究人员通过对患者进行微生物学分析来评估专业的牙周预防治疗后生物膜恢复到可能的致病水平所需要的时间。学者发现，在大部分患者中，大约90天后微生物重新达到可致病的数量，这证实了牙周病易感人群每季度接受一次维护的必要性。这个推论在更新的由Sbordone等[24]以及Greenstein的研究中同样得到支持[25]。在人力后勤、单位组织或患者个人条件允许的情况下，建议患者至少每4个月随访复诊1次。许多患者在最终的牙周治疗后，仅表现为复发性牙龈炎且无进一步的附着丧失，比如无牙周病家族史的厚生物型牙龈（即不易受致病因素影响）的年轻患者，如果能够做到满意的菌斑控制，可以每6个月进行一次充分的支持治疗。

日常定期检查的频率

- 中度或重度牙周和/或种植体周围疾病：每3个月1次。
- 轻度牙周和/或种植体周围疾病：每4个月1次。
- 牙周病和/或种植体周围疾病易感性较小：每6个月1次。

依从性或坚持

"依从性"一词来源于拉丁语"complire"，意思是遵守，即执行一个行动或遵守一份诺言。在《牛津英语词典》中[26]，"依从性"的定义是"去行动"，或者是按照主治医生建议的去做。这个词意味着临床医生家长式的态度以及以患者为中心的考量。

现在"坚持"一词被应用得越来越频繁。它来自拉丁词"adhaerere"，意味着"不动摇""有耐性"，或者"始终如一"。在《牛津英语词典》中[26]，"坚持"一词被定义为尊重某个原理并且坚持实践。该定义意味着患者需要坚持完成推荐给他们的治疗方案。有效的口腔卫生维护技巧以及患者良好的依从性并不是一个容易达到的目标。

"依从"字面的意思是依附，但是在心理学语言中它被定义为行为，更具体来说，"与临床医生的指令一致的患者的行为"。有人发现，如果患者被告知并且积极地反复强调牙周维护的重要性，他们的依从性会更好[27]。

患有慢性疾病的患者随着时间的推移容易出现依从性降低的情况，特别是当疾病在缓解期时[20]，然而骨结合种植体的植入似乎会提高患者牙周维护的依从性[28]。

已有证据表明，牙周支持治疗会增强牙周治疗的远期疗效[6,29-30]。依从性差的患者明显存在较高的失牙风险[31]，并且随着时间的延长表现出更多的附着丧失[4]。

定期随访复诊的治疗程序

牙周维护的时间分配

定期随访复诊所需的时间受很多因素影响，包括患者口腔内牙齿或种植体的数目、患者的配合程度、家庭口腔卫生维护情况、依从性、全身健康情况、定期随访的频率、器械治疗的可达性，以及牙周/种植体周围袋的分布和深度[4,19]。

尽管每次维护治疗通常需要持续45~60min，但这有时还不足以达到全口同时彻底维护的目标[32]。有效的支持治疗所需的时间应当根据每位患者的需求调整[4]。因此推荐1h的治疗时间安排，因为这个时间足够完成临床操作和必要的器械治疗，同样包括对患者积极性的再次调动。

治疗注意事项

1. **回顾并且更新全身及口腔病史**。在每次复诊时，需要更新全身病史，因为即使在很短的时间内它也可能产生变化。因此强烈推荐，要求患者在随后的随访复诊中，每年填写1次表格（图6-11）。

2. **口外和口内的检查及结果记录**。在每次复诊中，要求完成口腔内软组织的彻底评估，以及时发现潜在的异常。所有记录的数据必须与治疗前的测量值相比较。

3. **牙科检查及结果记录**。应当检查牙齿移动度、松动度，以及咬合因素。完成冠、根的龋坏评估，评估修复体和义齿因素，例如有缺陷的修复

图6-11

随访复诊预约：牙医/注册牙科卫生员

姓名：_____ 日期：_____

您的全身和口腔病史最近有改变吗？

没有 _____ 有 _____

您有服用什么新药物吗？

没有 _____ 有 _____

在这里填写任何您想告诉我们的事情或者建议：

_____

_____

体等。

4. **牙周评估及结果记录。**测量所有存在的牙齿和种植体周的探诊深度。同时记录袋深、假性牙周袋，以及探诊出血。评估软硬沉积物的质、量以及分布，以及所有的根分叉病变。一定要重新记录牙龈的退缩情况，并且检测已有的退缩是否加重。临床附着水平可以通过将探诊深度和退缩的程度相加得到（见第2章）。

5. **种植体和种植体周围组织评估及结果记录。**应用牙周探针探诊种植体周围，记录袋深、探诊出血情况、是否溢脓、种植体松动度、修复体的质量，以及咬合稳定性。其他病理症状，比如出现疼痛和不适，也需

要记录。

6. **影像学检查。**临床检查所依据的影像学资料应是最新的，且基于患者诊断的需要，并尽可能详细地反映口腔结构，包括牙齿、牙周组织以及牙种植体的情况。临床医生的判断，以及疾病的流行和进展程度，有助于确定影像检查的需要与否、频率以及数目。

7. **患者家庭口腔卫生维护水平的评估。**为了维持牙周情况的临床稳定性，评估菌斑生物膜的清除效率是很有必要的。特别是，菌斑的存在以及高出血指数的信息能够帮助临床医生辨别出患者在家庭护理程序中需要给予更多重视的而此前却被忽略了的区域，以便于医生建议患者使

用不同的工具或改变他们的家庭护理方式。在每一次复诊中重新强调口腔卫生维护的重要性，并再次指导患者掌握个性化的口腔护理程序是有必要的。提供循证牙科文献中的研究结论给患者，同样能使患者意识到定期随访复诊的重要性。

已经有许多关于定期维护治疗和随访复诊益处的科学研究文章发表在牙科杂志上。

一些研究结果显示坚持定期牙周维护的患者相比于接受牙周维护频率更低或根本不接受周维护的患者，附着丧失更少，并且失牙更少[3-4,6,30]。

8. **控制危险因素**。如果患者吸烟，建议向患者说明戒烟能达到的对于牙齿和牙周组织，以及患者全身健康的好处。吸烟是除了菌斑之外对牙周病最有影响的危险因素，特别是如果同时接受不彻底的支持治疗[33]。压力大并且抗压能力不佳的患者患牙周病的概率是那些压力小并且抗压能力好的人的2倍[34]。如果患者存在其他危险因素，比如系统性疾病或者不良的饮食习惯所增加的患龋风险，如果已经表现出相应的临床体征，则临床医生必须告知患者其目前的状态以及所需要附加的治疗。

9. **清除菌斑以及龈上和龈下钙化沉积物**。包括：

- 全面的牙周非手术清创。
- 清除种植体表面的污染物[35]。

基于个体化的需求，探诊深度，软硬沉积物的质和量、龈退缩的存在、修复治疗以及种植体支持的修复治疗，尤其是牙周治疗计划的类型，会有不同的维护程序（图6-12～图6-15）。

牙周非手术器械治疗应当是轻柔且有效的，其目标是彻底去除所有存在的沉积物并兼顾组织的完整性。在清除牙石之前，推荐采用牙周探针探查钙化沉积物，特别是龈下牙石。器械的移动一定要确保正确，只去除被探查到的沉积物，不要过度刮治根面，以避免过多的磨损，长期过多的磨损会导致影像图像可见的"沙漏状"牙根。对修复体及与其相关的健康的牙周组织给予特殊的维护也是很有必要的（图6-16～图6-23）。不规范的器械操作可能引起黏膜稳定性的变化。为了达到彻底且温和的清洁效果，在牙龈边缘使用抛光膏并配合刮治，也很有效果。该方法优选器械行水平方向的移动（图6-15b）。如果使用超声器械，可配合很轻的侧向压力，进行精细的移动（图6-20和图6-23）。

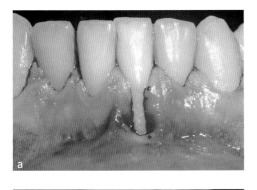
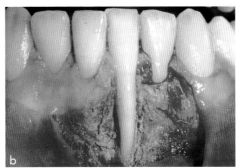
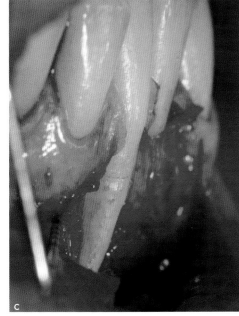
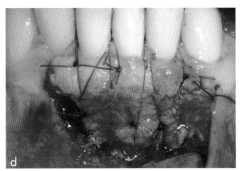

图6-12 一例下颌左侧中切牙颊侧牙龈重度退缩患者的术前照（a）。利用膜龈手术治疗暴露的牙根（b），侧面观可见该牙牙冠舌向位而牙根唇向位，导致牙根暴露并伴随着非常明显的骨缺损（c）。采用可吸收缝线单侧悬吊缝合的方式可保护自腭部移植的结缔组织瓣，每颗牙齿一针，第二针采用水平褥式缝合保证稳定性（d）（By kind permission of Dr Stefano Parma Benfenati）。

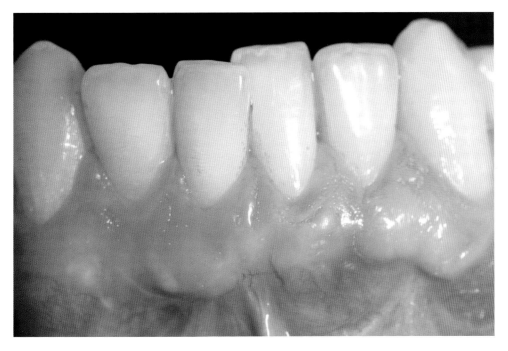

图6-13 术后第5年的回访发现患者部分区域菌斑控制欠佳。

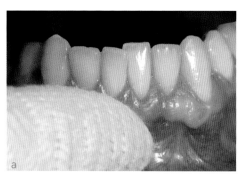
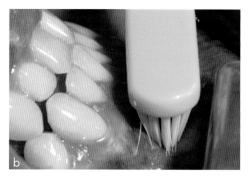
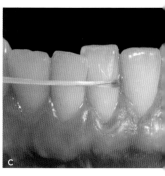

图6-14 （a）使用药制一次性毛巾/指套刷沿黏膜组织到牙齿表面的根冠方向轻柔移动。这里特别推荐使用一次性毛巾/指套刷，因为它们能有效地清除生物膜并且不损伤软组织，防止牙龈退缩的复发。使用这些工具时，手指移动的方式与竖转动刷牙法中牙刷的运动方式相似。牙周手术后，使用药制纱布（也就是指套刷，Enacare，Micerium）轻柔地清洁伤口，可以减少菌斑堆积，促进手术后伤口稳定的愈合。（b）推荐使用竖转动刷牙法，即刷毛深入前庭，然后旋转着向冠方移动。由于刷毛运动时接触黏膜和牙齿之间的交界区，因此不会损伤黏膜。（c）在复诊中，医生需要确认患者能正确使用牙线；牙线应当像字母C的形状环抱牙面，如图所示。

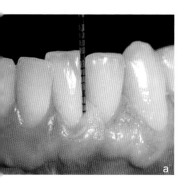
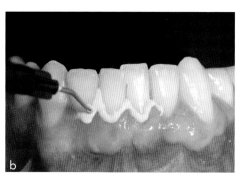
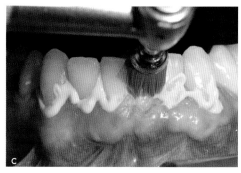

图6-15 （a）再生性手术（图6-2~图6-10）以及膜龈术后的操作程序，在每季度一次的复诊中，牙周器械治疗之前的牙周探诊应当轻柔操作，以免破坏愈合中的生物学封闭的临床稳定性。（b和c）在专业的预防性操作结束时，使用带有钝针头的一次性注射器在牙颈部边缘涂抹抛光膏后抛光牙面 [Smart Prophy paste（120 radioactive dentin abrasion），Micerium]。

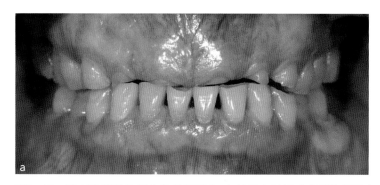
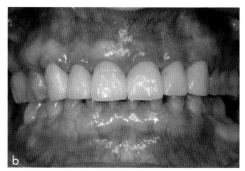

图6-16 患者有严重的牙齿磨损问题（a）并且在牙周手术后使用固定义齿进行垂直高度的重建（b）。即使在术后第21年的随访时，情况依然稳定（牙周手术治疗由Dr Stefano Parma Benfenat完成，修复重建由Dr Primo Galletti完成）。

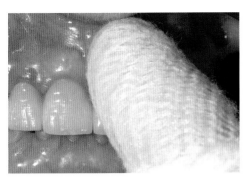

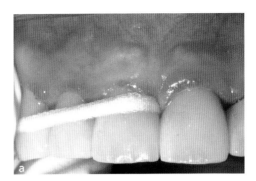

图6-17　对患者再次进行口腔卫生宣教，包括建议使其用一次性毛巾/指套刷（Enacare，Micerium）缠绕手指转动着擦洗、清洁膜龈和修复体表面。

图6-18　当检查患者是否掌握了正确的刷牙方法时（b），推荐其使用超级牙线（Oral-B）（a）清洁修复体邻间隙。确认患者已经掌握了疾病预防所需要的口腔卫生技能也是口腔健康护理专家的责任。

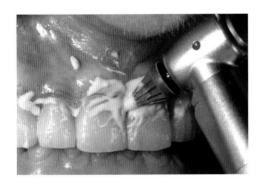

图6-19　推荐在手动器械治疗前在牙颈部边缘使用抛光膏［Smart Prophy paste（120 radioactive dentin abrasion），Micerium］，尽量做水平向运动以避开修复体边缘（图6-10）。当抛光时，术者可以使用有锥度的、细粒的、软的橡皮工作尖以更有效地到达牙间隙。抛光部位不包括修复体牙冠，除非存在着色。

图6-20　建议使用种植体专用的比金属工作尖轻柔的超声工作尖和器械，联合高速吸引系统。

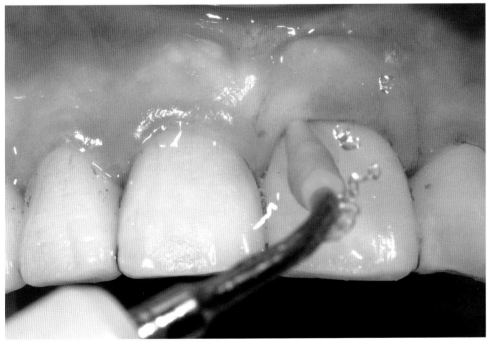

超声设备的临床技术敏感性较高。不间断地使用器械有损伤修复体边缘的风险，换句话说，可能出现刮擦或者带出水门汀的情况。因此，将功率设定在合适的水平很重要。一般建议设定为中等或中等偏低挡。术者应当仔细按照第3章所提供的超声器械的操作技术一步一步地实施操作。牙周维护的终极目标是维持所有治疗后病例的临床稳定性，无论他们的牙周治疗被认为是合理的，或者因为患者的意愿或其他以患者为中心的需要而做出了一些改变，就像本书中描述过的许多情景一样（图6-24~图6-32），可以选择替代性的治疗。

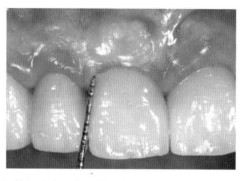

图6-21 临床图片所显示的是随访15年后的固定义齿功能恢复的情况（图6-16b）。口腔卫生宣教不仅包括教给患者尽可能准确并详细的操作方法，医生还需要确定患者是否掌握了相应的技能。许多临床医生给患者进行口腔卫生宣教时仅仅演示菌斑清除工具的使用，但是并不能确保患者能够准确使用这些技能。

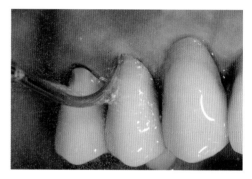

图6-22 让工作尖从修复体边缘滑过很重要，操作者需要小心且轻柔地移动以接触牙根表面的修复体连接部分（Piezon Master 700，EMS）。

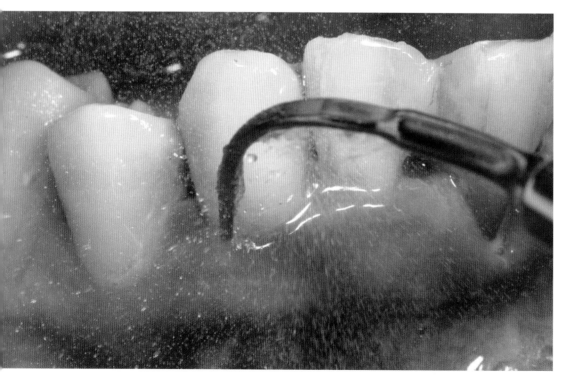

图6-23 后续随访复诊中应用超声设备。选择一个细小的工作尖，以较低的功率严格遵守第3章中详细介绍的器械使用的原则进行操作（Multipiezo，Mectron）。

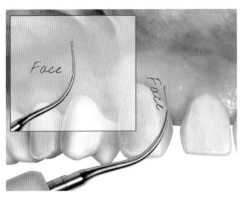

图6-24 当使用非手术牙周器械治疗时，使用超声设备进行正确的移动很重要。图中显示了如何使用逐渐变细的、有锥度的、圆形的工作尖，将凹面（最有效的面，仅仅比工作尖的尖端弱）贴着牙根表面进行移动。

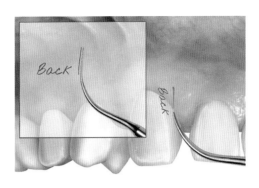

图6-25 使用工作尖圆凸的背部也是正确的；其清洁效果次于圆柱状工作尖的尖端和凹面。

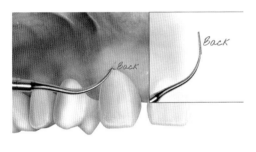

图6-26 在颊侧，应使用圆柱状锥形超声工作尖的凸出的背面。

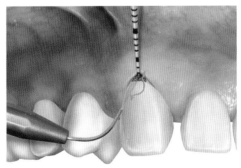

图6-27 如果在牙周维护复诊阶段发现残留牙石，推荐在使用常规器械的同时，使用半导体激光促进龈下钙化沉积物的清除。半导体激光被用来减弱牙石沉积物和根面的化学附着，辅助后续传统牙周清创治疗。此外，由于半导体激光光纤很细小，它也能在器械启动或关闭时循着图中箭头所示的轨迹以低速、持续做根冠向和冠根向移动，来精确探测龈下牙石。

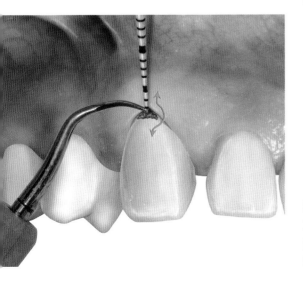

图6-28 发现龈下牙石后，可以首先使用超声器械工作尖的尖端循着箭头所示轨迹做根冠向和冠根向移动以精确地探查钙化沉积物。此时不需要启动超声设备以提高触觉敏感性。

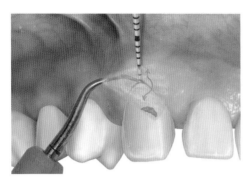

图6-29 全面的龈下牙石探测后,超声器械可以有针对性地高效清除牙石。

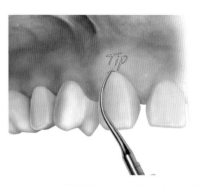

图6-30 推荐临床医生首先选用器械尖端探查龈下沉积物,并且仔细评估它的形态学特征和位置。

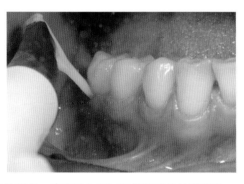

图6-31 作为常规方法的附加,临床医生可以选择需要的抗菌药物。临床图片显示了使用空气-粉末设备(Air-Flow,EMS),配合输送抗菌药物到龈下的专用工作尖,即使在存在种植体支持的修复体时也可以使用。在该病例中,使用的药物是赤藓糖醇,其以颗粒比甘氨酸研磨粉小为特点(放射性牙本质磨损值为25)。赤藓糖醇是一种糖醇(或多元醇),天然存在于水果和发酵食品中,被当作天然甜味剂使用[36]。欧盟under Directive 2008/100/EC公认并且指定赤藓糖醇的能量是0kcal/g[37]。

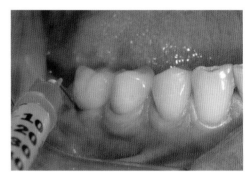

图6-32 作为其他备选的抗菌药物,比如氯己定的替代品,一种主要成分为2%的氧化银溶液(比氯己定抗菌能力强但副作用小)[38-39],可以用带有钝头针的一次性注射器使用。

处理临床不稳定性的策略

有时候，尽管临床医生尽了最大努力，患者也坚持定期复诊，但是一些患者还是会在牙周和种植体位点有进展性的支持骨丧失。这可能与以下原因相关：（1）患者家庭护理和/或牙医和牙科卫生员专业护理不足；（2）免疫系统缺陷；（3）存在系统性疾病[40-42]。在这些病例中，作为之前描述过的经典的个性化维护程序的辅助手段，使用附加治疗很有必要。就使用抗菌药物来说， 24%甲硝唑[43-44]、2%氧化银[38-39]、氯化十六烷基吡啶联合精油或者氯己定，局部释放抗生素或激光和光动力学治疗等都可以视情况选用。在牙周器械治疗期间，为了帮助清

除致病源，特别是在器械很难达到的部位，可以使用带钝头针头的一次性注射器应用0.1%或0.2%氯己定凝胶辅助治疗。氯己定也能对黏附在种植体表面的细菌表现出显著的抗菌效果[46]。在种植体暴露的部位，四环素也能被用来抑制细菌毒性[47]。

在一些病例中，规定以20mg/次，每天2次的剂量使用多西环素3~24个月，这种抗菌手段可能会提高疗效[48-49]。在健康成人中，使用传统程序联合阿莫西林和甲硝唑进行系统抗菌治疗，可能提高牙周非手术治疗的疗效[50-52]。

此外，激光和光动力治疗对维护治

疗也大有裨益[53]。但是，在这个过程中传统治疗依然是不可或缺并且不可超越的。图6-33~图6-51阐明了牙周非手术治疗联合半导体激光和局部抗菌药物的使用。

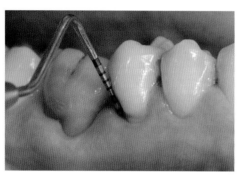

图6-33 初始探诊深度大约8mm，伴随出血和1mm的牙龈退缩。

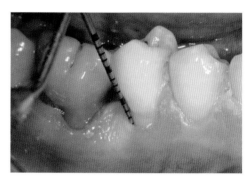

图6-34 在病因相关的非手术牙周激光辅助治疗后，探诊深度是2mm无出血，有2mm的牙龈退缩。

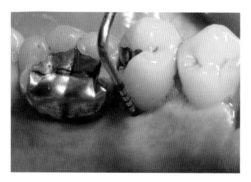

图6-35 在舌侧，初始探诊深度9mm。

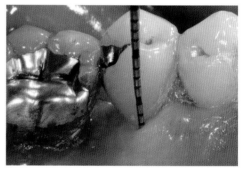

图6-36 8个月后，探诊深度2mm无出血。

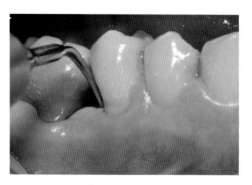

图6-37 牙周非手术治疗包括应用超声器械和手动器械，联合使用980nm半导体激光。

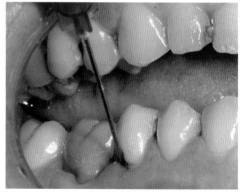

图6-38 在牙周维护期，临床医生应用钝头针注射器放置24%甲硝唑。

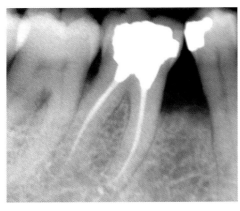

图6-39 初始根尖片，便于进行影像学评估。

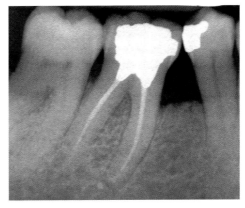

图6-40 激光辅助的牙周非手术治疗后1年的根尖片，显示支持骨变化良好（图6-38），同时，临床探诊结果得到骨水平的提高（图6-36）。

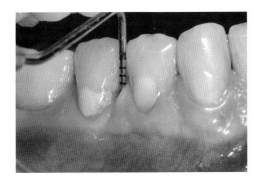

图6-41 第一次就诊记录的探诊深度大约为11mm。

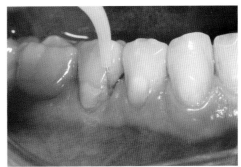

图6-42 半导体激光（808nm，Quanta System）和牙周非手术治疗联用。

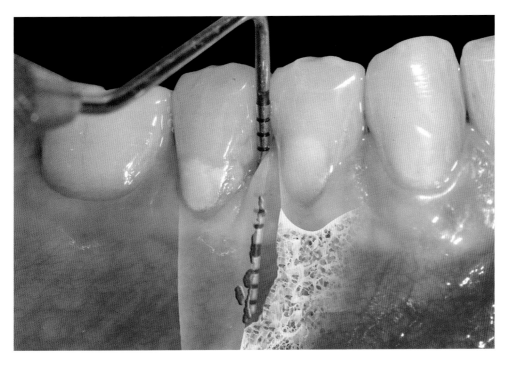

图6-43 该图片联合插图显示了局部垂直向骨缺损的形态学特征和存在的大量的钙化沉积物。

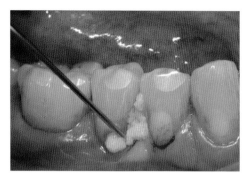

图6-44 在后续复诊中使用24%甲硝唑。

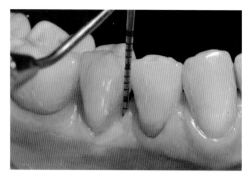

图6-45 再评估是在病因相关的激光辅助的牙周非手术治疗1年后（图6-41和图6-43），记录探诊深度为3mm，无出血。

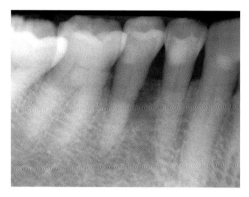

图6-46 初始根尖片，于第一次就诊时拍摄（图6-41~图6-43）。

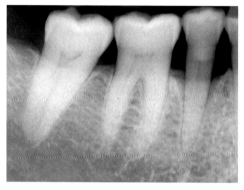

图6-47 激光辅助的牙周非手术治疗后1年的根尖片，与临床再评估同期拍摄（图6-45和图6-50）。

图6-48 舌侧探诊深度大约9mm，有出血。

图6-49 使用半导体激光（808nm，Quanta System）联合牙周非手术治疗。

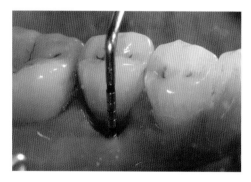

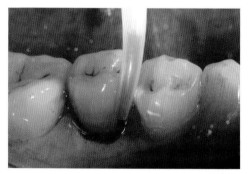

图6-50 1年后，临床再评估时探诊深度2mm，无出血。

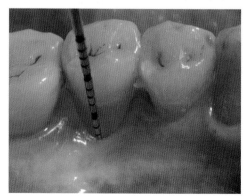

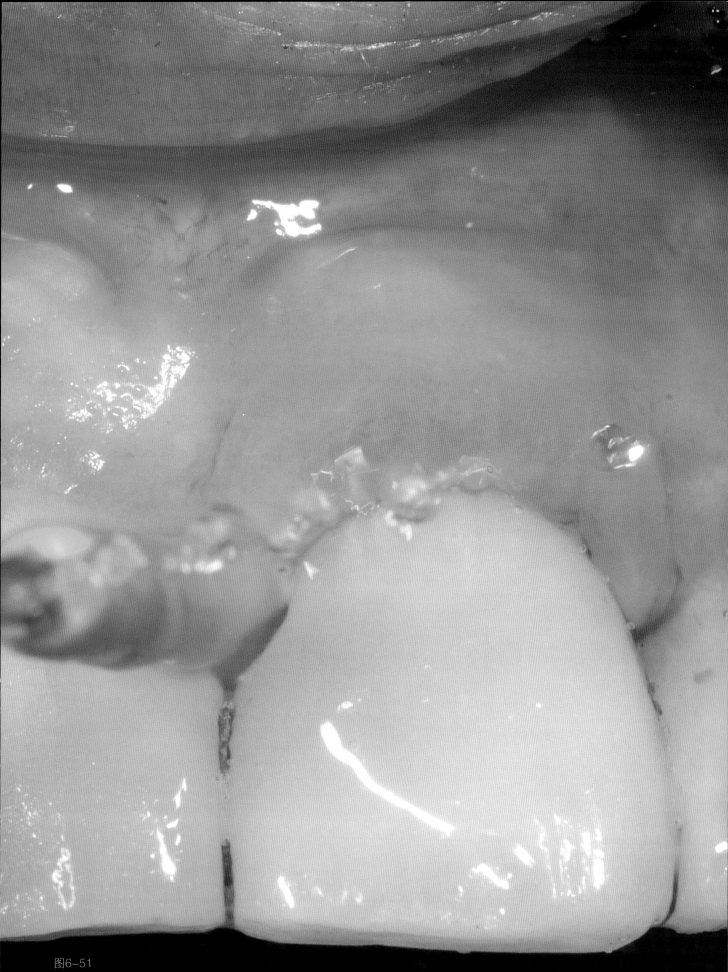

图6-51

参考文献

REFERENCES

第1章

[1] Dentino A, Lee S, Mailhot J, Hefti AF. Principles of periodontology. Periodontol 2000 2013;61:16–53.

[2] Fujise O, Miura M, Hamachi T, Maeda K. Risk of *Porphyromonas gingivalis* recolonization during the early period of periodontal maintenance in initially severe periodontitis sites. J Periodontol 2006;77:1333–1339.

[3] Quirynen M, Vogels R, Pauwels M, et al. Initial subgingival colonization of "pristine" pockets. J Dent Res 2005;84:340–344.

[4] Wong MY, Lu CL, Liu CM, Hou LT. Microbiological response of localized sites with recurrent periodontitis in maintenance patients treated with tetracycline fibers. J Periodontol 1999;70:86–88.

[5] Allen E, Ziada H, Irwin C, Mullally B, Byrne PJ. Periodontics, 10: Maintenance in periodontal therapy. Dent Update 2008;35(3):150–152, 154–156.

第2章

[1] American Academy of Periodontology. Comprehensive periodontal therapy: A statement by the American Academy of Periodontology. J Periodontol 2011;82:943–949.

[2] Lindhe J, Lang NP, Berglundh T, Giannobile WV, Sanz M (eds). Clinical Periodontology and Implant Dentistry, ed 6. Chichester, West Sussex: John Wiley and Sons, 2015.

[3] Socransky SS, Haffajee AD. The bacterial etiology of destructive periodontal disease: Current concepts. J Periodontol 1992;63(4 suppl):322–331.

[4] American Academy of Periodontology. Consensus report. In: Nevins M, Becker W, Kornman K (eds). Proceedings of the World Workshop in Clinical Periodontics. Chicago: American Academy of Periodontology, 1989:I/23–I/24.

[5] Sanz M, van Winkelhoff AJ; Working Group 1 of Seventh European Workshop on Periodontology. Periodontal infections: Understanding the complexity—Consensus of the Seventh European Workshop on Periodontology. J Clin Periodontol 2011;38(suppl 11):3–6.

[6] Cobb CM. Clinical significance of non-surgical periodontal therapy: An evidence-based perspective of scaling and root planing. J Clin Periodontol 2002;29(suppl 2):6–16.

[7] Apatzidou DA. Modern approaches to non-surgical biofilm management. Front Oral Biol 2012;15:99–116.

[8] Irwin C, Mullally B, Ziada H, Allen E, Byrne PJ. Periodontics: 2. Risk factors and susceptibility in periodontitis. Dent Update 2007;34:270–272, 275–276.

[9] Holt SC, Ebersole JL. *Porphyromonas gingivalis*, *Treponema denticola*, and *Tannerella forsythia*: The "red complex", a prototype polybacterial pathogenic consortium in periodontitis. Periodontol 2000 2005;38:72–122.

[10] Strohmenger L, Cagetti MG, Campus G, et al. Linee Guida Nazionali per la promozione della salute orale e la prevenzione delle patologie orali in età evolutiva. Ministero del Lavoro, della Salute e delle Politiche Sociali 9 2008;21:1–10.

[11] Pihlstrom BL, Michalowicz BS, Johnson NW. Periodontal diseases. Lancet 2005;366:1809–1820.

[12] Sanz M, Quirynen M; European Workshop in Periodontology Group A. Advances in the aetiology of periodontitis. Group A consensus report of the 5th European Workshop in Periodontology. J Clin Periodontol 2005;32(suppl 6):54–56.

[13] Van Winkelhoff AJ, Boutaga K. Transmission of periodontal bacteria and models of infection. J Clin Periodontol 2005;32(suppl 6):16–27.

[14] Drisko CH. Nonsurgical periodontal therapy. Periodontol 2000 2001;25:77–88.

[15] Cairns A. Brush up on your technique: Good habits start young. J Fam Health Care 2011;21:26–28.

[16] Löe H, Theilade E, Jensen SB. Experimental gingivitis in man. J Periodontol 1965;36:177–187.

[17] Theilade E, Wright WH, Jensen SB, Löe H. Experimental gingivitis in man. II. A longitudinal clinical and bacteriological investigation. J Periodontal Res 1966;1:1–13.

[18] Page RC, Offenbacher S, Schroeder HE, Seymour GJ, Kornman KS. Advances in the pathogenesis of periodontitis: Summary of developments, clinical implications, and future directions. Periodontol 2000 1997;14:216–248.

[19] Heitz-Mayfield LJ. Disease progression: Identification of high-risk groups and individuals for periodontitis. J Clin Periodontol 2005;32(suppl 6):196–209.

[20] Michalowicz BS, Aeppli D, Virag JG, et al. Periodontal findings in adult twins. J Periodontol 1991;62:293–299.

[21] Loos BG. Systemic markers of inflammation and periodontitis. J Periodontol 2005;76:2106–2115.

[22] Sawle AD, Kebschull M, Demmer RT, Papapanou PN. Identification of master regulator genes in human periodontitis. J Dent Res 2016;95:1010–1017.

[23] Walter C, Kaye EK, Dietrich T. Active and passive smoking: Assessment issues in periodontal research. Periodontol 2000 2012;58:84–92.

[24] Genco RJ, Borgnakke WS. Risk factors for periodontal disease. Periodontol 2000 2013;62:59–94.

[25] Slots J. Update on *Actinobacillus actinomycetemcomitans* and *Porphyromonas gingivalis* in human periodontal disease. J Int Acad Periodontol 1999;1(4):121–126.

[26] Darby I, Curtis M. Microbiology of periodontal disease in children and young adults. Periodontol 2000 2001;26:33–53.

[27] Zambon JJ. *Actinobacillus actinomycetemcomitans* in human periodontal disease. J Clin Periodontol 1985;12:1–20.

[28] Newman MG, Socransky SS. Predominant cultivable microbiota in periodontosis. J Periodontal Res 1977;12:120–128.

[29] Armitage GC. Development of a classification system for periodontal diseases and conditions. Ann Periodontol 1999;4:1–6.

[30] Schacher B, Baron F, Rossberg M, Wohlfeil M, Arndt R, Eickholz P. *Aggregatibacter actinomycetemcomitans* as indicator for aggressive periodontitis by two analysing strategies. J Clin Periodontol 2007;34:566–573.

[31] De Sanctis M. Malattie parodontali e malattie cardiovascolari. In: Merli M. Progetto Perio-Medicine, Malattie Parodontali e Malattie Sistemiche. Milano: Società Italiana di Parodontologia, 2010.

[32] Schmitt A, Carra MC, Boutouyrie P, Bouchard P. Periodontitis and arterial stiffness: A systematic review and meta-analysis. J Clin Periodontol 2015;42:977–987.

[33] Bokhari SA, Khan AA, Butt AK, et al. Non-surgical periodontal therapy reduces coronary heart disease risk markers: A randomized controlled trial. J Clin Periodontol 2012;39:1065–1074.

[34] Friedewald VE, Kornman KS, Beck JD, et al. The *American Journal of Cardiology* and *Journal of Periodontology* editors' consensus: Periodontitis and atheroscleroticcardiovascular disease [also published in J Periodontol 2009;80:1021–1032.]. Am J Cardiol 2009;104:59–68.

[35] American Academy of Periodontology. Periodontal Disease Linked to Cardiovascular Disease. https://www.perio.org/consumer/AHA-statement. Accessed 29 September 2016.

[36] American Academy of Periodontology. Statement on risk assessment. J Periodontol 2008;79:202.

[37] Dentino A, Lee S, Mailhot J, Hefti AF. Principles of periodontology. Periodontol 2000 2013;61:16–53.

[38] Slots J. Herpesviruses in periodontal diseases. Periodontol 2000 2005;38:33–62.

[39] Carrassi A. Malattie parodontali e diabete. In: Progetto Perio-Medicine: Malattie Parodontali e Malattie Sistemiche. http://www.sidp.it/progetti/www.periomedicine.it/newserfile/1/7bfc49/RevisioneLetteratura ProgettoPeriomedicineSIdP.pdf. Accessed 29 September 2016.

[40] Sandros J, Papapanou PN, Nannmark U, Dahlén G. *Porphyromonas gingivalis* invades human pocket epithelium in vitro. J Periodontal Res 1994;29:62–69.

[41] Latronica RJ, Shukes R. Septic emboli and pulmonary abscess secondary to odontogenic infection. J Oral Surg 1973;31:844–847.

[42] Suzuki JB, Delisle AL. Pulmonary actinomycosis of periodontal origin. J Periodontol 1984;55:581–584.

[43] De Soyza A, Higgins B, Gould K. An unusual case of pulmonary abscess. J Infect 2000;41:114.

[44] Ioannidou E, Kao D, Chang N, Burleson J, Dongari-Bagtzoglou A. Elevated serum interleukin-6 (IL-6) in solid-organ transplant recipients is positively associated with tissue destruction and IL-6 gene expression in the periodontium. J Periodontol 2006;77:1871–1878.

[45] D'Aiuto F, Parkar M, Brett PM, Ready D, Tonetti MS. Gene polymorphisms in proinflammatory cytokines are associated with systemic inflammation in patients with severe periodontal infections. Cytokine 2004;28:29–34.

[46] D'Aiuto F, Ready D, Tonetti MS. Periodontal disease and C-reactive protein-associated cardiovascular risk. J Periodontal Res 2004;39:236–241.

[47] D'Aiuto F, Casas JP, Shah T, Humphries SE, Hingorani AD, Tonetti MS. C-reactive protein (+1444C>T) polymorphism influences CRP response following a moderate inflammatory stimulus. Atherosclerosis 2005;179:413–417.

[48] Orlandi M, Suvan J, Petrie A, et al. Association between periodontal disease and its treatment, flow-mediated dilatation and carotid intima-media thickness: A systematic review and meta-analysis. Atherosclerosis 2014;236:39–46.

[49] Tonetti MS, D'Aiuto F, Nibali L, et al. Treatment of periodontitis and endothelial function. N Engl J Med 2007;356:911–920.

[50] Amsterdam EA, Wenger NK, Brindis RG, et al. 2014 AHA/ACC guideline for the management of patients with non-ST-elevation acute coronary syndromes: A report of the American College of Cardiology/American Heart Association task force on practice guidelines. J Am Coll Cardiol 2014;64:e139–e228.

[51] Offenbacher S, Beck JD, Jared HL, et al. Effect of periodontal therapy on rate of preterm delivery. Obstet Gynecol 2009;114:557–559.

[52] von Dadelszen P, Magee LA. Fall in mean arterial pressure and fetal growth restriction in pregnancy hypertension: An updated metaregression analysis. J Obstet Gynaecol Can 2002;24:941–945.

[53] Cortellini P. Malattie parodontalie partoprematuro. In: Progetto Perio-Medicine: Malattie Parodontali e Malattie Sistemiche. http://www.sidp.it/progetti/www.periomedicine.it/newserfile/1/7bfc49/RevisioneLetteratura ProgettoPeriomedicineSIdP.pdf. Accessed 29 September 2016.

[54] Boggess KA. Maternal oral health in pregnancy. Obstet Gynecol 2008;111:976–986.

[55] McGaw T. Periodontal disease and preterm delivery of low-birth-weight infants [review]. J Can Dent Assoc 2002;68:165–169.

[56] Plessas A, Pepelassi E. Dental and periodontal complications of lip and tongue piercing: Prevalence and influencing factors. Aust Dent J 2012;57:71–78.

[57] Majchrzak E, Szybiak B, Wegner A, et al. Oral cavity and oropharyngeal squamous cell carcinoma in young adults: A review of the literature. Radiol Oncol 2014;48:1–10.

[58] Brocklehurst P, Kujan O, O'Malley LA, Ogden G, Shepherd S, Glenny AM. Screening programmes for the early detection and prevention of oral cancer. Cochrane Database Syst Rev 2013;11:CD004150.

[59] American Academy of Periodontology. Glossary of Periodontal Terms, ed 4. Chicago: American Academy of Periodontology, 2001.

[60] Listgarten MA. Structure of the microbial flora associated with periodontal health and diseases in man. J Periodontol 1976;47:1–18.

[61] Tomasi C, Leyland AH, Wennström JL. Factors influencing the outcome of non-surgical periodontal treatment: A multilevel approach. J Clin Periodontol 2007;34:682–690.

[62] Miller SC. Textbook of Periodontia (Oral Medicine), ed 2. Philadelphia: Blakiston, 1943:103.

[63] Hallmon WW, Harrel SK. Occlusal analysis, diagnosis and management in the practice of periodontics. Periodontol 2000 2004;34:151–164.

[64] Matthews DC, Tabesh M. Detection of localized tooth-related factors that predispose to periodontal infections. Periodontol 2000 2004;34:136–150.

[65] Armitage GC. Periodontal diagnoses and classification of periodontal diseases. Periodontology 2000 2004;34:9–12.

[66] American Academy of Periodontology. Position paper: Diagnosis of periodontal diseases. J Periodontol 2003;74:1237–1247.

[67] Page RC, Eke PI. Case definitions for use in population-based surveillance of periodontitis. J Periodontol 2007;78(7 suppl):1387–1399.

[68] Al-Ghutaimel H, Riba H, Al-Kahtani S, Al-Duhaimi S. Common periodontal diseases of children and adolescents. Int J Dent 2014;2014:850674.

[69] Socransky SS, Haffajee AD, Goodson JM, Lindhe J. New concepts of destructive periodontal disease. J Clin Periodontol 1984;11;21–32.

[70] Henderson B, Ward JM, Ready D. *Aggregatibacter (Actinobacillus) actinomycetemcomitans*: A triple A* periodontopathogen? Periodontol 2000 2010;54:78–105.

[71] Laine ML, Crielaard W, Loos BG. Genetic susceptibility to periodontitis. Periodontol 2000 2012;58:37–68.

[72] Frydman A, Simonian K. Aggressive periodontitis: The historic quest for understanding. J Calif Dent Assoc 2011;39:377–382.

[73] Teles RP, Gursky LC, Faveri M, et al. Relationships between subgingival microbiota and GCF biomarkers in generalized aggressive periodontitis. J Clin Periodontol 2010;37:313–323.

[74] Sgolastra F, Petrucci A, Gatto R, Giannoni M, Monaco A. Long-term efficacy of subantimicrobial-dose doxycycline as an adjunctive treatment to scaling and root planing: A systematic review and meta-analysis. J Periodontol 2011;82:1570–1581.

[75] Mombelli A, Cionca N, Almaghlouth A, Décaillet F, Courvoisier DS, Giannopoulou C. Are there specific benefits of amoxicillin plus metronidazole in Aggregatibacter actinomycetemcomitans-associated periodontitis? Double-masked, randomized clinical trial of efficacy and safety. J Periodontol 2013; 84:715–724.

[76] Matesanz-Pérez P, García-Gargallo M, Figuero E, Bascones- Martínez A, Sanz M, Herrera D. A systematic review on the effects of local antimicrobials as adjuncts to subgingival debridement, compared with subgingival debridement alone, in the treatment of chronic periodontitis. J Clin Periodontol 2013;40:227–241.

[77] Golub LM, Elburki MS, Walker C, et al. Non-antibacterial tetracycline formulations: Host-modulators in the treatment of periodontitis and relevant systemic diseases. Int Dent J 2016;66:127–135.

[78] Preshaw PM, Novak MJ, Mellonig J, et al. Modified-release subantimicrobial dose doxycycline enhances scaling and root planing in subjects with periodontal disease. J Periodontol 2008;79:440–452.

[79] Griffiths GS, Ayob R, Guerrero A, et al. Amoxicillin and metronidazole as an adjunctive treatment in generalized aggressive periodontitis at initial therapy or re-treatment: A randomized controlled clinical trial. J Clin Periodontol 2011;38:43–49.

[80] Cortellini P, Cairo F, Farnetti M, Rotundo R, Sforza NM. Progetto Stili di Vita. http://www.sidp.it/progetti/www. progettostilidivita.it/assets/files/RevLett_Stili%20di%20 Vita%20SIdP_def.pdf. Accessed 29 September 2016.

[81] Allen E, Ziada H, Irwin C, Mullally B, Byrne PJ. Periodontics, 10: Maintenance in periodontal therapy. Dent Update 2008;35(3):150–152, 154–156.

[82] Cohen RE; Research, Science and Therapy Committee, American Academy of Periodontology. Position paper: Periodontal maintenance. J Periodontol 2003;74:1395–1401.

[83] Turnbaugh PJ, Ley RE, Hamady M, Fraser-Liggett CM, Knight R, Gordon JI. The human microbiome project. Nature 2007;449(7164):804–810.

[84] Wade WG. The oral microbiome in health and disease. Pharmacol Res 2013;69:137–143.

[85] Nasidze I, Li J, Quinque D, Tang K, Stoneking M. Global diversity in the human salivary microbiome. Genome Res 2009;19:636–643.

[86] Aas JA, Paster BJ, Stokes LN, Olsen I, Dewhirst FE. Defining the normal bacterial flora of the oral cavity. J Clin Microbiol 2005;43:5721–5732.

[87] Socransky SS, Haffajee AD, Cugini MA, Smith C, Kent RL Jr. Microbial complexes in subgingival plaque. J Clin Periodontol 1998;25:134–144.

[88] Axelsson P, Kristoffersson K, Karlsson R, Bratthall D. A 30-month longitudinal study of the effects of some oral hygiene measures on Streptococcus mutans and approximal dental caries. J Dent Res 1987;66:761–765.

[89] Armitage GC. Comparison of the microbiological features of chronic and aggressive periodontitis. Periodontol 2000 2010;53:70–88.

[90] Davey ME, O'Toole GA. Microbial biofilms: From ecology to molecular genetics [review]. Microbiol Mol Biol Rev 2000;64:847–867.

[91] Kuboniwa M, Amano A, Inaba H, Hashino E, Shizukuishi S. Homotypic biofilm structure of Porphyromonas gingivalis is affected by FimA type variations. Oral Microbiol Immunol 2009;24:260–263.

[92] ABerezow AB, Darveau RP. Microbial shift and periodontitis. Periodontol 2000 2011;55:36–47.

[93] Darveau RP. The oral microbial consortium's interaction with the periodontal innate defense system [review]. DNA Cell Biol 2009;28:389–395. doi:10.1089/dna.2009.0864.

[94] Listgarten MA, Loomer PM. Microbial identification in the management of periodontal diseases: A systematic review. Ann Periodontol 2003;8:182–192.

[95] Mineoka T, Awano S, Rikimaru T, et al. Site-specific evelopment of periodontal disease is associated with increased levels of Porphyromonas gingivalis, Treponema denticola, and Tannerella forsythia in subgingival plaque. J Periodontol 2008;79:670–676.

[96] van Winkelhoff AJ, Carlee AW, de Graaff J. Bacteroides endodontalis and other black-pigmented Bacteroides species in odontogenic abscesses. Infect Immun 1985;49:494–497.

[97] Kachlany SC. Aggregatibacter actinomycetemcomitans leukotoxin: From threat to therapy. J Dent Res 2010;89:561–570.

[98] Fine DH, Kaplan JB, Kachlany SC, Schreiner HC. How we got attached to Actinobacillus actinomycetemcomitans: A model for infectious diseases. Periodontol 2000 2006;42:114–157.

[99] Fine DH, Markowitz K, Fairlie K, et al. A consortium of Aggregatibacter actinomycetemcomitans, Streptococcus parasanguinis, and Filifactor alocis is present in sites prior to bone loss in a longitudinal study of localized aggressive periodontitis. J Clin Microbiol 2013;51:2850–2861.

[100] Kumar PS, Griffen AL, Barton JA, Paster BJ, Moeschberger ML, Leys EJ. New bacterial species associated with chronic periodontitis. J Dent Res 2003;82:338–344.

[101] Socransky SS. Criteria for the infectious agents in dental caries and periodontal disease. J Clin Periodontol 1979;6(7):16–21.

[102] Hajishengallis G, Lamont RJ. Beyond the red complex and into more complexity: The polymicrobial synergy and dysbiosis (PSD) model of periodontal disease etiology. Mol Oral Microbiol 2012;27:409–419.

[103] Bikle DD. Vitamin D metabolism, mechanism of action, and clinical applications. Chem Biol 2014;21:319–329.

[104] van Winkelhoff AJ, Loos BG, van der Reijden WA, van der Velden U. Porphyromonas gingivalis, Bacteroides forsythus and other putative periodontal pathogens in subjects with and without periodontal destruction. J Clin Periodontol 2002;29:1023–1028.

[105] de Souza AP, Trevilatto PC, Scarel-Caminaga RM, de Brito RB, Line SR. Analysis of the TGF-beta1 promoter polymorphism (C-509T) in patients with chronic periodontitis. J Clin Periodontol 2003;30:519–523.

[106] Higashi MK, Veenstra DL, del Aguila M, Hujoe IP. The cost-effectiveness of interleukin-1 genetic testing for periodontal disease. J Periodontol 2002;73:1474–1484.

[107] American Academy of Periodontology. Guidelines for the management of patients with periodontal diseases. J Periodontol 2006;77:1607–1611.

[108] Ishikawa I, Baehni P. Nonsurgical periodontal therapy—Where do we stand now? Periodontol 2000 2004;36:9–13.

[109] Darby I. Non-surgical management of periodontal disease. Aust Dent J 2009;54(suppl 1):S86–S95.

[110] Socransky SS, Haffajee AD. Periodontal microbial ecology. Periodontol 2000 2005;38:135–187.

[111] Greenstein G. Periodontal response to mechanical non-surgical therapy: A review. J Periodontol 1992;63:118–130.

[112] Rylander H. Changing concepts of periodontal treatment: Surgical and non-surgical. Int Dent J 1988;38:163–169.

[113] Aleo JJ De Renzis FA, Farber PA. In vitro attachment of human gingival fibroblasts to root surfaces. J Periodontol 1975;46:639–645.

[114] Cheetham WA, Wilson M, Kieser JB. Root surface debridement—An in vitro assessment. J Clin Periodontol 1988;15:288–292.

[115] Zambon JJ, Reynolds HS, Genco RJ. Studies of the subgingival microflora in patients with acquired immunodeficiency syndrome. J Periodontol 1990;61:699–704.

[116] Smart GJ, Wilson M, Davies EH, Kieser JB. The assessment of ultrasonic root surface debridement by determination of residual endotoxin levels. J Clin Periodontol 1990;17:174–178.

[117] Tomasi C, Wennström JL. Full-mouth treatment vs. the conventional staged approach for periodontal infection control. Periodontol 2000 2009;51:45–62.

[118] Aimetti M. Nonsurgical periodontal treatment. Int J Esthet Dent 2014;9:251–267.

[119] Lindhe J, Berglundh T, Ericsson I, Liljenberg B, Marinello C. Experimental breakdown of peri-implant and periodontal tissues. A study in the beagle dog. Clin Oral Implants Res 1992;3:9–16.

[120] Persson R, Svendsen J. The role of periodontal probing depth in clinical decision-making. J Clin Periodontol 1990;17:96–101.

[121] Plessas A. Nonsurgical periodontal treatment: Review of the evidence. Oral Health Dent Manag 2014;13:71–80.

[122] Sanz M, Teughels W; Group A of European Workshop on Periodontology. Innovations in non-surgical periodontal therapy: Consensus Report of the Sixth European Workshop on Periodontology. J Clin Periodontol 2008;35(8 suppl):3–7.

[123] Herrera D, Alonso B, León R, Roldán S, Sanz M. Antimicrobial therapy in periodontitis: The use of systemic antimicrobials against the subgingival biofilm. J Clin Periodontol 2008;35(8 suppl):45–66.

[124] Hujoel PP. Endpoints in periodontal trials: The need for an evidence-based research approach. Periodontol 2000 2004;36:196–204.

[125] Dello Russo NM. The post-prophylaxis periodontal abscess: Etiology and treatment. Int J Periodontics Restorative Dent 1985;1:29–38.

[126] Farman M, Joshi RI. Full-mouth treatment versus quadrant root surface debridement in the treatment of chronic periodontitis: A systematic review. Br Dent J 2008;205:E18.

[127] Kinane DF, Papageorgakopoulos G. Full mouth disinfection versus quadrant debridement: The clinician's choice. J Int Acad Periodontol 2008;10:6–9.

[128] Koshy G, Corbet EF, Ishikawa I. A full-mouth disinfection approach to nonsurgical periodontal therapy-prevention of reinfection from bacterial reservoirs. Periodontol 2000 2004;36:166–178.

[129] Greenstein G, Lamster I. Bacterial transmission in periodontal diseases: A critical review. J Periodontol 1997;68:421–431.

[130] Quirynen M, Vogels R, Pauwels M, et al. Initial subgingival colonization of "pristine" pockets. J Dent Res 2005;84:340–344.

[131] Quirynen M, Bollen CM, Vandekerckhove BN, Dekeyser C, Papaioannou W, Eyssen H. Full- vs. partial-mouth disinfection in the treatment of periodontal infections: Short- term clinical and microbiological observations. J Dent Res 1995;74:1459–1467.

[132] Kinane DF. Single-visit, full-mouth ultrasonic debridment a paradigm shift in periodontal therapy? J Clin Periodontol 2005;32:732–733.

[133] Koshy G, Kawashima Y, Kiji M, et al. Effects of single-visit full-mouth ultrasonic debridement versus quadrant-wise ultrasonic debridement. J Clin Periodontol 2005;32:734–743.

[134] Claffey N, Polyzoisl, Ziaka P. An overview of nonsurgical and surgical therapy. Periodontol 2000 2004;36:35–44.

[135] Wennström JL, Tomasi C, Bertelle A, Dellasega E. Full-mouth ultrasonic debridement versus quadrant scaling and root planing as an initial approach in the treatment of chronic periodontitis. J Clin Periodontol 2005;32:851–859.

[136] Tarnow DP, Magner AW, Fletcher P. The effect of the distance from the contact point to the crest of bone on the presence or absence of the interproximal dental papilla. J Periodontol 1992;63:995–996.

[137] Hochman MN, Chu SJ, Tarnow DP. Maxillary anterior papilla display during smiling: A clinical study of the interdental smile line. Int J Periodontics Restorative Dent 2012;32:375–383.

[138] Segelnick SL, Weinberg MA. Reevaluation of initial therapy: When is the appropriate time? J Periodontol 2006;77:1598–1601.

[139] Roncati M, Gariffo A. Three years of a nonsurgical periodontal treatment protocol to observe clinical outcomes in ≥ 6-mm pockets: A retrospective case series Int J Periodontics Restorative Dent. 2016 Mar-Apr;36(2):189–197.

[140] Dahlén G, Lindhe J, Sato K, Hanamura H, Okamoto H. The effect of supragingival plaque control on the subgingival microbiota in subjects with periodontal disease. J Clin Periodontol 1992;19:802–809.

[141] Lindhe J, Socransky SS, Nyman S, Haffajee A, Westfelt E. "Critical probing depths" in periodontal therapy. J Clin Periodontol 1982;9:323–336.

[142] Sculean A, Gruber R, Bosshardt DD. Soft tissue wound healing around teeth and dental implants. J Clin Periodontol 2014;41(suppl 15):S6–S22.

[143] Kaldahl WB, Kalkwarf KL, Patil KD, Molvar MP, Dyer JK. Long-term evaluation of periodontal therapy, I: Response to 4 therapeutic modalities. J Periodontol 1996;67:93–102.

第3章

[1] Egelberg J, Claffey N. Consensus Report: The Role of Mechanical Dental Plaque Removal in Prevention and Therapy of Caries and Periodontal Diseases, Proceedings of the European Workshop on Mechanical Plaque Control. Chicago: Quintessence, 1998:169–172.

[2] AAP (American Academy of Periodontology). Comprehensive periodontal therapy: A statement by the American Academy of Periodontology. J Periodontol 2011;82:943–949.

[3] Maggio E, Roncati M, Simoni F, Aimetti M, Ricci G. Terapia parodontale non chirurgica. In: Ricci G (ed). Diagnosi e Terapia Parodontale, Milan: Quintessenza, 2012:69–158.

[4] Roncati M, Marzola P. Speaking of oral hygiene. Did you know that? [DVD, in Italian]. Turin, Italy: Tueor, 2010.

[5] Van der Weijden F, Slot DE. Oral hygiene in the prevention of periodontal diseases: The evidence. Periodontol 2000 2011;55:104–123.

[6] Claydon NC. Current concepts in toothbrushing and interdental cleaning. Periodontol 2000 2008;48:10–22.

[7] Roncati M, Marzola P. If I say implant, what do you think? [DVD, in Italian]. Turin, Italy: Tueor, 2011.

[8] Roncati M. The diode laser: Step by step operating techniques, applications, protocols and clinical cases with follow-up [DVD, in Italian and English]. Turin, Italy: Tueor, 2014.

[9] Wiegand A, Schlueter N. The role of oral hygiene: Does toothbrushing harm? Monogr Oral Sci 2014;25:215–219.

[10] Heanue M, Deacon SA, Deery C, et al. Manual versus powered toothbrushing for oral health. Cochrane Database Syst Rev 2003;(1):CD002281.

[11] Dental Tribune International. Electric toothbrushes outperform manual toothbrushes in long-term study. Dental Tribune. http://www.dental-tribune.com/articles/news/europe/19414_electric_toothbrushes_outperform_manual_toothbrushes_in_long-term_study.html. Published 5 August 2014, accessed 31 January 2017.

[12] Grender J, Williams K, Walters P, Klukowska M, Reick H. Plaque removal efficacy of oscillating-rotating power toothbrushes: Review of six comparative clinical trials. Am J Dent 2013;26:68–74.

[13] Deery C, Heanue M, Deacon S, et al. The effectiveness of manual versus powered toothbrushes for dental health: A systematic review. J Dent 2004;32:197–211.

[14] Yaacob M, Worthington HV, Deacon SA, et al. Powered versus manual toothbrushing for oral health. Cochrane Database Syst Rev 2014;(6):CD002281.

[15] Ciancio SG. Nonsurgical chemical periodontal therapy. Periodontol 2000 1995;9:27–37.

[16] Kumar S, Tadakamadla J, Johnson NW. Effect of toothbrushing frequency on incidence and increment of dental caries: A systematic review and meta-analysis. J Dent Res 2016;95:1230–1236.

[17] Robinson PG, Damien Walmsley A, Heanue M, et al. Quality of trials in a systematic review of powered toothbrushes: Suggestions for future clinical trials. J Periodontol 2006;77:1944–1953.

[18] Slot DE, Wiggelinkhuizen L, Rosema NA, Van der Weijden GA. The efficacy of manual toothbrushes following a brushing exercise: A systematic review. Int J Dent Hyg 2012;10:187–197.

[19] Beals D, Ngo T, Feng Y, Cook D, Grau DG, Weber DA. Development and laboratory evaluation of a new toothbrush with a novel brush head design. Am J Dent 2000;13(Spec No):5A–14A.

[20] Bucci Sabbattini V, Nucera A, Roncati M. Parodontologia: La Pratica Odontoiatrica. Milan: Masson, 2001.

[21] West NX, Moran JM. Home-use preventive and therapeutic oral products. Periodontol 2000 2008;48:7–9.

[22] Lindhe J, Okamoto H, Yoneyama T, Haffajee A, Socransky SS. Longitudinal changes in periodontal disease in untreated subjects. J Clin Periodontol 1989;16:662–670.

[23] Litonjua LA, Andreana S, Bush PJ, Cohen RE. Toothbrushing and gingival recession. Int Dent J 2003;53(2):67–72.

[24] Agudio G, Pini Prato G, Cortellini P, Parma S. Gingival lesions caused by improper oral hygiene measures. Int J Periodontics Restorative Dent 1987;7(1):52-65.

[25] Addy M. Oral hygiene products: Potential for harm to oral and systemic health? Periodontol 2000 2008;48:54–65.

[26] Van der Weijden FA, Slot DE. Efficacy of homecare regimens for mechanical plaque removal in managing gingivitis: A meta review. J Clin Periodontol 2015;42(Suppl 16):S77–S91.

[27] Roncati M, Drei D. Atlante di implantoprotesi per igienisti dentali. Bologna: Martina Ed, 2000.

[28] Stefanini M, Sangiorgi M, Roncati M, D'Alessandro G, Piana G. Effect on plaque control in children patients with Down syndrome using Digital Brush with or without chlorhexidine: A randomized clinical trial. Spec Care Dentist 2016;36(2):66–70.

[29] Kuo YW, Yen M, Fetzer S, Lee JD. Toothbrushing versus toothbrushing plus tongue cleaning in reducing halitosis and tongue coating: A systematic review and meta-analysis. Nurs Res 2013;62:422–429.

[30] Roncati M, Lucchese A. Plaque removal efficacy of a novel oral care device: A microbiological assessment. J Dent Oral Hyg 2013; 5(8):83–88.

[31] Storti E, Roncati M, Danesi MV, Hehsani S, Sberna MT. Effectiveness of chlorhexidine on dental plaque: A new technique. Minerva Stomatol 2012;61:449–456.

[32] Gariffo A, Danesi MV, Roncati M, Pizzo G. Rimozione meccanico-chimica del biofilm sopragengivale tramite l'ausilio di una garza medicata con CHX 0,12%: Studio clinico controllato su pazienti, 4-11 anni di età, in trattamento ortodontico. I.D. 2013;9:1–6.

[33] Parma-Benfenati S, Roncati M, Galletti P, Tinti C. Resorbable dome device and GBR: An alternative bony defect treatment around implants: A case series. Int J Periodontics Restorative Dent 2014;34;5:2–9.

[34] Roncati M, Adriaens LM. Treatment of peri-implantitis: Nonsurgical therapeutic approaches. Ann Oral Maxillofac Surg 2013;1:21.

[35] Roncati M. Il Mantenimento parodontale. In: Ricci G. Diagnosi e Terapia Parodontale. Milan: Quintessenza Ed, 2012:725–738.

[36] Roncati M, Polizzi E, Lucchese A. Un ausilio all'igiene orale in pazienti diversamente abili. Dental Cadmos 2013:81:1–5.

[37] Tinti C, Parma-Benfenati S. Periodontal mucogingival surgery associated with the regenerative techniques [in Italian]. Orbetello, Italy: Nike, 2013.

[38] Strohmenger L, Cagetti MG, Campus G, et al. Linee Guida Nazionali per la promozione della salute orale e la prevenzione delle patologie orali in età evolutiva. Ministero del Lavoro, della Salute e delle Politiche Sociali 9 2008;21:1–10.

[39] Cagetti MG, Federici A, Iannetti G, et al; Italian Ministry of Health. National guidelines for the prevention and clinical management of dental trauma in individuals during their developmental age. Ann Ig 2013;25:459–484.

[40] Salzer S, Slot DE, Van der Weijden FA, Dorfer CE. Efficacy of inter-dental mechanical plaque control in managing gingivitis—A meta-review. J Clin Periodontol 2015;42(Suppl 16):S92–S105.

[41] Chieffi S, Francetti L, Oreglia F, Rotundo R. Progetto terapia. Sidp 2003:8–16.

[42] Kalsbeek H, Truin GJ, Poorterman JH, van Rossum GM, van Rijkom HM, Verrips GH. Trends in periodontal status and oral hygiene habits in Dutch adults between 1983 and 1995. Community Dent Oral Epidemiol 2000;28:112–118.

[43] Chongcharoen N, Lulic M, Lang NP. Effectiveness of different interdental brushes on cleaning the interproximal surfaces of teeth and implants: A randomized controlled, double-blind cross-over study. Clin Oral Implants Res 2012;23:635–640.

[44] Bader H. Use of lasers in periodontics. Dent Clin North Am 2000;44:779–792.

[45] Roncati M, Marzola P. Periodontology Non Surgical Minimalist Kit [CD-ROM, in Italian]. Viterbo, Italy: Promoden-Acme, 2006.

[46] Sicilia A, Arregui I, Gallego M, Cabezas B, Cuesta S. Home oral hygiene revisited: Options and evidence. Oral Health Prev Dent 2003;1(suppl 1):107–422.

[47] Woodall I, Gurenlian J, O'Hehir T, Young NS. Comprehensive dental hygiene care: Periodontal debridement, part 1. RDH 1993;13:26, 28, 32.

[48] Roncati M, Parma Benfenati S. Non-surgical Periodontol Therapy [in Italian]. Rome: Andi Media SRL, 2015.

[49] van der Weijden GA, Hioe KP. A systematic review of the effectiveness of self-performed mechanical plaque removal in adults with gingivitis using a manual toothbrush. J Clin Periodontol 2005;32(Suppl 6):214–228.

[50] Slot DE, Dörfer CE, Van der Weijden GA. The efficacy of interdental brushes on plaque and parameters of periodontal inflammation: A systematic review. Int J Dent Hyg 2008;6(4):253–264.

[51] González-Cabezas C, Hara AT, Hefferren J, Lippert F. Abrasivity testing of dentifrices: Challenges and current state of the art. Monogr Oral Sci 2013;23:100–107.

[52] Silva MF, dos Santos NB, Stewart B, DeVizio W, Proskin HM. A clinical investigation of the efficacy of a commercial mouthrinse containing 0.05% cetylpyridinium chloride to control established dental plaque and gingivitis. J Clin Dent 2009;20:55–61.

[53] Roncati M, Parma-Benfenati M, Marzola P. Initial preparation. In: Tinti C, Parma Benfenati S. Periodontology and Implantology. Surgical Procedures [CD-ROM, in Italian]. Brescia, Italy: Perio Implant Electric Disc, 1998.

[54] Cobb CM. Clinical significance of non-surgical periodontal therapy: An evidence-based perspective of scaling and root planing. J Clin Periodontol 2002;29(suppl 2):6–16.

[55] Slot DE, Jorritsma KH, Cobb CM, Van der Weijden FA. The effect of the thermal diode laser (wavelength 808-980 nm) in non-surgical periodontal therapy: A systematic review and meta-analysis. J Clin Periodontol 2014;41:681–692.

[56] Drisko CH. Trends in surgical and nonsurgical periodontal treatment. J Am Dent Assoc 2000;131(suppl):31S–38S.

[57] Pecheva E, Sammons RL, Walmsley AD. The performance characteristics of a piezoelectric ultrasonic dental scaler. Med Eng Phys 2016;38:199–203.

[58] Lea SC, Landini G. Reconstruction of dental ultrasonic scaler 3D vibration patterns from phase-related data. Med Eng Phys 2010;32:673–677.

[59] Karring ES, Stavropoulos A, Ellegaard B, Karring T. Treatment of peri-implantitis by the Vector system. Clin Oral Implants Res 2005;16:288–293.

[60] Krishna R, De Stefano JA. Ultrasonic vs. hand instrumentation in periodontal therapy: Clinical outcomes. Periodontol 2000 2016;71:113–127.

[61] Arabaci T, Ciçek Y, Canakçi CF. Sonic and ultrasonic scalers in periodontal treatment: A review. Int J Dent Hyg 2007;5:2–12.

[62] Drisko CL, Cochran DL, Blieden T, et al; Research, Science and Therapy Committee of the American Accademy of Periodontology. Position paper: Sonic and ultrasonic scalers in periodontics. J Periodontol 2000;71:1792–1801.

[63] Veksler AE, Kayrouz GA, Newman MG. Reduction of salivary bacteria by pre-procedural rinses with chlorhexidine 0.12%. J Periodontol 1991;62:649–651.

[64] American Academy of Periodontology. Statement on Periostat as an Adjunct to Scaling and Root Planing. https://www.perio.org/resources-products/periostat.htm. Accessed 18 October 18 2016.

[65] Apatzidou DA. Modern approaches to non-surgical biofilm management. Front Oral Biol 2012;15:99–116.

[66] Drisko CH. Nonsurgical periodontal therapy. Periodontol 2000 2001;25:77–88.

[67] Roncati M. The diode laser: Step by step operating techniques, applications, protocols, and clinical cases with follow-up [DVD, in Italian and English]. Turin, Italy: Tueor Ed, 2014.

[68] Bresciano S. In igiene orale professionale. Collana diretta da C. Guastamacchia e V. Ardizzone: "Prevenzione e igiene dentale." Milano: Masson ed, 2001.

[69] Roncati M. Get Sharp: Nonsurgical Periodontal Instrument Sharpening. Milan: Quintessenza, 2010.

[70] Tomasi C, Leyland AH, Wennström JL. Factors influencing the outcome of non-surgical periodontal treatment: A multilevel approach. J Clin Periodontol 2007;34:682–690.

[71] Aimetti M. Nonsurgical periodontal treatment. Int J Esthet Dent 2014;9:251–267.

[72] Tomasi C, Wennström JL. Full-mouth treatment vs. the conventional staged approach for periodontal infection control. Periodontol 2000 2009;51:45–62.

[73] Larson TD. Why do we polish? Part one. Northwest Dent 2011;90(3):17–22.

第4章

[1] Maiman TH. Stimulated optical radiation in ruby. Nature 1960;187;493–494.

[2] Myers TD, Myers WD. In vivo caries removal utilizing the YAG laser. J Mich Dent Assoc 1985;67:66–69.

[3] Aoki A, Sasaki KM, Watanabe H, Ishikawa I. Lasers in nonsurgical periodontal therapy. Periodontol 2000 2004;36:59–97.

[4] Chantaboury R, Trinakis T. The use of lasers for periodontal debridement: Marketing tool or proven therapy? J Can Dent Assoc 2005;71:653–658.

[5] Natto ZS, Aladmawy M, Levi PA Jr, Wang HL. Comparison of the efficacy of different types of lasers for the treatment of peri-implantitis: A systematic review. Int J Oral Maxillofac Implants 2015;30:338–345.

[6] Cobb CM. Commentary: Is there clinical benefit from using a diode or neodymium:yttrium-aluminum-garnet laser in the treatment of periodontitis? J Periodontol 2016;87:1117–1131.

[7] Slot DE, Jorritsma KH, Cobb CM, Van der Weijden FA. The effect of the thermal diode laser (wavelength 808-980 nm) in non-surgical periodontal therapy: A systematic review and meta-analysis. J Clin Periodontol 2014;41:681–692.

[8] Sgolastra F, Severino M, Petrucci A, Gatto R, Monaco A. Nd:YAG laser as an adjunctive treatment to nonsurgical periodontal therapy: A meta-analysis. Lasers Med Sci 2014;29:887–895.

[9] Roncati M, Gariffo A. Systematic review of the adjunctive use of diode and Nd:YAG lasers for nonsurgical periodontal instrumentation. Photomed Laser Surg 2014;32:186–197.

[10] Roncati M, Gariffo A. Three years of a nonsurgical periodontal treatment protocol to observe clinical outcomes in ≥6mm pockets: A retrospective case series. Int J Periodontics Restorative Dent 2016;36:189–197.

[11] Romeo U, Libotte F, Palaia G, et al. Histological in vitro evaluation of the effects of Er:YAG laser on oral soft tissues. Lasers Med Sci 2012;27:749–753.

[12] Schwarz F, Aoki A, Sculean A, Becker J. The impact of laser application on periodontal and peri-implant wound healing. Periodontol 2000 2009;51:79–108.

[13] Moritz A, Schoop U, Goharkhay K, et al. Treatment of periodontal pockets with a diode laser. Lasers Surg Med 1998;22:302–311.

[14] Cobb CM. Lasers in periodontics: A review of the literature. J Periodontol 2006;77:545–564.

[15] Faria MI, Sousa-Neto MD, Souza-Gabriel AE, Alfredo E, Romeo U, Silva-Sousa YT. Effects of 980-nm diode laser on the ultrastructure and fracture resistance of dentine. Lasers Med Sci 2013;28:275–280.

[16] Stabholz A, Sahar-Helft S, Moshonov J. Lasers in endodontics. Dent Clin North Am 2004;48:809–832.

[17] Nagayoshi M, Nishihara T, Nakashima K, et al. Bactericidal effects of diode laser irradiation on *Enterococcus faecalis* using periapical lesion defect model. ISRN Dent 2011;2011:870364.

[18] Roncati M, Gariffo A, Barbieri C, Vescovi P. Ten-year nonsurgical periodontal treatment protocol with the adjunctive use of a diode laser monitoring clinical outcomes in ≥ 6-mm pockets: A retrospective controlled case series. Int J Periodontics Restorative Dent (in press).

[19] Qadri T, Javed F, Johannsen G, Gustafsson A. Role of diode lasers (800-980 nm) as adjuncts to scaling and root planing in the treatment of chronic periodontitis: A systematic review. Photomed Laser Surg 2015;33:568–575.

[20] Aoki A, Mizutani K, Schwarz F, et al. Periodontal and peri-implant wound healing following laser therapy. Periodontol 2000 2015;68:217–269.

[21] Roncati M, Calura G, Bordin E, Romeo U, Romeo R. Laser-assisted non-surgical periodontal instrumentation, prospective study: Preliminary results [in Italian]. Doctor Laser 2007:27–34.

[22] Low SB, Mott A. Laser technology to manage periodontal disease: A valid concept? J Evid Based Dent Pract 2014;(14 suppl):154–159.

[23] Gutknecht N, Raoufi P, Franzen R, Lampert F. Reduction of specific microorganism in periodontal pockets with the aid of an Nd:Yag laser: An in vivo study. J Oral Laser Appl 2002;3:175–180.

[24] Nussbaum EL, Lilge L, Mazzulli T. Effects of 810 nm laser irradiatio on in vitro growth of bacteria; Comparison of continuous wave and frequency modulated light. Lasers Surg Med 2002;31:343–351.

[25] Gutknecht N, Zimmermann R, Lampert F. Lasers in periodontology: State of art. J Oral Laser Appl 2001;1:169–179.

[26] Ishikawa I, Aoki A, Takasaki AA, Mizutani K, Sasaki KM, Izumi Y. Application of lasers in periodontics: True innovation or myth? Periodontol 2000 2009;50:90–126.

[27] Takasaki AA, Aoki A, Mizutani K, et al. Application of antimicrobial photodynamic therapy in periodontal and peri-implant diseases. Periodontol 2000 2009;51:109–140.

[28] Dukic' W, Bago I, Aurer A, Roguljic' M. Clinical effectiveness of diode laser therapy as an adjunct to non-surgical periodontal treatment: A randomized clinical study. J Periodontol 2013;84:1111–1117.

[29] Midda M. The use of lasers in periodontology. Curr Opin Dent 1992;2:104–108.

[30] Harris DM, Gregg RH II, McCarthy DK, Colby LE, Tilt LV. Laser-assisted new attachment procedure in private practice. Gen Dent 2004;52:396–403.

[31] Cobb CM. Non-surgical pocket therapy: Mechanical. Ann Periodontol 1996;1:443–490.

[32] Ito K, Nishikata J, Murai S. Effects of Nd:YAG laser radiation on removal of a root surface smear layer after root planing: A scanning electron microscopic study. J Periodontol 1993;64:547–552.

[33] Meral G, Tasar F, Kocagöz S, Sener C. Factors affecting the antibacterial effects of Nd:YAG laser in vivo. Lasers Surg Med 2003;32:197–202.

[34] Radvar M, MacFarlane TW, MacKenzie D, Whitters CJ, Payne AP, Kinane DF. An evaluation of the Nd:YAG laser in periodontal pocket therapy. Br Dent J 1996;180:57–62.

[35] Roncati M. The diode laser: Operating techniques step by step, applications, protocols and clinical cases with follow-up. Laser Tribune 2014:2:213–216.

[36] Cobb CM, Low SB, Coluzzi DJ. Lasers and the treatment of chronic periodontitis. Dent Clin North Am 2010;54:35–53.

[37] Cobb CM, McCawley TK, Killoy WJ. A preliminary study on the effects of the Nd:YAG laser on root surfaces and subgingival microflora in vivo. J Periodontol 1992;63:701–707.

[38] Üstün K, Erciyas K, Sezer U, et al. Clinical and biochemical effects of 810 nm diode laser as an adjunct to periodontal therapy: A randomized split-mouth clinical trial. Photomed Laser Surg 2014;32(2):61–66.

[39] Waerhaug J. Healing of the dento-epithelial junction following subgingival plaque control. II: As observed on extracted teeth. J Periodontol. 1978 Mar;49(3):119–134.

[40] Listgarten MA, Ellegard B. Electronmicroscopic evidence of a cellular attachment between junctional epithelium and dental calculus. J Periodontal Res 1973;8:143–150.

[41] Aimetti M. Nonsurgical periodontal treatment. Int J Esthet Dent 2014;9:251–267.

[42] Pameijer CH, Stallard RE, Hiep N. Surface characteristic of teeth following periodontal instrumentation: A scanning electron microscope study. J Periodontol 1972;43:628–663.

[43] Michelich VJ, Schuster GS, Pashley DH. Bacterial penetration of human dentin in vitro. J Dent Res 1980;59:1398–1403.

[44] Qadri T, Miranda I, Tuner J, Gustafsson A. The short-term effects of low level lasers as adjunct therapy in the treatment of periodontal inflammation. J Clin Periodontol 2005:32;11:714–719.

[45] Mongardini C, Di Tanna GL, Pilloni A. Light-activated disinfection using a light-emitting diode lamp in the red spectrum: Clinical and microbiological short-term findings on periodontitis patients in maintenance: A randomized controlled split-mouth clinical trial. Lasers Med Sci 2014;29:1–8.

[46] Romanos GE, Brink B. Photodynamic therapy in periodontal therapy: Microbiological observations from a private practice. Gen Dent 2010;58:e68–e73.

[47] Sgolastra F, Petrucci A, Gatto R, Giannoni M, Monaco A. Long-term efficacy of subantimicrobial-dose doxycycline as an adjunctive treatment to scaling and root planing: A systematic review and meta-analysis. J Periodontol 2011;82:1570–1581.

[48] Khadra M, Lyngstadaas SP, Haanaes HR, Mustafa K. Effect of laser therapy on attachment, proliferation and differentiation of human osteoblast-like cells cultured on titanium implant material. Biomaterials 2005;26:3503–3509.

[49] Crispino A, Figliuzzi MM, Iovane C, et al. Effectiveness of a diode laser in addition to non-surgical periodontal therapy: Study of intervention. Ann Stomatol (Roma) 2015;6(1):15–20.

[50] Folwaczny M, Heym R, Mehl A, Hickel R. The effectiveness of InGaAsP diode laser radiation to detect subgingival calculus as compared to an explorer. J Periodontol 2004;75:744–749.

[51] Sanz M, Lau L, Herrera D, Morillo JM, Silva A. Methods of detection of *Actinobacillus actinomycetemcomitans*, *Porphyromonas gingivalis* and *Tannerella forsythensis* in periodontal microbiology, with special emphasis on advanced molecular techniques: A review. J Clin Periodontol 2004;31:1034–1047.

[52] Nevins ML, Camelo M, Schupbach P, Kim SW, Kim DM, Nevins M. Human clinical and histologic evaluation of laser-assisted new attachment procedure. Int J Periodontics Restorative Dent 2012;32:497–507.

[53] Caccianiga G, Rey G, Baldoni M, Paiusco A. Clinical, radiographic and microbiological evaluation of high level laser therapy, a new photodynamic therapy protocol, in peri-implantitis treatment; A pilot experience. Biomed Res Int 2016;2016:6321906.

[54] Porteous MS, Rowe DJ. Adjunctive use of the diode laser in non-surgical periodontal therapy: Exploring the controversy. J Dent Hyg 2014;88:78–86.

[55] Cobb CM, Blue MS, Beaini NE, Umaki MR, Satheesh KM. Diode laser offers minimal benefit for periodontal therapy. Compend Contin Educ Dent 2012;33:67–73.

[56] American Academy of Periodontology statement on the efficacy of lasers in the non-surgical treatment of inflammatory periodontal disease. J Periodontol 2011;82:513–514.

[57] Slot DE, Kranendonk AA, Paraskevas S, Van der Weijden F. The effect of a pulsed Nd:YAG laser in non-surgical periodontal therapy. J Periodontol 2009;80:1041–1056.

[58] Slot DE, Jorritsma KH, Cobb CM, Van der Weijden FA. The effect of the thermal diode laser (wavelength 808-980 nm) in non-surgical periodontal therapy: A systematic review and meta-analysis. J Clin Periodontol 2014;41:681–692.

[59] Sgolastra F, Petrucci A, Gatto R, Monaco A. Efficacy of Er:YAG laser in the treatment of chronic periodontitis: Systematic review and meta-analysis. Lasers Med Sci 2012;27:661–673.

[60] Rotundo R, Nieri M, Cairo F, et al. Lack of adjunctive benefit of Er:YAG laser in non-surgical periodontal treatment: A randomized split-mouth clinical trial. J Clin Periodontol 2010;37:526–533.

[61] Schwarz F, Aoki A, Becker J, Sculean A. Laser application in non-surgical periodontal therapy: A systematic review. J Clin Periodontol 2008;35(suppl 8):29–44.

[62] Tomasi C, Schander K, Dahlén G, Wennström JL. Short-term clinical and microbiologic effects of pocket debridement with an Er:YAG laser during periodontal maintenance. J Periodontol 2006;77:111–118.

[63] Karlsson MR, Diogo Löfgren CI, Jansson HM. The effect of laser therapy as an adjunct to non-surgical periodontal treatment in subjects with chronic periodontitis: A systematic review. J Periodontol 2008;79:2021–2028.

[64] De Micheli G, de Andrade AK, Alves VT, Seto M, Pannuti CM, Cai S. Efficacy of high intensity diode laser as an adjunct to non-surgical periodontal treatment: A randomized controlled trial. Lasers Med Sci 2011;26:43–48.

[65] Qadri T, Poddani P, Javed F, Tunér J, Gustafsson A. A short-term evaluation of Nd:YAG laser as an adjunct to scaling and root planing in the treatment of periodontal inflammation. J Periodontol 2010;81:1161–1166.

[66] Caruso U, Nastri L, Piccolomini R, d'Ercole S, Mazza C, Guida L. Use of diode laser 980 nm as adjunctive therapy in the treatment of chronic periodontitis: A randomized controlled clinical trial. New Microbiol 2008;31:513–518.

[67] Ambrosini P, Miller N, Briançon S, Gallina S, Penaud J. Clinical and microbiological evaluation of the effectiveness of the Nd:yap laser for the initial treatment of adult periodontitis: A randomized controlled study. J Clin Periodontol 2005;32:670–676.

[68] Borrajo JL, Varela LG, Castro GL, Rodríguez-Nuñez I, Torreira MG. Diode laser (980 nm) as adjunct to scaling and root planing. Photomed Laser Surg 2004;22:509–512.

[69] Sjöström L, Friskopp J. Laser treatment as an adjunct to debridement of periodontal pockets. Swed Dent J 2002;26:51–57.

[70] Liu CM, Hou LT, Wong MY, Lan WH. Comparison of Nd:YAG laser versus scaling and root planing in periodontal therapy. J Periodontol 1999;70:1276–1282.

[71] Neill ME, Mellonig JT. Clinical efficacy of the Nd:YAG laser for combination periodontitis therapy. Pract Periodontics Aesthet Dent 1997;9(6 suppl):1–5.

[72] Miyazaki A, Yamaguchi T, Nishikata J, et al. Effects of Nd:YAG and CO_2 laser treatment and ultrasonic scaling on periodontal pockets of chronic periodontitis patients. J Periodontol 2003;74:175–180.

[73] Aykol G, Baser U, Maden I, et al. The effect of low-level laser therapy as an adjunct to non-surgical periodontal treatment. J Periodontol 2011;82:481–488.

[74] De Oliveira RR, Schwartz-Filho HO, Novaes AB, et al. Antimicrobial photodynamic therapy in the non-surgical treatment of aggressive periodontitis: Cytokine profile in gingival crevicular fluid, preliminary results. J Periodontol 2009;80:98–105.

[75] Andersen R, Loebel N, Hammond D, Wilson M. Treatment of periodontal disease by photodisinfection compared to scaling and root planing. J Clin Dent 2007;18:34–38.

[76] Yilmaz S, Kuru B, Kuru L, Noyan U, Argun D, Kadir T. Effect of gallium arsenide diode laser on human periodontal disease: A microbiological and clinical study. Lasers Surg Med 2002;30:60–66.

[77] Rydén H, Persson L, Preber H, Bergström J. Effect of low level energy laser irradiation on gingival inflammation. Swed Dent J 1994;18:35–41.

[78] Lerario F, Roncati M, Gariffo A, et al. Non-surgical periodontal treatment of peri-implant diseases with the adjunctive use of diode laser: Retrospective controlled clinical study. Lasers Med Sci 2016;31:1–6.

[79] Moher D, Schulz KF, Altman DG. The CONSORT statement: Revised recommendations for improving the quality of reports of parallel-group randomised trials. Lancet 2001;357:1191–1194.

[80] Badersten A, Nilveus R, Egelberg J. Effect of nonsurgical periodontal therapy, II: Severely advanced periodontitis. J Clin Periodontol 1984;11:63–76.

[81] Kreisler M, Al Haj H, d'Hoedt B. Clinical efficacy of semiconductor laser application as an adjunct to conventional scaling and root planing. Lasers Surg Med 2005;37:350–355.

第5章

[1] Lang NP, Berglundh T. Periimplant diseases: Where are we now? Consensus of the Seventh European Workshop on Periodontology. J Clin Periodontol 2011;38(suppl 11):178–181.

[2] Lindhe J, Meyle J; Group D of European Workshop on Periodontology. Peri-implant diseases: Consensus Report of the Sixth European Workshop on Periodontology. J Clin Periodontol 2008;35(8 suppl):282–285.

[3] Roos-Jansåker AM. Long time follow up of implant therapy and treatment of peri-implantitis. Swed Dent J Suppl 2007;(188):7–66.

[4] Zitzmann NU, Berglundh T. Definition and prevalence of peri-implant diseases. J Clin Periodontol 2008;35(8 suppl):286–291.

[5] Albrektsson T, Isidor F. Consensus report: Implant therapy. In: Lang NP, Karring T. Proceedings of the 1st European Workshop on Periodontology. Berlin: Quintessence, 1994:365–369.

[6] Lang NP, Bosshardt DD, Lulic M. Do mucositis lesions around implants differ from gingivitis lesions around teeth? J Clin Periodontol 2011;38(suppl 11):182–187.

[7] Tonetti MS, Chapple IL, Jepsen S, Sanz M. Primary and secondary prevention of periodontal and peri-implant diseases: Introduction to, and objectives of the 11th European Workshop on Periodontology consensus conference. J Clin Periodontol 2015;42(Suppl 16):S1–S4.

[8] Berglundh T, Zitzmann NU, Donati M. Are peri-implantitis lesions different from periodontitis lesions? J Clin Periodontol 2011;38(suppl 11):188–202.

[9] American Academy of Periodontology. Peri-implant mucositis and peri-implantitis: A current understanding of their diagnoses and clinical implications. J Periodontol 2013;84:436–443.

[10] Costerton JW, Stewart PS, Greenberg EP. Bacterial biofilms: A common cause of persistent infections. Science 1999;284:1318–1322.

[11] Lamont RJ, Jenkinson HF. Subgingival colonization by *Porphyromonas gingivalis*. Oral Microbiol Immunol 2000;15:341–349.

[12] Renvert S, Polyzois I, Claffey N. How do implant surface characteristics influence peri-implant disease? J Clin Periodontol 2011;38(suppl 11):214–222.

[13] Esposito M, Grusovin MG, Coulthard P, Worthington HV. Interventions for replacing missing teeth: Treatment of perimplantitis. Cochrane Database Syst Rev 2006;(3):CD004970.

[14] Subramani K, Jung RE, Molenberg A, Hammerle CH. Biofilm on dental implants: A review of the literature. Int J Oral Maxillofac Implants 2009;24:616–626.

[15] Anner R, Grossmann Y, Anner Y, Levin L. Smoking, diabetes mellitus, periodontitis, and supportive periodontal treatment as factors associated with dental implant survival: A long-term retrospective evaluation of patients followed for up to 10 years. Implant Dent 2010;19:57–64.

[16] Roccuzzo M, Bonino F, Aglietta M, Dalmasso P. Ten-year results of a three arms prospective cohort study on implants in periodontally compromised patients, part 2: Clinical results. Clin Oral Implants Res 2012;23:389–395.

[17] Korsch M, Obst U, Walther W. Cement-associated peri-implantitis: A retrospective clinical observational study of fixed implant-supported restorations using a methacrylate cement. Clin Oral Implants Res 2014;25:797–802.

[18] Roncati M, Lauritano D, Tagliabue A, Tettamanti L. Nonsurgical periodontal management of iatrogenic peri-implantitis: A clinical report. J Biol Regul Homeost Agents 2015;29(3 Suppl 1):164–169.

[19] Kreisler M, Götz H, Duschner H. Effect of Nd:YAG, Ho:YAG, Er:YAG, CO_2, and GaAIAs laser irradiation on surface properties of endosseous dental implants. Int J Oral Maxillofac Implants 2002;17:202–211.

[20] Berglundh T, Persson L, Klinge B. A systematic review of the incidence of biological and technical complications in implant dentistry reported in prospective longitudinal studies of at least 5 years. Clin Periodontol 2002;29(suppl 3):197–212.

[21] Sakka S, Baroudi K, Nassani MZ. Factors associated with early and late failure of dental implants. J Investig Clin Dent 2012;3:258–261.

[22] Zupnik J, Kim SW, Ravens D, Karimbux N, Guze K. Factors associated with dental implant survival: A 4-year retrospective analysis. J Periodontol 2011;82:1390–1395.

[23] Mombelli A, Lang NP. The diagnosis and treatment of periimplantitis. Periodontol 2000 1998;17:63–76.

[24] Armitage GC, Xenoudi P. Post-treatment supportive care for the natural dentition and dental implants. Periodontol 2000 2016;71:164–184.

[25] Ong CT, Ivanovski S, Needleman IG, et al. Systematic review of implant outcomes in treated periodontitis subjects. J Clin Periodontol 2008;35:438–462.

[26] Claffey N, Clarke E, Polyzois I, Renvert S. Surgical treatment of peri-implantitis [review]. J Clin Periodontol 2008;35(8 suppl):316–332.

[27] Renvert S, Roos-Jansåker AM, Claffey N. Non-surgical treatment of peri-implant mucositis and peri-implantitis: A literature review. J Clin Periodontol 2008;35(8 suppl):305–315.

[28] Sgolastra F, Petrucci A, Gatto R, Marzo G, Monaco A. Photodynamic therapy in the treatment of chronic periodontitis: A systematic review and meta-analysis. Lasers Med Sci 2013;28:669–682.

[29] Roccuzzo M, DeAngelis N, Bonino L, Aglietta M. Ten-year results of a three-arm prospective cohort study on implants in periodontally compromised patients, part 1: Implant loss and radiographic bone loss. Clin Oral Implants Res 2010;21:490–496.

[30] Mishler OP, Shiau HJ. Management of peri-implant disease: A current appraisal. J Evid Based Dent Pract 2014;14(suppl):53–59.

[31] Sanz M, ChappleI L; Working Group 4 of the VIII European Workshop on Periodontology. Clinical research on peri-implant diseases: Consensus report of Working Group 4. J Clin Periodontol 2012;39(suppl 12):202–206.

[32] Tomasi C, Wennström JL, Berglundh T. Longevity of teeth and implants: A systematic review. J Oral Rehabil 2008;35(suppl 1):23–32.

[33] Salvi GE, Zitzmann NU. The effects of anti-infective preventive measures on the occurrence of biologic implant complications and implant loss: A systematic review. Int J Oral Maxillofac Implants 2014;29(suppl):292–307.

[34] Todescan S, Lavigne S, Kelekis-Cholakis A. Guidance for the maintenance care of dental implants: Clinical review. J Can Dent Assoc 2012;78:c107.

[35] Carcuac O, Jansson L. Peri-implantitis in a specialist clinic of periodontology: Clinical features and risk indicators. Swed Dent J 2010;34:53–61.

[36] Cortellini P, Cairo F, Farnetti M, Rotundo R, Sforza NM. Progetto Stili di Vita. http://www.sidp.it/progetti/www.progettostilidivita.it/assets/files/RevLett_Stili%20di%20Vita%20SIdP_def.pdf. Accessed 29 September 2016.

[37] Friedewald VE, Kornman KS, Beck JD, et al. The American Journal of Cardiology and Journal of Periodontology editors' consensus: Periodontitis and atheroscleroticcardiovascular disease [also published in J Periodontol 2009;80:1021–1032]. Am J Cardiol 2009;104:59–68.

[38] Misch CE, Perel ML, Wang HL, et al. Implant success, survival, and failure: The International Congress of Oral Implantologists (ICOI) Pisa Consensus Conference. Implant Dent 2008;17(1):5–15.

[39] Heitz-Mayfield LJ, Lang NP. Comparative biology of chronic and aggressive periodontitis vs. peri-implantitis. Periodontol 2000 2010;53:167–181.

[40] Mombelli A, Mühle T, Brägger U, Lang NP, Bürgin WB. Comparison of periodontal and peri-implant probing by depth-force pattern analysis. Clin Oral Implants Res 1997;8:448–454.

[41] Lang NP, Wetzel AC, Stich H, Caffesse RG. Histologic probe penetration in healthy and inflamed peri-implant tissues. Clin Oral Implants Res 1994;5:185–189.

[42] Etter TH, Håkanson I, Lang NP, Trejo PM, Caffesse RG. Healing after standardized clinical probing of the perlimplant soft tissue seal: A histomorphometric study in dogs. Clin Oral Implants Res 2002;13:571–580.

[43] Lin GH, Chan HL, Wang HL. The significance of keratinized mucosa on implant health: A systematic review. J Periodontol 2013;84:1755–1767.

[44] Schwarz F, Mihatovic I, Ferrari D, Wieland M, Becker J. Influence of frequent clinical probing during the healing phase on healthy peri-implant soft tissue formed at different titanium implant surfaces: A histomorphometrical study in dogs. J Clin Periodontol 2010;37:551–562.

[45] Ibrahim N, Parsa A, Hassan B, van der Stelt P, Wismeijer D. Diagnostic imaging of trabecular bone microstructure for oral implants: A literature review. Dentomaxillofac Radiol 2013;42:20120075.

[46] Roncati M, Adriaens LM. Treatment of peri-implantitis: Nonsurgical therapeutic approaches. Ann Oral Maxillofac Surg 2013;1(3):21.

[47] Mombelli A, Décaillet F, Almaghlouth A, Wick P, Cionca N. Efficient, minimally invasive periodontal therapy: An evidence based treatment concept. Schweiz Monatsschr Zahnmed 2011;121:145–157.

[48] Gariffo A, Roncati M. Non-surgical treatment of peri-implant inflammation with the adjunctive use of the diode laser (810 nm) case presentation. Br J Med Med Res 2014;4(23):11–20.

[49] Heasman P, Esmail Z, Barclay C. Peri-implant diseases. Dent Update 2010;37:511–512, 514–516.

[50] Salvi GE, Mischler DC, Schmidlin K, et al. Risk factors associated with the longevity of multi-rooted teeth: Long-term outcomes after active and supportive periodontal therapy. J Clin Periodontol 2014;41:701–707.

[51] Matuliene G, Pjetursson BE, Salvi GE, et al. Influence of residual pockets on progression of periodontitis and tooth loss: Results after 11 years of maintenance. J Clin Periodontol 2008;35:685–695.

[52] Karoussis IK, Kotsovilis S, Fourmousis I. A comprehensive and critical review of dental implant prognosis in periodontally compromised partially edentulous patients. Clin Oral Implants Res 2007;18:669–679.

[53] Schwarz F, Aoki A, Becker J, Sculean A. Laser application in non-surgical periodontal therapy: A systematic review. J Clin Periodontol 2008;35(suppl 8):29–44.

[54] Sanz M, Lang NP, Kinane DF, Berglundh T, Chapple I, Tonetti MS; Seventh European Workshop on Periodontology of the European Academy of Periodontology at the Parador at la Granja, Segovia, Spain. J Clin Periodontol 2011;38(suppl 11):1–2.

[55] van Winkelhoff AJ. Consensus on peri-implant infections [in Dutch]. Ned Tijdschr Tandheelkd 2010;117:519–523.

[56] Aoki A, Sasaki MK, Watanabe H, Ishikawa I. Lasers in nonsurgical periodontal therapy. Periodontol 2000 2004;36:59–97.

[57] Layton D. A critical appraisal of the survival and complication rates of tooth-supported all-ceramic and metal-ceramic fixed dental prostheses: The application of evidence-based dentistry [review]. Int J Prosthodont 2011;24:417–427.

[58] Koller B, Att W, Strub JR. Survival rates of teeth, implants, and double crown-retained removable dental prostheses: A systematic literature review. Int J Prosthodont 2011;24:109–117.

[59] Romeo E, Lops D, Margutti E, Ghisolfi M, Chiapasco M, Vogel G. Long-term survival and success of oral implants in the treatment of full and partial arches: A 7-year prospective study with the ITI dental implant system. Int J Oral Maxillofac Implants 2004;19:247–259.

[60] Sennerby L. Dental implants: Matters of course and controversies. Periodontol 2000 2008;47(1):9–14.

[61] Parma-Benfenati S, Roncati M, Tinti C. Treatment of peri-implantitis: Surgical therapeutic approaches based on peri-implantitis defects. Int J Periodontics Restorative Dent 2013;33:627–633.

[62] Lang NP, Wilson TG, Corbet EF. Biological complications with dental implants: Their prevention, diagnosis and treatment. Clin Oral Implants Res 2000;11(suppl 1):146–155.

[63] Wennerberg A, Albrektsson T. Current challenges in successful rehabilitation with oral implants. J Oral Rehabil 2011;38:286–294.

[64] Parma-Benfenati S, Roncati M, Galletti P, Tinti C. Peri-implantitis treatment with a regenerative approach: Clinical outcomes on reentry. Int J Periodontics Restorative Dent 2015;35:625–636.

[65] Roncati M. Il paziente impiantare, in Igiene Orale Personalizzata. Milano: Masson Ed, 2005.

[66] Kotsakis GA, Konstantinidis I, Karoussis IK, Ma X, Chu H. Systematic review and meta-analysis of the effect of various laser wavelengths in the treatment of peri-implantitis. J Periodontol 2014;85:1203–1213.

[67] Drisko CH. Nonsurgical periodontal therapy. Periodontol 2000 2001;25:77–88.

[68] Roncati M, Drei D. Atlante di implantoprotesi per igienisti dentali. Bologna: Martina Ed, 2000.

[69] Ciancio SG, Lauciello F, Shibly O, Vitello M, Mather M. The effect of an antiseptic mouthrinse on implant maintenance: Plaque and peri-implant gingival tissues. J Periodontol 1995;66:962–965.

[70] Geurink KV. Community oral health practice for the dental hygienist, ed 1. Philadelphia: W.B. Saunders Company, 2002.

[71] Wilkins F. Clinical Practice of the Dental Hygienist, ed 8. Philadelphia: Lea and Febiger,1999.

[72] West NX, Moran JM. Home-use preventive and therapeutic oral products. Periodontol 2000 2008;48:7–9.

[73] Flemmig TF, Beikler T. Control of oral biofilms. Periodontol 2000 2011;55(1):9–15.

[74] Litonjua LA, Andreana S, Cohen RE. Toothbrush abrasions and noncarious cervical lesions: Evolving concepts. Compend Contin Educ Dent 2005;26:767–768.

[75] Elemek E, Almas K. Peri-implantitis: Etiology, diagnosis and treatment: An update. N Y State Dent J 2014;80:26–32.

[76] Heitz-Mayfield LJ. Peri-implant diseases: Diagnosis and risk indicators. J Clin Periodontol 2008;35(8 Suppl):292–304.

[77] Slot DE, Kranendonk AA, Paraskevas S, Van der Weijden F. The effect of a pulsed Nd:YAG laser in non-surgical periodontal therapy. J Periodontol 2009;80:1041–1056.

[78] Stubinger S, Etter C, Miskiewicz M, et al. Surface alterations of polished and sandblasted and acid-etched titanium implants after Er:YAG, carbon dioxide, and diode laser irradiation. Int J Oral Maxillofac Implants 2010;25:104–111.

[79] Geminiani A, Caton JG, Romanos GE. Temperature increase during CO(2) and Er:YAG irradiation on implant surfaces. Implant Dent 2011;20:379–382.

[80] Gonçalves F, Zanetti AL, Zanetti RV, et al. Effectiveness of 980-mm diode and 1064-nm extra-long-pulse neodymium-doped yttrium aluminum garnet lasers in implant disinfection. Photomed Laser Surg 2010;28:273–280.

[81] Yuichi I, Akira A, Yoichi Y, et al. Current and future periodontal tissue engineering. Periodontol 2000 2011;56:166–187.

[82] Soukos NS, Goodson JM. Photodynamic therapy in the control of oral biofilms. Periodontol 2000 2011;55:143–166.

[83] Sgolastra F, Petrucci A, Gatto R, Giannoni M, Monaco A. Long-term efficacy of subantimicrobial-dose doxycycline as an adjunctive treatment to scaling and root planing: A systematic review and meta-analysis. J Periodontol 2011;82:1570–1581.

[84] Sgolastra F, Severino M, Petrucci A, Gatto R, Monaco A. Nd:YAG laser as an adjunctive treatment to nonsurgical periodontal therapy: A meta-analysis. Lasers Med Sci 2014;29:887–895.

[85] Esposito M, Grusovin MG, De Angelis N, Camurati A, Campailla M, Felice P. The adjunctive use of light-activated disinfection (LAD) with FotoSan is ineffective in the treatment of peri-implantitis: 1-year results from a multicentre pragmatic randomised controlled trial. Eur J Oral Implantol 2013;6:109–119.

[86] Valderrama P, Blansett JA, Gonzalez MG, Cantu MG, Wilson TG. Detoxification of implant surfaces affected by peri-implant disease: An overview of non-surgical methods. Open Dent J 2014;8(suppl 1-M5):77–84.

[87] Wilson TG Jr. The positive relationship between excess cement and peri-implant disease: A prospective clinical endoscopic study. J Periodontol 2009;80:1388–1392.

[88] Moëne R, Décaillet F, Andersen E, Mombelli A. Subgingival plaque removal using a new air-polishing device. J Periodontol 2010;81:79–88.

[89] Petersilka GJ. Subgingival air-polishing in the treatment of periodontal biofilm infections. Periodontol 2000 2011;55:124–142.

[90] Gosau M, Hahnel S, Schwarz F, Gerlach T, Reichert TE, Bürgers R. Effect of six different peri-implantitis disinfection methods on in vivo human oral biofilm. Clin Oral Implants Res 2010;21:866–872.

[91] Ntrouka VI, Slot DE, Louropoulou A, Van der Weijden F. The effect of chemotherapeutic agents on contaminated titanium surfaces: A systematic review. Clin Oral Implants Res 2011;22:681–690.

[92] Terranova VP, Franzetti LC, Hic S, et al. A biochemical approach to periodontal regeneration: Tetracycline treatment of dentin promotes fibroblast adhesion and growth. J Periodontal Res 1986;21:330–337.

[93] de Sousa FO, Blanco-Méndez J, Pérez-Estévez A, Seoane-Prado R, Luzardo-Álvarez A. Effect of zein on biodegradable inserts for the delivery of tetracycline within periodontal pockets. J Biomater 2011;22:681–690.

[94] Caton JR. Clinical studies on the management of periodontal diseases utilizing subantimicrobial dose doxycycline (SDD). Pharmacol Res 2011;63:114–120.

[95] Renvert S, Polyzois I, Persson GR. Treatment modalities for peri-implant mucositis and peri-implantitis. Am J Dent 2013;26:313–318.

[96] Heitz-Mayfield LJ, Salvi GE, Botticelli D, Mombelli A, Faddy M, Lang NP; Implant Complication Research Group. Anti-infective treatment of peri-implant mucositis: A randomised controlled clinical trial. Clin Oral Implants Res 2011;22:237–241.

[97] Roncati M, Gariffo A. Systematic review of the adjunctive use of diode and Nd:YAG lasers for nonsurgical periodontal instrumentation. Photomed Laser Surg 2014;32:186–197.

[98] Merli M, Bernardelli F, Giulianelli E, et al. Inter-rater agreement in the diagnosis of mucositis and peri-implantitis. J Clin Periodontol 2014;41:927–933.

[99] Hultin M, Komiyama A, Klinge B. Supportive therapy and the longevity of dental implants: A systematic review of the literature. Clin Oral Implants Res 2007;18(suppl 3):50–62.

[100] Cho-Yan Lee J, Mattheos N, Nixon KC, Ivanovski S. Residual periodontal pockets are a risk indicator for peri-implantitis in patients treated for periodontitis. Clin Oral Implants Res 2012;23:325–333.

[101] van der Weijden F, Slot DE. Oral hygiene in the prevention of periodontal diseases: The evidence. Periodontol 2000 2011;55:104–123.

[102] Cardaropoli D, Gaveglio L. Supportive periodontal therapy and dental implants: An analysis of patients' compliance. Clin Oral Implants Res 2011;23:1385–1388.

[103] Grusovin MG, Coulthard P, Worthington HV, Esposito M. Maintaining and recovering soft tissue health around dental implants: A Cochrane systematic review of randomised controlled clinical trials. Eur J Oral Implantol 2008;1:11–22.

[104] Heitz-Mayfield LJ, Salvi GE, Mombelli A, Faddy M, Lang NP; Implant Complication Research Group. Anti-infective surgical therapy of peri-implantitis. A 12-month prospective clinical study. Clin Oral Implants Res 2012;23:205–210.

[105] Lerario F, Roncati M, Gariffo A, et al. Non-surgical periodontal treatment of peri-implant diseases with the adjunctive use of diode laser: Retrospective controlled clinical study. Lasers Med Sci 2016;31:1–6.

[106] Roncati M, Lucchese A, Carinci F. Non-surgical treatment of peri-implantitis with the adjunctive use of an 810-nm diode laser. J Indian Soc Periodontol 2013;17:812–815.

[107] Caccianiga G, Rey G, Paiusco A, et al. Oxygen high level laser therapy is efficient in treatment of chronic periodontitis: A clinical and microbiological study using PCR analysis. J Biol Regul Homeost Agents 2016;30(2 Suppl 1):87–97.

第6章

[1] Wilson TG Jr. Supportive periodontal treatment: Maintenance. Curr Opin Dent 1991;1:111–117.

[2] American Academy of Periodontology. Supportive treatment. In: Proceedings of the World Workshop in Clinical Periodontics. Chicago: American Academy of Periodontology, 1989:IX-24.

[3] American Academy of Periodontology. Position paper: Supportive periodontal therapy (SPT). J Periodontol 1998;69:502–506.

[4] American Academy of Periodontology. Position paper: Periodontal maintenance. J Periodontol 2003;74:1395–1401.

[5] Suomi JD, Greene JC, Vermillion JR, Doyle J, Chang J, Leatherwood EC. The effect of controlled oral hygiene procedures on the progression of periodontal disease in adults: Results after third and final year. J Periodontol 1971;42:152–160.

[6] Matuliene G, Studer R, Lang NP, et al. Significance of periodontal risk assessment in the recurrence of periodontitis and tooth loss. J Clin Periodontol 2010;37:191–199.

[7] Ramfjord SP, Morrison EC, Burgett FG, et al. Oral hygiene and maintenance of periodontal support. J Periodontol 1982;53:26–30.

[8] American Academy of Periodontology. Parameter on periodontal maintenance. J Periodontol 2000;71(5 Suppl):849–850.

[9] Cerek JF, Kiger RD, Garrett S, Egelberg J. Relative effects of plaque control and instrumentation on the clinical parameters of human periodontal disease. J Clin Periodontol 1983;10:46–56.

[10] Johansson LA, Oster B, Hamp SE. Evaluation of cause related periodontal therapy and compliance with maintenance care recommendations. J Clin Periodontol 1984;11:689–699.

[11] Drisko CH. Nonsurgical periodontal therapy. Periodontol 2000 2001;25:77–88.

[12] Cobb CM, Williams KB, Gerkovitch MM. Is the prevalence of chronic periodontitis in the USA in decline? Periodontol 2000 2009;50:13–26.

[13] Corbet EF, Leung WK. Epidemiology of periodontitis in the Asia and Oceania regions. Periodontol 2000 2011;56:25–64.

[14] Miyamoto T, Kumagai T, Lang MS, Nunn ME. Compliance as a prognostic indicator, II: Impact of patient's compliance to the individual tooth survival. J Periodontol 2010;81:1280–1288.

[15] Armitage GC. Development of a classification system for periodontal diseases and conditions. Ann Periodontol 1999;4:1–6.

[16] Tonetti MS, Chapple IL; Working Group 3 of Seventh European Workshop on Periodontology. Biological approaches to the development of novel periodontal therapies—Consensus of the Seventh European Workshop on Periodontology. J Clin Periodontol 2011;38(suppl 11):114–118.

[17] Pennington M, Heasman P, Gaunt F, et al. The cost-effectiveness of supportive periodontal care: A global perspective. J Clin Periodontol 2011;38:553–561.

[18] Gaunt F, Devine M, Pennington M, et al. The cost-effectiveness of supportive periodontal care for patients with chronic periodontitis. J Clin Periodontol 2008;35(8 suppl):67–82.

[19] Axelsson P, Nystrom B, Lindhe J. The long-term effect of a plaque control program on tooth mortality, caries, and periodontal disease in adults: Results after 30 years of maintenance. J Clin Periodontol 2004;31:749–757.

[20] Wilson TG Jr, Glover ME, Malik AK, Schoen JA, Dorsett D. Tooth loss in maintenance patients in a private periodontal practice. J Periodontol 1987;58:231–235.

[21] Haffajee AD, Socransky SS, Smith C, Dibart S. Relation of baseline microbial parameters to future periodontal attachment loss. J Clin Periodontol 1991;18:744–750.

[22] Listgarten MA. Structure of the microbial flora associated with periodontal health and diseases in man. J Periodontol 1976;47:1–18.

[23] Listgarten MA, Schifter C. Differential dark field microscopy of subgingival bacteria as an aid in selecting recall intervals: Results after 18 months. J Clin Periodontol 1982;9:305–316.

[24] Sbordone L, Ramaglia L, Guletta E, Iacono V. Recolonization of the subgingival microflora after scaling and root planing in human periodontitis. J Periodontol 1990;61:579–584.

[25] Greenstein G. Periodontal response to mechanical non-surgical therapy: A review. J Periodontol 1992;63:118–130.

[26] Oxford English Dictionary, ed 2. Oxford, UK: Oxford University Press, 1989.

[27] Weinstein R, Tosolin F, Ghilardi L, Zanardelli E. Psychological intervention in patients with poor compliance. J Clin Periodontol 1996;23(3 pt 2):283–288.

[28] Cardaropoli D, Gaveglio L. Supportive periodontal therapy and dental implants: An analysis of patients' compliance. Clin Oral Implants Res 2011;23:1385–1388.

[29] Becker W, Becker BE, Berg LE. Periodontal treatment without maintenance: A retrospective study in 44 patients. J Periodontol 1984;55:505–509.

[30] Eickholz P, Kaltschmitt J, Berbig J, Reitmeir P, Pretzl B. Tooth loss after active periodontal therapy, 1: Patient-related factors for risk, prognosis, and quality of outcome. J Clin Periodontol 2008;35:165–174.

[31] DeVore CH, Duckworth JE, Beck FM, Hicks MJ, Brumfield FW, Horton JE. Bone loss following periodontal therapy in subjects without frequent periodontal maintenance. J Periodontol 1986;57:354–359.

[32] Jamison CL, Bray KK, Rapley JW, Macneill SR, Williams KB. Analysis of patient factors impacting duration of periodontal maintenance appointments: An exploratory study. J Dent Hyg 2014;88:87–99.

[33] Salvi GE, Mischler DC, Schmidlin K, et al. Risk factors associated with the longevity of multi-rooted teeth: Long-term outcomes after active and supportive periodontal therapy. J Clin Periodontol 2014;41:701–707.

[34] Parwani R, Parwani SR. Does stress predispose to periodontal disease? Dent Update 2014;4:260–264, 267–268, 271–272.

[35] Schmage P, Kahili F, Nergiz I, Scorziello TM, Platzer U, Pfeiffer P. Cleaning effectiveness of implant prophylaxis instruments. Int J Oral Maxillofac Implants 2014;29:331–337.

[36] De Cock P, Bechert CL. Erythritol: Functionality in noncaloric functional beverages. Pure Appl Chem 2002;74:1281–1289.

[37] US Food and Drug Administration. Agency Response Letter GRAS Notice No. GRN 000076. http://www.fda.gov/Food/IngredientsPackagingLabeling/GRAS/NoticeInventory/ucm154185.htm. Accessed 28 October 2016.

[38] Scarano A, Piattelli A, Polimeni A, Di Iorio D, Carinci F. Bacterial adhesion on commercially pure titanium and anatase-coated titanium healing screws: An in vivo human study. J Periodontol 2010;81:1466–1471.

[39] Carinci F, Grecchi E, Bignozzi CA, Murmura G, Piattelli A, Scarano A. Bactercline-coated implants: Clinical results up to 1 year after loading from a controlled clinical trial. Dent Res J (Isfahan) 2012;9(suppl 2):S142–S146.

[40] Hirschfeld L, Wasserman B. A long-term survey of tooth loss in 600 treated periodontal patients. J Periodontol 1978;49:225–237.

[41] McFall W. Tooth loss in 100 treated patients with periodontal disease: A long-term study. J Periodontol 1982;53:539–549.

[42] Meador HL, Lane JJ, Suddick RP. The long-term effectiveness of periodontal therapy in a clinical practice. J Periodontol 1985;56:253–258.

[43] Labib GS, Aldawsari HM, Badr-Eldin SM. Metronidazole and pentoxifylline films for the local treatment of chronic periodontal pockets: Preparation, in vitro evaluation and clinical assessment. Expert Opin Drug Deliv 2014;11:855–865.

[44] Shifrovitch Y, Binderman I, Bahar H, Berdicevsky I, Zilberman M. Metronidazole-loaded bioabsorbable films as local antibacterial treatment of infected periodontal pockets. J Periodontol 2009;80:330–337.

[45] Sreenivasan PK, Haraszthy VI, Zambon JJ. Antimicrobial efficacy of 0.05% cetylpyridinium chloride mouthrinses. Lett Appl Microbiol 2013;56:14–20.

[46] Gosau M, Hahnel S, Schwarz F, Gerlach T, Reichert TE, Bürgers R. Effect of six different peri-implantitis disinfection methods on in vivo human oral biofilm. Clin Oral Implants Res 2010;21:866–872.

[47] Ntrouka VI, Slot DE, Louropoulou A, Van der Weijden F. The effect of chemotherapeutic agents on contaminated titanium surfaces: A systematic review. Clin Oral Implants Res 2011;22:681–690.

[48] Caton JR. Clinical studies on the management of periodontal diseases utilizing subantimicrobial dose doxycycline (SDD). Pharmacol Res 2011;63:114–120.

[49] Sgolastra F, Petrucci A, Gatto R, Giannoni M, Monaco A. Long-term efficacy of subantimicrobial-dose doxycycline as an adjunctive treatment to scaling and root planing: A systematic review and meta-analysis. J Periodontol 2011;82:1570–1581.

[50] Mombelli A, Cionca N, Almaghlouth A, Décaillet F, Courvoisier DS, Giannopoulou C. Are there specific benefits of amoxicillin plus metronidazole in *Aggregatibacter actinomycetemcomitans*-associated periodontitis? Double-masked, randomized clinical trial of efficacy and safety. J Periodontol 2013;84:715–724.

[51] Zandbergen D, Slot DE, Cobb CM, Van der Weijden FA. The clinical effect of scaling and root planing and the concomitant administration of systemic amoxicillin and metronidazole: A systematic review. J Periodontol 2013;84:332–351.

[52] Aimetti M. Nonsurgical periodontal treatment. Int J Esthet Dent 2014;9:251–267.

[53] Soukos NS, Goodson JM. Photodynamic therapy in the control of oral biofilms. Periodontol 2000 2011;55:143–166.